Regionale Chemotherapie der Leber

# Beiträge zur Onkologie
# Contributions to Oncology

Band 21

Reihenherausgeber
*S. Eckhardt*, Budapest; *J. H. Holzner*, Wien;
*G. A. Nagel*, Göttingen

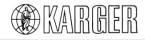

Basel · München · Paris · London · New York · New Delhi · Singapore · Tokyo · Sydney

# Regionale Chemotherapie der Leber

Isolierte Perfusion, intraarterielle Infusion und Resektion

Bandherausgeber
*K. R. Aigner,* Gießen

120 Abbildungen (davon 13 farbig) und 42 Tabellen, 1985

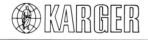 KARGER

Basel · München · Paris · London · New York · New Delhi · Singapore · Tokyo · Sydney

# Beiträge zur Onkologie
# Contributions to Oncology

CIP-Kurztitelaufnahme der Deutschen Bibliothek

*Regionale Chemotherapie der Leber:* isolierte Perfusion, intraarterielle Infusion u. Resektion / Bd.-Hrsg.
K. R. Aigner. – Basel; München; Paris; London; New York; New Delhi; Singapore; Tokyo; Sydney: Karger, 1985.
(Beiträge zur Onkologie; Bd. 21)
ISBN 3-8055-4014-0
NE: Aigner, Karl R. [Hrsg.]; GT

Dosierungsangaben von Medikamenten

Autoren und Herausgeber haben alle Anstrengungen unternommen, um sicherzustellen, daß Auswahl und Dosierungsangaben von Medikamenten im vorliegenden Text mit den aktuellen Vorschriften und der Praxis übereinstimmen. Trotzdem muß der Leser im Hinblick auf den Stand der Forschung, Änderungen staatlicher Gesetzgebungen und den ununterbrochenen Strom neuer Forschungsergebnisse bezüglich Medikamentenwirkung und Nebenwirkungen darauf aufmerksam gemacht werden, daß unbedingt bei jedem Medikament der Packungsprospekt konsultiert werden muß, um mögliche Änderungen im Hinblick auf Indikation und Dosis nicht zu übersehen. Gleiches gilt für spezielle Warnungen und Vorsichtsmaßnahmen. Ganz besonders gilt dieser Hinweis für empfohlene neue und/ oder nur selten gebrauchte Wirkstoffe.

© Copyright 1985 by S. Karger AG, Postfach, CH-4009 Basel (Schweiz)
Printed in Germany by Hieronymus Mühlberger GmbH, D-8900 Augsburg
ISBN 3-8055-4014-0

# Inhalt

# Vorwort

Die regionale zytostatische Hochdosistherapie von soliden Tumoren unter Einsatz chirurgischer und angiographischer Verfahren fand in den letzten Jahren zunehmendes Interesse.

Der Behandlung von primären und sekundären Lebertumoren wird hierbei gerade der schlechten Prognose wegen ein bevorzugter Stellenwert eingeräumt.

Dieser Band* umfaßt verschiedene Methoden regionaler Chemotherapie der Leber, deren tumorspezifische Indikationsbereiche sowie pharmakokinetische Grundlagen. Neu entwickelte Kathetertechniken und Dosierungsschemata finden besondere Berücksichtigung.

Der neu entstandene Begriff «chemosurgery – Chemochirurgie» als Umschreibung dieser Therapiemodalitäten weist auf die wachsende Bedeutung regionaler Chemotherapie im Rahmen der chirurgischen Onkologie hin.

Gießen, März 1985                                    *K. R. Aigner*

---

\* Herrn Prof. Dr. med. *K. Schwemmle* zum 50. Geburtstag gewidmet.

Beitr. Onkol., vol. 21, pp. 1–5 (Karger, Basel 1985)

# Regionale Tumortherapie
Geschichtliche Entwicklung der Behandlung
maligner Lebertumoren und Metastasen

*K. H. Schultheis*

Chirurgische Klinik der Justus-Liebig-Universität, Gießen, BRD

Nur die Resektion von Lebertumoren und Metastasen, wie sie wahrscheinlich erstmals von *Bruns* (1888) durchgeführt wurde, garantiert längerfristige Überlebenszeiten. Der Eingriff damals wurde jedoch nach Diagnosesicherung bei Belassen des Primärtumors resignierend beendet. Palliative Therapiemaßnahmen sind Alternativen zur Resignation. Dabei erfährt die regionale Tumortherapie in letzter Zeit eine deutliche Renaissance.

Grundlage der regionalen Tumortherapie sind die Untersuchungen von *Segall* [31], der als erster die arterielle Versorgung von Lebertumoren beschrieb. *Wright* [34] bestätigt diese Untersuchungen, indem er aufzeigt, daß die Tumorkapillaren von der A. hepatica gespeist werden. Außerdem postuliert er den venösen Abfluß des Tumorblutes in die V. portae anstelle der V. hepatica und beschreibt somit erstmalig arteriovenöse Anastomosen. *Breedis* und *Young* [11] zeigen dagegen im tierexperimentellen Modell und am Sektionspräparat einen Verschluß der den Tumor tragenden Portaläste durch das wachsende Tumorgewebe auf. Sie sind es, die als erste den von *Markowitz* [24] geäußerten Gedanken der Ligatur der A. hepatica als ein das Tumorwachstum beeinflussendes Verfahren im Tierexperiment untersuchen. In einer kleinen Versuchsserie an Kaninchen sehen sie aber keinen Effekt dieser Maßnahmen. Erfolgreich in die Klinik eingeführt wurde letztlich die Ligatur der Arterie von *Nilsson* [27] und *Mori* [25] bei Metastasen sowie von *Plegnavit* [28] bei primären Lebertumoren. Die Abhängigkeit der Tumordurchblutung von der Größe der Metastasen wurde von *Ackermann* [2] aufgezeigt, wobei er beim Walker-256-Karzinosarkom feststellt, daß kleinste Tumoren durch Diffusion ernährt werden und beim Wachstum eine Angiogenese induzieren. Diese anfänglichen Gefäße werden sowohl von der Pfortader als auch von der A.hepatica gespeist. Bei größeren Tumoren überwiegt dann wiederum die Ernährung über die Arterie, während die Pfortader eine bedeutende Rolle für den wachsenden Rand und die Penetration in das umgebende Lebergewebe spielt. Tumorregression durch Ligatur eines Pfortaderastes haben schon *Kraus* und *Beltran* [23] sowie *Hirono* [18] und *Honjo* [20] tierexperimentell durchgeführt. In der Klinik selbst wurde das Verfahren jedoch nur von *Honjo* [19] angewandt. Die Wirkung dieser Therapieform scheint jedoch letztlich auch nur in der Abnahme der arteriellen Durchblutung zugunsten der Leberdurchblutung zu liegen, was *Ackermann* [1] tierexperimentell schon aufzeigen konnte. Beim akuten Portalvenenverschluß vermindert sich deutlich die Durchblutung der Tumoren zugunsten der normalen Leberdurchblutung. Außerdem konnte er in gleicher Arbeit aufzeigen, daß der durchblutungsdrosselnde Effekt einer Arterienligatur vier Tage nach dem Verfahren nicht mehr wirksam ist. Die Ausbildung von Kollateralgefäßen ist die Ursache. Auf die klinische Bedeutung dieser Kollateralgefäße hat *Bengmark* [7] bereits hingewiesen und die intermittierende Okklusion [8] eingeführt. Die schnelle extrahepatische Kollateralgefäßbildung wird jedoch auch effektiv durch die von *Doyon* und *Regensberg* [13] erstmals durchgeführte Embolisation der A. hepatica verhindert.

Diesen das regionale Tumorwachstum durch Hypoxie beeinflussenden Verfahren stehen regionale zytostatische Therapieverfahren gegenüber.

*Biermann* [9] war es, der als erster über die intraarterielle Gabe von Zytostatika in die A. hepatica berichtete. Lokal hohe Zytostatikakonzentrationen bei geringer systemischer Toxizität sowie gesteigerter Antitumoraktivität einiger Zytostatika bei intraarterieller Gabe waren der Grundgedanke. Der von *Biermann* vorgeschlagene Weg der transbrachialen Sondierung wurde von *Watkins* und *Sullivan* [33] durch Laparotomie und Einlage eines Katheters in die A. gastroduodenalis ersetzt. Langzeitinfusionen über externe [33] und interne [10] Pumpsysteme erleichterten das Anwendungsverfahren. Das Erzielen von noch höheren tumortoxischen Zytostatikakonzentrationen ohne Auftreten systemischer Toxizitäten waren für *Creech* und *Krementz* [12] sowie *Shigleton* [32], *Aust* und *Ausmann* [5], *Healy* [17] und *Kesten* [22] Grund zum Versuch der isolierten Leberperfusion. Letztlich klinisch zum Einsatz gebracht werden konnte dieses Verfahren aber erst durch die von *Aigner* [3] entwickelte Methode.

Die Kombination aus Hypoxieverfahren und lokaler Zytostatikaanwendung wurde durch Ligatur und intraportale Infusionstherapie von *Bengmark* [6] vorgeschlagen und von *Murray-Lyon* [26] in die Klinik eingeführt. Arterienligatur und intraarterielle Zytostatikainfusion distal der Ligaturstelle führten *Gulesserian* [16] und *Fortner* [14] erstmalig durch. Wegen der schnellen Kollateralgefäßbildung nach Arterienligatur hat *Bengmark* [8] die intermittierende Hypoxie mit nachfolgender Zytostatikaapplikation vorgeschlagen. Intraarterielle Infusionstherapie sowie kurzfristige Blockierung des arteriellen Flusses durch resorbierbare Mikrosphären wurden von *Rothmann* [29] experimentell untersucht und von *Aronsen* [4] klinisch vorgestellt. *Kato* [21] und *Schultheis* [30] erwähnten Zytostatikaträgersubstanzen zur Embolisation im Sinne einer Chemoembolisation.

Die vielfältigen Therapieverfahren zeigen jedoch deutlich auf, daß bis heute noch keine befriedigende Lösung zur Behandlung der Lebertumoren und -metastasen gefunden ist. Neue Therapiekonzepte wie isolierte Leberperfusion und Chemoembolisation alleine oder in Kombination mit bekannten Therapieverfahren sowie neue Zytostatikakombinationsschemata lassen jedoch auf eine hoffnungsvollere Zukunft schauen.

## Literatur

1 Ackermann, N. B.; Lien, W. M.; Silverman, N. A.: The blood supply of experimental liver metastases III. The effect of acute ligation of the hepatic artery or portal vein. Surgery *71:* 636–641 (1972).

2 Ackermann, N. B.: The blood supply of experimental liver metastases IV. Changes in vascularity with increasing tumor growth. Surgery *75:* 589–596 (1974).

3 Aigner, K. R.; Walther, H.; Tonn, J. C.; Wenzel, A.; Hechtel, R.; Merker, G.; Schwemmle, K.: First experimental and clinical results of isolated liver perfusion with cytotoxics in metastases from colorectal primary. Vortrag: Int. Symposium «Intraarterielle Tumortherapie» (Gießen, 22./23. April 1982).

4 Aronson, K. F.; Hellekant, C.; Holmberg, J.; Rothmann, W.; Teder, H.: Controlled blocking of hepatic artery flow enzymatically degradable microspheres combined with oncolytic drugs. Eur. surg. Res. *11:* 99–106 (1979).

5 Aust, J. B.; Ausman, R. K.: The technique of liver perfusion. Cancer Chemother. Rep. *10:* 23–28 (1960).

6 Bengmark, S.: Palliative Behandlung von metast. Leberkrebs und pathophysiolog. Bemerkungen. Schweiz. med. Wschr. *99:* 571–577 (1969).

7 Bengmark, S.; Rosengren, K.: Angiographic study of the collateral circulation to the liver after ligation of the hepatic artery in man. Am. J. Surg. *119:* 620–624 (1970).

8 Bengmark, S.; Fredlund, P.; Hafström, L. O.; Vang, J.: Present experiences with hepatic desarterialization in liver neoplasm. Prog. Surg. *13:* 141–166 (1974).

9  Biermann, H. R.: Intra-arterial-catheterization of viscera in man. Am. J. Roentg. 66: 555–562 (1951).

10 Blackshear, P. J.; Dorman, F. D.; Blackshear jr., P. L.; Varco, R. L.; Buchwald, H.: A permanently implantable self recycling low flow constant rate multipurpose infusion pump of simple design. Surg. Forum 21: 136–138 (1970).

11 Breedis, C.; Young, G.: The blood supply of neoplasms in the liver. Am. J. Path. 30: 969–985 (1954).

12 Creech, O.; Krementz, E. T.; Ryan, R. F.; Winblad, I. N.: Chemotherapy of cancer: Regional perfusion utilizing an extracorporal circuit. Ann. Surg. 187: 38 (1958).

13 Doyon, D.; Mouzon, A.; Jourde, A. M.; Regensberg, C.; Trileux, C.: L'embolisation artérielle hépatique dans les tumeurs malignes du foie. Ann. Radiol. 17: 593 (1974).

14 Fortner, J.; Mulcare, R.; Solis, A.; Watson, R.; Colbey, R.: Treatment of primary and secondary liver cancer by hepatic artery ligation and infusion chemotherapy. Ann. Surg. 178: 162–172 (1973).

15 Garrè, C.: Beiträge zur Leber-Chirurgie. Bruns Beiträge Klin. Chirurgie 4: 181 (1888).

16 Gulesserian, H. P.; Lawtan, R. L.; Condon, R. E.: Hepatic artery ligation and cytotoxic infusion in the treatment of liver metastases. Archs Surg. 105: 280–285 (1972).

17 Healey, J. E.; Smith, D. L.; Clark, R. L.; Stehlin, J. S.; White, E. C.: Hepatic tissue tolerance to thio-tepa administered by isolation perfusion technique. J. surg. Res. 1: 111–113 (1961).

18 Hirono, T.: Effect of segmental interruption of portal venous blood supply on implanted tumor in the liver of rats. Arch. jap. Chir. 33: 526–529 (1964).

19 Honjo, I.; Suzuki, T.; Ozawa, K.; Takasan, H.; Kitamura, O.; Ishihawa, T.: Ligation of a branch of the portal vein for carcinoma of the liver. Am. J. Surg. 130: 296–302 (1975).

20 Honjo, I.; Matsumara, H.: Vascular distribution of hepatic tumors. Experimental study. Revue int. Hépat. 15: 681–690 (1965).

21 Kato, T.; Nemoto, R.; Hisashi, M.; Takahashi, M.: Arterial chemoembolization with Mitomycin C microcapsules in the treatment of primary or secondary carcinoma of the kidney, liver, bone and intrapelvic organs. Cancer 48: 674–680 (1981).

22 Kesten, P. J.; Farrelly, J. A.; Mc Dermott, W. V.: A technique of isolation and perfusion of the canine liver. J. surg. Res. 1: 58–63 (1961).

23 Kraus, G. E.; Beltran, A.: Effect of induced infarction on rat liver implanted with Walker carcinoma 256. Archs Surg. 79: 769–774 (1959).

24 Markowitz, J.; Rappaport, A. M.: The hepatic artery. Physiol. Rev. 31: 188–203 (1951).

25 Mori, W.; Masuda, M.; Miyanaga, T.: Hepatic artery ligation and tumor necrosis in the liver. Surgery 59: 359–363 (1966).

26 Murray-Lyon, J. M.; Parsons, V. A.; Blendis, L. M.; Dawson, J. L.; Rake, M. O.; Laws, J. W.; Wiliams, R.: Treatment of secondary hepatic tumors by ligation of hepatic artery and infusion of cytotoxic drugs. Lancet ii: 171–175 (1970).

27 Nilsson, L. A. V.: Therapeutic hepatic artery ligation in patients with secondary liver tumors. Rev. Surg. 23: 374–376 (1966).

28 Plegnavit, K.; Limwongs, K.; Viranuvatti, V.: Treatment of primary carcinoma of the liver by hepatic artery ligation. Preliminary report of 40 cases. Transaction of the 3rd International Association for the Study of the Liver, pp. 490–491 (Kyoto 1967).

29    Rothmann, U.; Arfors, K. E.; Aronson, E. F.; Lindell, B.; Nylander, G.: Enzymatical
      degradable microspheres for experimental and clinical use. Microvasc. Res. *11:* 421–
      430 (1976).
30    Schultheis, K.-H.: Chemoembolization: A new treatment for malignant tumors and
      metastases. Vortrag: Int. Symposium «Intraarterielle Tumortherapie» (Gießen, 22./23.
      April 1982).
31    Segall, H. N.: An experimental anatomical investigation of the blood and bill channels
      of the liver. Surgery Gynec. Obstet. *37:* 152–178 (1923).
32    Shigelton, W. W.; Reeves, J. W.; Keppel, R. A.; Mahaley, S.; Taylor, H. M.: Studies on
      abdominal perfusion for cancer chemotherapy. Ann. Surg. *151:* 741 (1960).
33    Watkins, E.; Sullivan, R.: Cancer chemotherapy by prolonged arterial infusion. Sur-
      gery Gynec. Obstet. *118:* 3–19 (1964).
34    Wright, R. D.: The blood supply of newly developed epithelial tissue in the liver. J.
      Path. Bact. *45:* 405–414 (1937).

Dr. med. K. H. Schultheis, Klinik für Allgemeinchirurgie, Abt. für Unfallchirurgie,
Klinikstr. 29, D-6300 Gießen (BRD)

Beitr. Onkol., vol. 21, pp. 6–21 (Karger, Basel 1985)

# Die chirurgische Therapie der Lebermetastasen

*C. J. H. van de Velde*

Chirurgische Universitätsklinik Leiden, Niederlande

## Einleitung

Die chirurgische Behandlung der Lebermetastasen ist die einzige Therapie mit der potentiellen Möglichkeit, den Patienten zu heilen. Aufgrund der enormen regenerativen Fähigkeit der Leber sowie der Erhaltung der Leberfunktion, selbst nach 70–80 % Resektion, ergibt sich diese als bevorzugte Behandlungsmethode. Leider ist die Anzahl der Patienten, die für diese Behandlung in Frage kommt, begrenzt. Bevor zu alternativen Behandlungen übergegangen wird, sollte jedoch immer die Möglichkeit einer chirurgischen Behandlung in Erwägung gezogen werden.

In diesem Kapitel wird eine Übersicht der Resultate der durch chirurgische Eingriffe behandelten Lebermetastasen gegeben. Weiterhin werden die Indikationen zur Leberchirurgie sowie die üblichen chirurgischen Techniken erörtert.

## Der historische Überblick der Leberresektion

In der medizinischen Literatur wird eine Leberteilresektion erstmals im Jahre 1688 beschrieben (*Blanchards* «Anatomica Practica Rationalis», veröffentlicht in Amsterdam). Hierin wird die Krankengeschichte eines Soldaten geschildert, bei dem aufgrund einer Schwertwunde ein durch die Bauchwand getretenes Leberstück entfernt wurde. Die erste Schilderung einer Lobektomie, die von *von Langenbeck* ausgeführt wurde, stammt aus dem Jahr 1872 [1]. *Von Bruns* ist wahrscheinlich der erste Chirurg gewesen, der eine Metastase aus der Leber entfernte, wie von seinem Schüler

*Garré* [2] beschrieben wird. *Garré* schilderte auch die Techniken der Hämostase mittels Unterbindung von V.-portae-Zweigen mit Seide und Durchstechung mit Katgut. Er empfahl auch, unkontrollierbaren Blutungen der Leber mit langen Klemmen zuvorzukommen [3]. In der modernen Medizin werden diese Klemmen entsprechend den Publikationen von *Storm* [4], *Lin* [5] und *Joishy* [6] verwendet.

Das Phänomen der Leberregeneration wurde bereits 1890 durch *Ponfick* mittels Dreiviertelhepatektomie an Hunden nachgewiesen [7]. Nach vielen Veröffentlichungen über Resektionen kleiner Segmente der Leber, schilderten *Abel* [8] und *Pickerell* [9], gestützt auf Kenntnisse der Leberregeneration und Anatomie, die linke Lobektomie als bevorzugte Behandlung für Tumoren in diesem Gebiet. Die erste erfolgreiche Resektion des rechten Leberlappens durch eine thorakoabdominale Inzision aufgrund einer Metastase wurde 1952 durch *Lortat-Jacob* [10] beschrieben. *Starzl* beschrieb 1975 und 1982 die rechte bzw. linke Trisegmentektomie [11, 12]. Die Indikation zur Lebertransplantation aufgrund von Metastasen wurde schnell verworfen, da erneutes Tumorwachstum rasch eintrat [13].

*Resultate nach Resektion von Lebermetastasen*

Als angezeigte Indikation ergibt sich die Leberteilresektion bei Patienten mit einer solitären Metastase bei reseziertem oder resezierbarem Primärtumor des Rektums oder Kolons.

Die Überlebensrate nach einer partiellen Leberresektion aufgrund von Metastasen, hervorgerufen durch Pankreas-, Magen-, Lungen-, Mammaetumoren und Melanome, rechtfertigen dagegen diese Indikation nicht [14]. Durchschnittlich werden bei 23% der Patienten während der ersten Laparotomie, wegen eines Kolon- oder Rektumkarzinoms, Lebermetastasen festgestellt [15–17]. Bei 5% dieser Patienten erweist sich während dieses Eingriffs eine Resektion des geschädigten Lebergewebes als möglich. Obwohl die bimanuelle Palpation der Leber bei Laparotomie die sicherste Methode zur Früherkennung von Metastasen ist, werden hierbei etwa 10% nicht erkannt [18, 19]. Anläßlich einer Forschungsserie des Roswell-Park-Memorial-Instituts [20] wurden nach 9700 Obduktionen ebenfalls bei 6% der Untersuchten solitäre Lebermetastasen festgestellt, die potentiell chirurgisch resezierbar gewesen wären.

Von 100 Patienten mit resezierbarem Kolon- oder Rektumtumor entwickeln durchschnittlich 5 eine synchron und 5 eine metachron resezierbare Lebermetastase.

Es drängt sich die Frage auf, ob die chirurgische Behandlung der Lebermetastase die Prognose derart beeinflußt, daß eine intensive Nachkontrolle von Risikopatienten angezeigt ist. Die durchschnittliche Überlebenszeit von Patienten mit unbehandelten Lebermetastasen aufgrund von Kolorektaltumoren aller Stadien werden in der Literatur mit 5,2 Monaten [21], 5 Monaten [22], 4 Monaten [23] und 4,5 Monaten [24] angegeben. Patienten mit unbehandelten, potentiell resezierbaren Metastasen (solitär) haben eine bessere Prognose. *Wilson* und *Adson* [25] geben eine 1jährige Überlebenszeit bei 68% der Patienten an (3 Jahre bei 18% und 5 Jahre bei 0%), *Wood* [26] bei 26% und *Blumgart* [27] bei 38%. Gelegentlich wird eine 2- und 3jährige Überlebenszeit beschrieben, eine 5jährige wurde dagegen noch nie erwähnt.

Tabelle I enthält eine Übersicht von insgesamt 566 Patienten aus 11 Serien nach partieller Leberresektion wegen Metastasen aufgrund von Kolorektaltumoren. Dabei wird eine durchschnittliche Operationsmorta-

*Tabelle I.* Überlebensresultate von Patienten nach der Leberresektion wegen Metastasen von kolorektalen Tumoren

| Autor | Patienten-anzahl (n = 566) | Operations-mortalität (%) | Überlebensrate (%) | | | | |
|---|---|---|---|---|---|---|---|
| | | | 1 Jahr | 2 Jahre | 3 Jahre | 5 Jahre | 10 Jahre |
| *Wilson/Adson* [25] | 40 | 0 | – | – | – | 42 | 29* |
| *Adson/v. Heerden* [28] | 34 | 6 | 82 | 58 | 41 | – | –** |
| *Foster* [14] | 259 | 5 | – | 44 | – | 22 | –*** |
| *Attiyeh* [29] | 25 | 4 | – | – | – | 40 | 28 |
| *Hanks* [30] | 11+ | 9 | – | 52 | – | – | –**** |
| *Bengmark* [31] | 39 | 5 | – | – | 23 | – | – |
| *Rajpal* [32] | 34 | 12 | 85 | – | 40 | – | – |
| *Logan* [33] | 19 | 5 | – | 63 | – | 25 | – |
| *Thompson* [34] | 22 | 0 | 80 | – | 38 | 31 | – |
| *Iwatsuki* [35] | 24 | 0 | 91 | 73 | 73 | 52 | – |
| *Fortner* [36] | 59 | 9 | 89 | 71 | 57 | – | – |
| Durchschnitt | | 5 | 85 | 60 | 45 | 35 | 28 |

   * kleine solitäre Segmentresektionen
  ** größere Läsionenlobektomien
 *** mehrere Institute
**** 7 kolorektal

lität (häufig blutungsbedingt) von 5 % ausgewiesen. Die 5jährige Überlebenszeit von durchschnittlich 35 % steht in starkem Gegensatz zu den unbehandelten Patienten.

In der Reihe von *Foster* [14] wird kein großer Unterschied in der Überlebenszeit zwischen Lobektomie, Segmentresektion und Keilresektion festgestellt. In einer Untersuchungsreihe von 108 Patienten mit solitären Lebermetastasen und 54 Patienten mit multiplen Metastasen aufgrund von Kolorektaltumoren betrug die 5jährige Überlebenszeit 30 % bzw. 13 % [37]. Auch aus den Ergebnissen von *Adson* [38] (5jährige Überlebenszeit gleich bei multiplen sowie solitären Metastasen, nämlich 25 %) läßt sich folgern, daß die Indikation zur Leberteilresektion nicht nur auf einen solitären Leberschaden beschränkt bleiben muß.

### Die chirurgische Anatomie der Leber

Die Leber hat eine zweifache Segmentstruktur. Einerseits wird die Segmentstruktur bestimmt durch die drei suprahepatischen Venen, welche die Leber posteriokranial verlassen. Andererseits wird die Segmentstruktur durch die Gefäße, Gänge und Nerven, die in die Porta hepatis ein- und austreten, bestimmt (V. portae, A. hepatica, Ductuli hepatici, Lymphgefäße und Nerven). Aufgrund der intrahepatischen Aufteilung der portalen Strukturen unterscheidet man acht Lebersegmente, die nur durch die segmentalen Hauptäste miteinander in Verbindung stehen. Diese Segmente werden nach *Couinaud* [39, 40] numeriert. Die portalen und suprahepatischen Strukturen sind so miteinander verflochten, daß die Hauptäste der suprahepatischen Venen zwischen den Scheidungsflächen der portalen Strukturen hin und zurück laufen (Abb. 1). Die portalen Segmente II und III bilden das linke suprahepatische Segment und somit den «klassischen» anatomischen linken Leberlappen, welcher an der linken Seite des Lig. teres hepatis, Lig. falciforme und Sulcus arantii liegt. Die Segmente IV–VIII bilden das mittlere und rechte suprahepatische Segment und somit den anatomischen rechten Leberlappen.

Der Lobus quadratus besteht aus dem vorderen Teil des IV. Segments. Der kaudale Lobus von Spigel (portal Segment I, dorsal Leberseg-ment) stellt ein gesondertes Segment dar und liegt an der kraniodorsalen Seite der Leber. Die Scheidungsfläche, zwischen den Segmenten IV, V und VIII, wird als Fissura principalis bezeichnet und führt die mittlere suprahepatische Vene. Aufgrund der portalen Strukturen befindet sich hier die Teilung der Leber in eine rechte und linke Hemileber.

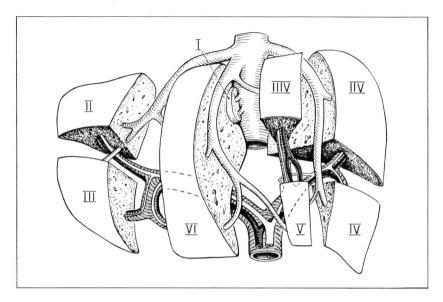

*Abb. 1.* Die Einteilung der Leber in Segmente nach *Couinaud* (I–VIII).

Im Jahre 1898 gab *Cantlie* [41] die chirurgische Teilung in den linken und rechten Leberlobus auf der Linie der Basis der Gallenblase und der Mitte der V. cava inferior an. Eine ausführliche Beschreibung der linken und rechten Hemihepatektomie bzw. Lobektomie nach der «Finger-fracture»-Methode mit allen Varianten liegt durch *Tùng* vor [42]. Die klassische linke Lobektomie (Segmente II + III) wird in der heutigen Medizin eher als linke laterale Segmentektomie bezeichnet [43]. Die Bezeichnungen «rechte Trisegmentektomie» oder «ausführliche rechte Lobektomie» schließen die Entfernung der rechten Hemileber (Lobus) und des medialen Segmentes des linken Lobus ein [44]. Die sogenannte «linke Trisegmentektomie» oder «ausführliche linke Lobektomie» umfassen die Entfernung des linken Leberlobus und des vorderen Segmentes des rechten Lobus [12]. Die mittlere Lobektomie ist ebenfalls beschrieben [45]. Für eine Übersicht von häufig ausgeführten Leberresektionen siehe Abbildung 2.

Die am häufigsten ausgeführte Leberresektion ist allerdings eine nicht anatomische Resektion, nämlich die Keilresektion (Abb. 3). In der bereits erwähnten Übersicht von *Foster* [37] wurde eine 5-Jahres-Überlebensrate von 13 % nach Lobektomie, 21 % nach Segment- und 24 % nach

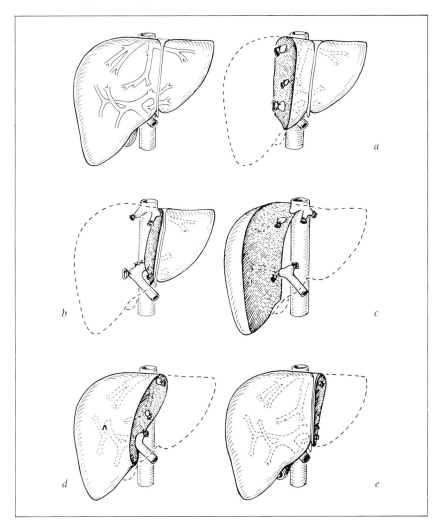

*Abb. 2.* Abbildungen häufig ausgeführter Leberresektionen: *a* rechte Lobektomie; *b* rechte Trisegmentektomie (ausführliche rechte Lobektomie); *c* linke Trisegmentektomie (ausführliche linke Lobektomie); *d* linke Lobektomie; *e* linke laterale Segmentektomie.

Keilresektion, aufgrund von kolorektalen Lebermetastasen angegeben. Ein deutlicher Unterschied zwischen anatomischer und nicht anatomischer Resektion scheint nicht vorhanden zu sein, allerdings ist das Patientenmaterial nicht ganz vergleichbar. Nicht anatomische große Leberteilresektionen ohne vorherige Unterbindung der A. hepatica, V. portae und des Gallengangs sind wahrscheinlich auf große Lebertraumen zu beschränken, wobei die Blutung durch die *Pringle*-Methode [46] (Abklemmung der A. hepatica und V. portae) kontrolliert werden kann. Die partielle Leberresektion bei Metastasen, hervorgerufen durch kolorektale Tumoren, ist ein sicherer Eingriff. Wesentlich bei dieser Resektion ist, die Schnittflächen ohne Tumorgewebe zu hinterlassen.

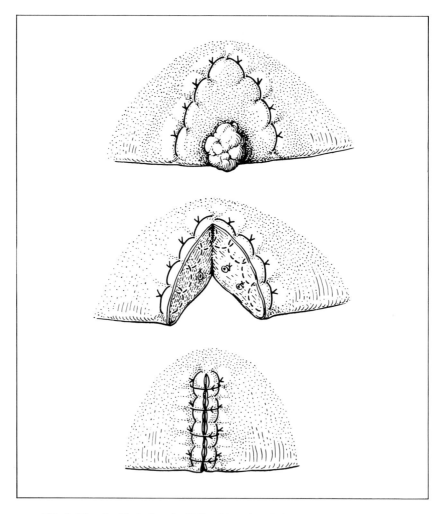

*Abb. 3.* Eine der Methoden der Keilexzision einer Lebermetastase.

*Technische Aspekte der Resektion*

Eine Leberteilresektion beansprucht eine adäquate Exposition des Organs. Die bilaterale subkostale Inzision (bei Beginn der Exploration unilateral) ergibt für vielerlei Arten der Resektion eine gute Exposition. Die Inzision kann bei Bedarf T-förmig nach rechts, kostal oder partiell mid-sternal erweitert werden; letzteres vor allem für eine linke Lobektomie (Abb. 4). Bei einer rechten Lobektomie ist eine rechte thorakoabdominale Inzision zu bevorzugen.

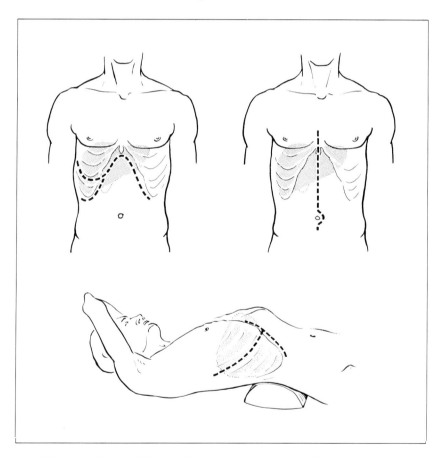

*Abb. 4.* Inzisionsmöglichkeiten für die Leberchirurgie, links oben und unten: Thorakoabdominale Inzision für die elektive rechte Hepatektomie, als Alternative kann eine rechte subkostale Inzision gewählt werden (meist bei Keilresektion). Rechts oben: Mediane Laparotomie mit partieller medianer Sternotomie, häufig bei linker Lobektomie.

Bei einer «anatomischen Resektion» werden nach der Freilegung der Leber die Strukturen der Porta hepatis freipräpariert und mit Gummi-bändchen versehen. Bei einer Lobektomie werden die Strukturen selektiv unterbunden, und anschließend wird entlang der Demarkationslinie die Kapsel von Glisson inzidiert (Abb. 5, oben). *Lin* [47] und später *Tùng* und *Quang* [48, 68] dagegen rieten von der extrahepatischen Ligation der Hilusstrukturen für primäre Lebertumoren ab und empfahlen (nach Hy-pothermie 30°C und Okklusion der Porta hepatis nach *Pringle*) die Unter-bindung der intrahepatischen Strukturen mit Hilfe der «Finger-fracture»-Methode (Abb. 5, unten).

Auch *Fortner* [49] führte sehr große Resektionen unter Hypothermie aus und isolierte die Leber vaskulär. Hierbei betrug die Operationsmorta-lität 10,3%, in einer späteren Serie ohne vaskuläre Isolation dagegen 4%. *Huguet* [50] entwickelte eine interessante Technik mit langer, normother-mer Ischämie und vollkommener vaskulärer Isolation. Nach seinen Erfah-

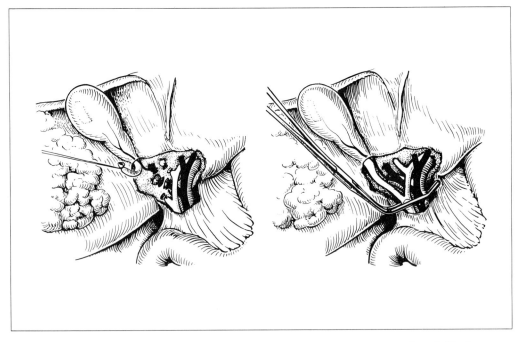

*Abb. 5.* Links: Die Unterbindung der Gefäße und Gänge in der Porta hepatis für eine rechte Lobektomie. Rechts: Die «Pringle-Methode»: Vorübergehende Abklemmung der Gefäße und Gänge der Porta hepatis.

rungen kann das klassische Maximum für die warme Ischämie der Leber problemlos von 15 min auf 1 h verlängert werden. Voraussetzung dafür ist allerdings eine optimale hämodynamische Überwachung (A.-pulmonalis-Druckkontrollen). Normalerweise sind diese Verfahren jedoch nicht notwendig.

*Schwierigkeiten bei der Resektion eines parenchymatösen Organs –*
*Die Techniken der partiellen Leberresektion*

Bereits im Jahre 1899 erörterte *Keen* [51] in einer ausführlichen Übersicht die diversen Methoden der Resektion von parenchymatösem Gewebe und der Behandlung der Schnittflächen der Leber. Zur Beherrschung der Blutungsprobleme, die bei der Resektion dieses Parenchymgewebes auftreten, wurden viele Techniken beschrieben. Die primäre vaskuläre Dissektion im Leberhilus und die Verwendung von Leberklemmen wurden bereits erwähnt.

*Lin* [52] beschrieb die «Finger-fracture»-Methode, wobei mit den Fingern das Leberparenchym zerstört wird, die Blutgefäße und Gallenwege jedoch erhalten bleiben. Diese Gefäße werden, nachdem sie identifiziert sind, individuell für die Durchtrennung ligiert. *Quattlebaum* dagegen benutzte für diesen Zweck das Heft seines Skalpells [53], *Foster* ein Ansaugrohr [54], und *Fortner* bevorzugte die Elektrokoagulationstechnik [55]. Eine weit elegantere Methode findet man in dem neu entwickelten «Ultrasone dissector» («Cavitron Ultrasonic Aspiration Device», Santa Clara, California, USA) [56]. Dieses Instrument besteht aus einer hohlen Titaniumsonde, welche mit einer Frequenz von 23 kHz in einem Strahl von 100 μ longitudinal oszilliert. Die Oszillation zerstört selektiv das Leberparenchym; Gefäße und Gänge bleiben erhalten und können leicht geklippt, abgebunden oder koaguliert werden. Das Parenchym und das Blut werden mittels der Sonde aspiriert, so daß das Resektionsfeld trocken bleibt. Eine vergleichende Untersuchung der diversen Resektionsmethoden ergab, daß der Blutverlust bei der Verwendung des Ultrasone dissectors am geringsten ist [57]. Die Drainage des Operationsfeldes ist von größter Wichtigkeit, um eine Ansammlung von Blut und/oder Gallenflüssigkeit zu verhindern, da der subphrenische Abszeß eine nicht seltene, postoperative Komplikation ist. Der durch die Resektion entstandene Hohlraum kann unter Verwendung von Omentum majus und/oder Kolon transversum aufgefüllt werden.

*Palliative chirurgische Techniken*

Bereits im Jahre 1923 wies *Segall* [58] nach, daß die Blutversorgung von Lebertumoren hauptsächlich durch die A. hepatica stattfindet, was inzwischen durch viele Forscher bestätigt wurde [59]. Die Behandlung eines Patienten mittels einer Ligation der A. hepatica wurde im Jahre 1966 durch *Nilsson* [60] beschrieben. Seither wurde aufgrund dieser Methode vor allem aus den Reihen von *Bengmark* [61, 62] viel veröffentlicht. Die Ergebnisse nach einer Ligation der A. hepatica mit Tumorregression und Abnahme des Leberumfangs schienen recht günstig zu sein. Die kritische Analyse von *Almersjö* [63] wies jedoch nach, daß eine Verbesserung der Überlebenszeit nicht erreicht werden konnte. Die Untersuchungen mit einer vorübergehenden Unterbrechung der arteriellen Zufuhr, mit oder ohne Kombination von Chemotherapie, sind noch nicht abgeschlossen.

Bei der Behandlung von diffuser Lebermetastasierung von Kolorektaltumoren ist die Verwendung des Chemotherapeutikums 5-Fluorouracil zu bevorzugen [64]. Aufgrund der Blutversorgung der Metastasen durch die A. hepatica bietet sich diese als günstigster Verabreichungsweg an [65]. Eine Übersicht von ausgewählten Patienten mit diffuser Metastasierung aufgrund von Kolorektaltumoren nach einer solchen Therapie ergibt eine mittlere Überlebenszeit von 12 Monaten (Tab. II).

Die implantierbare Infusionspumpe (Infusaid Corporation, Norwood, Massachusetts, USA) [82] ist eine neue Entwicklung auf dem Gebiet der Verabreichungsart von Chemotherapeutika. Das Einführen eines A.-hepatica-Katheters setzt eine gute Kenntnis der arteriellen Anatomie voraus, die eine vorherige Angiographie notwendig macht. Aus einer Untersuchung von *Edwards, MacArthur* und *Malone* [83] wird deutlich, daß die A. hepatica nur bei 55% der Patienten aus dem Truncus coeliacus entspringt. Diese neue palliative Behandlungsmethode muß noch einer klinischen Vergleichsuntersuchung unterzogen werden.

An anderer Stelle dieses Buches werden chirurgische Techniken besprochen, bei denen mit Hilfe vaskulärer Isolation des Organs hohe Dosen eines Chemotherapeutikums ausschließlich der Leber zugeführt werden. Wegen der begrenzten Überlebenszeit bei diesen chemotherapeutischen Behandlungen muß im Falle von beschränkt resezierbaren Metastasen der chirurgischen Resektionsbehandlung der Vorzug gegeben werden.

Die einzige Indikation zur palliativen Chirurgie (Resektion) bei Le-

*Tabelle II.* Arteria-hepatica-Infusion: Chemotherapie mit 5-FU oder Analogen bei Leber-metastasen von kolorektalen Tumoren. (Aus: Van de Velde, Sugarbaker (eds.), Liver meta-stasis basic aspects, detection and management, pp. 292–312, M. Nijhoff, The Hague-Bo-ston, 1984)

| Autor | Patientenanzahl (n = 1655) | Mittlere Überlebenszeit in Monaten (∅ 12) |
|-------|----------------------------|-------------------------------------------|
| *Sullivan* [66] | 39 | 19 |
| *Brennan* [67] | 13 | – |
| *Burrows* [68] | 121 | – |
| *Watkins* [69] | 82 | 15 |
| *Massey* [70] | 10 | 11 |
| *Freckman* [71] | 271 | 12 |
| *Tandon* [72] | 67 | 8 |
| *Cady* [73] | 51 | 16 |
| *Buroker* [74] | 21 | 8 |
| *Ansfield* [75] | 521 | 8 |
| *Ariel* [76] | 65 | 13 |
| *Petrek* [77] | 24 | 9 |
| *Grage* [78] | 31 | 11 |
| *Reed* [79] | 88 | 10 |
| *Smiley* [80] | 110 | 8 |
| *Ensmingen* [81] | 60 | 21 |
| *Balch* [82] | 81 | 26 |

bermetastasen sind symptomatische Metastasen von Karzinoidtumoren. *Foster* und *Berman* [54] beschrieben ihre Erfahrungen mit 44 Patienten, bei 36 hiervon liegen Informationen über Nachkontrollen vor. Bei 35 Patienten wurde die Beseitigung der Symptome erreicht, 11 Patienten waren nach drei Jahren noch am Leben.

## Literatur

1 Miksky, W. E.; Howard, J. M.; Debakey, M. E.: Injuries of the liver in three hundred consecutive patients. Int. Abstr. Surg. *103:* 323–337 (1956).

2 Garré, C.: Beiträge zur Leber-Chirurgie. Bruns Beitr. klin. Chir. *4:* 181 (1888).

3 Garré, C.: On resection of the liver. Festschrift für Nicholas Senn. Surgery Gynec. Obstet. *5:* 331–341 (1907).

4 Storm, F. K.; Longmire, W. P. Jr.: A simplified clamp for hepatic resection. Surgery Gynec. Obstet. *133:* 103 (1971).

5 Lin, T. Y.: Results in 107 hepatic lobectomies with a preliminary report on the use of a clamp to reduce blood loss. Ann. Surg. *177:* 413 (1973).

6  Joishy, S. K.; Balasegaram, M.: Hepatic resection for malignant tumors of the liver: essentials for a unified surgical approach. Am. J. Surg. *139:* 360–369 (1980).

7  Ponfick, E.; Beck, C.: Surgery of the liver. J. Am. med. Ass. *38:* 1063–1068 (1902).

8  Abel, A. L.: Primary carcinoma of the liver with report of a case. Successfully treated by partial hepatectomy. Br. J. Surg. *21:* 684–700 (1934).

9  Pickerell, K. L.; Clay, R. C.: Lobectomy of the liver. Report of three cases. Archs Surg. *48:* 267–277 (1944).

10  Lortat-Jacob, J. L. et al.: Hepatectomie droit reglée. Presse méd. *60:* 549 (1952).

11  Starzl, T. E.; Bell, R. H.; Beart, R. W.; Putnam, C. W.: Hepatic trisegmentectomy and other liver resections. Surgery Gynec. Obstet. *141:* 429 (1975).

12  Starzl, T. E.; Iwatsuki, S.; Shaw, B. W. Jr. et al.: Left hepatic trisegmentectomy. Surgery Gynec. Obstet. *155:* 21 (1982).

13  MacDougall, B. R. D.; Williams, R.: Indications for and results of liver transplantation; in Calne (ed.), Liver surgery, pp. 187–194 (Piccin Medical Books, Padua 1982).

14  Foster, J. H.: Survival after liver resection for secondary tumors. Am. J. Surg. *135:* 389 (1978).

15  Pettavel, J.; Morgenthaler, F.: Protracted arterial chemotherapy of liver tumors. An experience of 107 cases over a 12-year period. Prog. clin. Cancer *7:* 217 (1978).

16  Bengmark, S.; Hafström, L.: The natural history of primary and secondary metastatic tumors of the liver. 1. The prognosis for patients with hepatic metastases from colonic and rectal carcinoma by laparotomy. Cancer *23:* 198–292 (1969).

17  Adson, M. A.; Van Heerden, J. A.: Major hepatic resections for metastatic colorectal cancer. Ann. Surg. *191:* 576–583 (1980).

18  Goligher, J. C.: The operability of carcinoma of the rectum. Br. med. J. *ii:* 393 (1941).

19  Ozarda, A.; Pickren, J.: The topographic distribution of liver metastases: its relation to surgical and isotope diagnoses. J. nucl. Med. *3:* 149 (1962).

20  Pickren, J. W.; Tsukada, Y.; Lane, W. W.: Liver metastasis: Analysis of autopsy data; in Weiss, Gilbert (eds.), Liver metastasis, pp. 2–18 (Hall, Boston 1982).

21  Pestana, C.; Reitemeier, R. J.; Moertel, C. G. et al.: The natural history of carcinoma of the colon and rectum. Am. J. Surg. *108:* 826–829 (1964).

22  Jaffe, B. M.; Donegan, W. L.; Watson, F.; Spratt, J. S. Jr.: Factors influencing survival in patients with untreated liver metastases. Surgery Gynec. Obstet. *127:* 1–8 (1968).

23  Watkins, E. J.; Khazei, A. M.; Nahra, K. S.: Surgical basis for arterial infusion therapy of disseminated carcinoma of the liver. Surgery Gynec. Obstet. *130:* 580–605 (1970).

24  Pettavel, J.; Morgenthaler, F.: Traitement chimiothérapique des métastases hépatiques en function de leur évolution spontanée. Schweiz. med. Wschr. *130:* 773–777 (1969).

25  Wilson, S. M.; Adson, M. A.: Surgical treatment of hepatic metastases from colorectal cancers. Archs Surg. *111:* 330 (1976).

26  Wood, C. B.; Gillis, C. R.; Blumgart, L. H.: A retrospective study of the natural history of patients with liver metastases from colorectal cancer. Clin. Oncol. *2:* 285 (1976).

27  Blumgart, L. H.; Allison, D. J.: Resection and embolization in the management of secondary hepatic tumours. World J. Surg. *6:* 32 (1982).

28  Adson, M. A.; Van Heerden, J. A.: Major hepatic resections for metastatic colorectal cancer. Ann. Surg. *191:* 576 (1980).

29  Attiyeh, F. A.; Wanebo, H. J.; Stearns, M. W.: Hepatic resection for metastasis from colorectal cancer. Dis. Colon Rectum *21:* 160 (1978).

30   Hanks, J. B.; Meyers, W. C.; Filston, H. C.; Killenberg, P. G.; Jones, R. S.: Surgical resection for benign and malignant disease. Ann. Surg. *191*: 584–590 (1980).

31   Bengmark, S.; Hafström, L.; Jeppsson, B.; Jönsson, P. E.; Rydén, S.; Sundqvist, K.: Metastatic disease in the liver from colorectal cancer: An appraisal of liver surgery. World J. Surg. *6*: 61–65 (1982).

32   Rajpal, S.; Dasmahapatra, K. S.; Ledesma, E. J.; Mittelman, A.: Extensive resections of isolated metastasis from carcinoma of the colon and rectum. Surgery Gynec. Obstet. *155*: 813–816 (1982).

33   Logan, S. E.; Meier, S. J.; Ramming, K. P.; Morton, D. L.; Longmire, W. P. Jr.: Hepatic resection of metastatic colorectal carcinoma. Archs Surg. *117*: 25–28 (1982).

34   Thompson, H. H.; Tompkins, R. K.; Longmire, W. P. Jr.: Major hepatic resection. A 25-years experience. Ann. Surg. *197*: 375 (1983).

35   Iwatsuki, S.; Shaw, B. W. Jr.; Starzl, T. E.: Experience with 150 liver resections. Ann. Surg. *197*: 247 (1983).

36   Fortner, J. G.; Silva, J. S.; Golbey, R. B.; Cox, E. B.; MacLean, B. J.: Multivariate analysis of a personal series of 247 consecutive patients with liver metastases from colorectal cancer. I. Treatment by hepatic resection. Ann. Surg. *199*: 306 (1984).

37   Foster, J. H.: Treatment of metastatic cancer to liver; in De Vita, Hellman, Rosenberg (eds.), Cancer, principles and practice of oncology, pp. 1553–1563 (Lippincott, Philadelphia 1982).

38   Adson, M. A.; Van Heerden, J. A.; Adson, M. H. et al.: Resection of hepatic metastases from colorectal cancer. Archs Surg. *119*: 647–651 (1984).

39   Couinaud, C.: Le foie (Masson & Cie., Paris 1957).

40   Couinaud, C.: Lobes et segments hépatiques, notes sur l'architecture anatomique et chirurgicale du foie. Presse méd. *62*: 709–712 (1954).

41   Cantlie, J.: On a new arrangement of the right and left lobe of the liver. J. Anat. Physiol. *32*: 10 (1898).

42   Tùng, T. T.: Les résections majeures et mineurs du foie (Masson & Cie., Paris 1979).

43   Dawson, J.: Left lateral segmentectomy; in Calne (ed.), Liver surgery. pp. 41–46 (Piccin Medical Books, Padua 1982).

44   Starzl, T. E.; Karp, K. H.; Weil, R. III; Lilly, J. R.; Putman, C. W.; Aldrete, J. A.: Right trisegmentectomy for hepatic neoplasms. Surgery Gynec. Obstet. *150*: 208–214 (1980).

45   Pack, G. T.; Miller, T. R.: Middle hepatic lobectomy for cancer. Cancer *14*: 1295–1300 (1961).

46   Pringle, J. H.: Notes on the arrest of hepatic hemorrhage due to trauma. Ann. Surg. *48*: 541–549 (1908).

47   Lin, T. Y.; Chen, K. M.; Liu, T. K.: Total right hepatic lobectomy for primary hepatomy. Surgery *48*: 1048–1060 (1960).

48   Tùng, T. T.; Quang, N. D.: A new technique for operating on the liver. Lancet *i*: 192–193 (1963).

49   Fortner, J. G.; Shiu, M. H.; Kinne, D. W. et al.: Major hepatic resection using vascular isolation and hypothermic perfusion. Ann. Surg. *180*: 644 (1974).

50   Huguet, C.; Nordlinger, B.; Galopin, J. J.; Block, J.; Gallot, D.: Normothermic hepatic vascular exclusion for extensive hepatectomy. Surgery Gynec. Obstet. *147*: 698–693 (1978).

51  Keen, W. W.: Report of a case of resection of the liver for the removal of a neoplasm with a table of seventy-six cases of resection of the liver for hepatic tumors. Ann. Surg. *30:* 267–280 (1899).

52  Lin, T. Y.; Hsu, K. Y.; Hsich, C. M.; Chen, C. S.: Study on lobectomy of the liver: A new technical suggestion on hemihepatectomy and reports on three cases of primary hepatoma treated with left lobectomy of the liver. J. Formoson. Med. Assoc. *57:* 742 (1958).

53  Quattlebaum, J. K.: Massive resection of the liver. Ann. Surg. *137:* 787–795 (1952).

54  Foster, J. H.; Berman, M. M.: Solid liver tumors; in Ebert (ed.), Major problems in clinical surgery, vol. 23 (Saunders, Philadelphia 1977).

55  Fortner, J. G.; MacLean, B. J.; Kim, D. K. et al.: The seventies evolution in liver surgery for cancer. Cancer *47:* 2162–2166 (1981).

56  Hodgson, W. J. B.; Aufses, A. Jr.: Surgical ultrasonic dissection of the liver. Surg. Rounds *2:* 68 (1979).

57  Sugarbaker, P. H.; Ottow, R. T.; August, D. A.: Surgical therapy of hepatic metastases; in Van de Velde, Sugarbaker (eds.), Liver metastasis, pp. 187–205 (Nijhoff, The Hague, Boston 1984).

58  Segall, H. N.: An experimental anatomical investigation of the blood and bile channels of the liver. Surgery Gynec. Obstet. *37:* 152 (1923).

59  Ackermann, N. B.: The blood supply of experimental liver metastases. IV Changes in vascularity with increasing tumour growth. Surgery *75:* 589 (1974).

60  Nilsson, L. A. V.: Therapeutic hepatic artery ligation in patients with secondary liver tumours. Rev. Surg. *23:* 374 (1966).

61  Bengmark, S.; Fredlund, P. E.: Palliative treatment of primary and secondary malignant liver neoplasms; in Calne (ed.), Liver surgery, pp. 157–185 (Piccin Medical Books, Padua 1982).

62  Bengmark, S.; Jönsson, P. E.: Surgical treatment of liver metastases; in Weiss, Gilbert (eds.), Liver metastasis, pp. 294–321 (Hall, Boston 1982).

63  Almersjö, O.; Bengmark, S.; Rudenstan, C. M. et al.: Evaluation of hepatic dearterilization in primary and secondary cancer of the liver. Am. J. Surg. *124:* 5 (1972).

64  Davis, H. L.: Chemotherapy of large bowel cancer. Cancer *50:* 2638–2646 (1982).

65  Chen, H. S. F.; Gross, J. F.: Intra-arterial infusion of anticancer drugs: theoretic aspects of drug delivery and review of responses. Cancer Treatm. Rep. *64:* 31–40 (1980).

66  Sullivan, R. D.; Zurek, W. Z.: Chemotherapy for liver cancer by ambulatory infusion. J. Am. med. Ass. *194:* 481–486 (1965).

67  Brennan, M. J.; Talley, R. W.; Drake, E. H. et al.: 5-Fluorouracil treatment of liver metastases by continuous hepatic artery infusion via Cournand Catheter. Ann. Surg. *158:* 405–419 (1967).

68  Burrows, J. H.; Talley, R. W.; Drake, E. H. et al.: Infusion of fluorinated pyrimidines into hepatic artery for treatment of metastatic carcinoma of the liver. Cancer *20:* 1886–1892 (1967).

69  Watkins, E. Jr.; Khazei, A. M.; Nahra, K. S.: Surgical basis for arterial infusion chemotherapy and disseminated carcinoma of the liver. Surgery Gynec. Obstet. *130:* 580–605 (1970).

70  Massey, W. H.; Fletcher, W. S.; Judkins, M. P. et al.: Hepatic artery infusion for

metastatic malignancy using percutaneously placed catheters. Am. J. Surg. *121:* 160–164 (1971).

71  Freckman, H. A.: Chemotherapy for metastatic colorectal liver carcinoma by intra-aortic infusion. Cancer *28:* 1152–1160 (1971).

72  Tandon, R. N.; Bunnell, I. L.; Copper, R. G.: The treatment of metastatic carcinoma of the liver by percutaneous selective hepatic artery infusion of 5-fluorouracil. Surgery *73:* 118–121 (1973).

73  Cady, B.; Oberfield, R. A.: Regional infusion chemotherapy of hepatic metastases from carcinoma of the colon. Am. J. Surg. *127:* 220–227 (1974).

74  Buroker, T.; Samsom, M.; Correa, J. et al.: Hepatic artery infusion of 5-FUDR after prior systemic 5-fluorouracil. Cancer Treatm. Rep. *60:* 1277–1279 (1976).

75  Ansfield, I. J.; Ramirez, G.: The clinical results of 5-fluorouracil intra hepatic arterial infusion in 528 patients with metastatic cancer; in Ariel (ed.), Progress in clinical cancer, vol. 7, pp. 201–206 (Grune & Stratton, New York 1978).

76  Ariel, I. M.; Padual, G.: Treatment of symptomatic metastatic cancer to the liver from primary colon and rectal cancer by intra-arterial administration of chemotherapy and radioactive isotopes; in Ariel (ed.), Progress in clinical cancer, vol. 7, pp. 247–254 (Grune & Stratton, New York 1978).

77  Petrek, J. A.; Minton, J. P.: Treatment of hepatic metastases by percutaneous hepatic arterial infusion. Cancer *43:* 2182–2188 (1979).

78  Grage, T. B.; Vassipoulos, P. P.; Shingleton, W. W. et al.: Results of a prospective randomized study of hepatic artery infusion with 5-fluorouracil versus intravenous 5-fluorouracil in patients with hepatic metastases from colorectal cancer. A Central Oncology Group Study. Surgery *86:* 550–555 (1979).

79  Reed, M. L.; Vaitkevicus, V. K.; Al-Sarraf, M. et al.: The practicality of chronic hepatic artery infusion therapy of primary and metastatic malignancies: Ten-year results of 124 patients in a prospective protocol. Cancer *47:* 402–409 (1981).

80  Smiley, S.; Schouten, J.; Chang, A. et al.: Intrahepatic infusion with 5-FU for liver metastases of colorectal carcinoma. Proc. Am. Soc. Clin. Oncol. *223:* 391 (1981).

81  Ensminger, W.; Niederhuber, J.; Gyves, J. et al.: Effective control of liver metastases from colon cancer with an implanted system for hepatic arterial chemotherapy. Proc. Am. Soc. Clin. Oncol. *1:* 94 (1982).

82  Balch, C. M.; Urist, M. M.; Soon, S. J.; McGregor, M.: A prospective Phase II clinical trial of continuous FUDR regional chemotherapy for colorectal metastases to the liver using a totally implantable drug infusion pump. Ann. Surg. *198:* 567–573 (1983).

83  Edwards; MacArthur; Malone: Operative anatomy of abdomen and pelvis, p. 166 (Lea & Febiger, Philadelphia 1975).

Dr. med. C. J. H. van de Velde, Dept. of Surgery, Rijnsburgerweg 10, NL-2333 AA Leiden (Niederlande)

Beitr. Onkol., vol. 21, pp. 22–31 (Karger, Basel 1985)

# Die experimentelle Leberperfusion am Hund[1]

*H. Walther, R. Hechtel, M. Krahl, F. Mikus, A. Wenzl, K. R. Aigner*

Chirurgische Klinik und Poliklinik der Justus-Liebig-Universität, Gießen, BRD

## Material und Methode

### Versuchstiere

Als Versuchstiere wurden Mischlingshunde mit einem durchschnittlichen Körpergewicht von 32,5 kg verwendet, um die Ergebnisse mit denen anderer bisher durchgeführter Arbeiten zur isolierten Leberperfusion vergleichen zu können, in denen fast ausschließlich Hunde als Versuchstiere Verwendung gefunden hatten. Die Tiere hatten prä- und postoperativ viel Bewegung, erhielten handelsübliches Hundefutter und wurden postoperativ 5 Tage lang mit Antibiotikum behandelt.

### Anästhesie

Alle Versuchstiere wurden mit 0,5 ml/10 kg/KG Combelen® (Bayer, Leverkusen) intramuskulär 1–2 h vor Narkosebeginn prämediziert. Die Narkose wurde unter 25 mg/kg/KG Pentobarbital-Natrium intravenös eingeleitet und mit einem Sauerstoff-Lachgas-Gemisch mit Hilfe eines Engström-Respirators unterhalten. Während der Operationszeit wurden die vitalen Funktionen ständig überwacht. Hierbei wurden der arterielle Blutdruck und der zentrale Venendruck kontinuierlich intravasal gemessen.

### Herz-Lungen-Maschine

Zur Perfusion der isolierten Leber verwendeten wir Rollerpumpen, Wärmetauscher und Oxygenatoren der Fa. Gambro (München), Temperaturmeßvorrichtung der Fa. Yellowsprings Instruments & Co Incorpor. (Ohio, USA), Katheter der Fa. Sherwood (Eschborn)

---

[1] Teile der Arbeit sind den Dissertationen von *H. Walther, R. Hechtel, M. Krahl, F. Mikus* und *A. Wenzl* entnommen

und ein handelsübliches Druckmanometer. Die Maschinenfüllung setzte sich aus Ringerlösung, Dextran, Natriumbikarbonat, Heparin und Eigenblut in wechselnden Verhältnissen zusammen, der Durchfluß betrug 300–500 ml/min bei einem Druck von 15–40 mmHg in der V. portae, und die Temperatur schwankte zwischen 37°C und 40°C.

Operationstechnik

Über eine mediane Laparotomie wurde die V. cava inferior unterhalb der Leber bis zu den Nierenvenen freigelegt und die Gefäßwand auf einer Strecke von ca. 5 cm oberhalb der Nierenvenen präpariert. Nach einer Längsinzision von ca. 3,5 cm wurde der V.-cava-Perfusionskatheter (s. Abbildung 1) in die V. cava inferior so eingeführt, daß die Katheterspitze vor dem rechten Vorhof lag und mittels zweier Tourniquets gesichert war.

Das Blut floß aus der unteren Körperhälfte durch den inneren Shunt des Katheters zum rechten Vorhof. Die beiden anderen Schläuche blieben abgeklemmt. Im Anschluß daran wurde die im Lig. hepatoduodenale verlaufende V. portae kranial der Einmündung der V. gastrica dextra auf einer Strecke von 2 cm freigelegt und quer inzidiert. In Richtung Leber wurde ein 10-Charrière-Sherwood-Katheter eingelegt und mit der arteriellen Linie der Herz-Lungen-Maschine verbunden.

Nach Konnektierung des dünneren Schlauches des doppellumigen Katheters mit der venösen Linie der Herz-Lungen-Maschine wurde ein Tourniquet oberhalb des Zwerchfelles um die V. cava inferior angelegt: Das Lebervenenblut umspülte nun den großlumigen Anteil, wurde von dem kleinlumigen aufgenommen und zur Herz-Lungen-Maschine transportiert, von wo aus es, jetzt mit Sauerstoff angereichert, über die V. portae wieder die Leber erreichte.

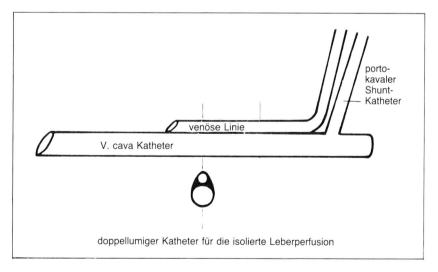

*Abb. 1.* Doppellumiger V.-cava-Perfusionskatheter.

Um die Isolierung der Leber zu vervollständigen, wurde die A. hepatica propria mit einer Gefäßklemme abgeklemmt und ein Tourniquet um das gesamte Lig. hepatoduodenale gelegt.

Nach dem Beginn der isolierten Perfusion wurde ein 10 Charrière-Sherwood-Katheter in Richtung Mesenterialstromgebiet eingebracht und unter Einschaltung einer Rollerpumpe und eines Hämofilters mit dem in den großlumigen Anteil des V. cava-Perfusionskatheters mündenden Schlauch zu einem temporären Shunt verbunden. Das durch diesen portokavalen Shunt fließende Blut wurde über einen Diafilter 30 mit 0,5 m$^2$ Oberfläche der Fa. Amicon (Witten) partiell entgiftet.

Die mittlere Perfusionsdauer betrug 40 min mit einem Blutdurchfluß durch die Herz-Lungen-Maschine von im Mittel 240 ml/min bei einem mittleren Druck von 24 mmHg. In den isolierten Leberkreislauf wurden 5-FU, DTIC und Methotrexat in verschiedenen Dosierungen injiziert.

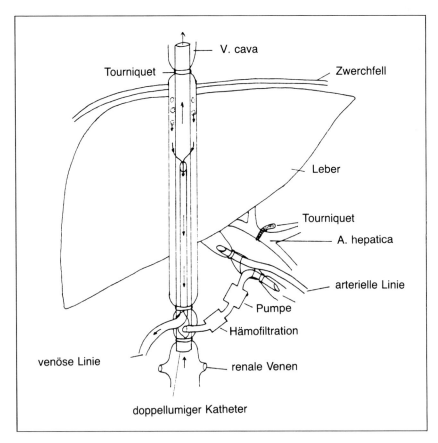

*Abb. 2.* Perfusionsschema.

Nach Perfusionsende wurden sofort das obere Tourniquet und die Gefäßklemme von der A. hepatica propria entfernt, damit die Leber ohne nennenswerte Ischämiezeit wieder vom körpereigenen Blut durchströmt werden konnte. Danach wurde die V. portae dekanüliert und die Venotomie mit einem 5/0-Prolenefaden verschlossen.

Nach einer Zeit von etwa 2–5 min, in der sich die Kreislaufverhältnisse wieder stabilisierten, wurde die V. cava inferior dekanüliert und die Längsinzision ebenfalls mit einem 5/0-Prolenefaden fortlaufend verschlossen. Die dazu benötigte Zeit betrug im Schnitt 4 min. Nun wurden die Bauchdecken schichtweise mit Vicrylnähten verschiedener Stärken verschlossen.

*Ergebnisse*

Isolierung des Leberkreislaufes

Mit dem entwickelten V.-cava-Perfusionskatheter ist es möglich, das Lebervenenblut zu separieren, wenn gleichzeitig die Nebennierenvenen und die Zwerchfellvenen unterbunden werden und ein Tourniquet kranial des Zwerchfelles um die V. cava inferior angelegt wird.

Eine Shuntkontrolle wurde über den Konzentrationsunterschied von DTIC im isolierten Kreislauf zur Gefäßperipherie durchgeführt. Unter der Voraussetzung der niedrigen Nachweisgrenze von DTIC (60 $\gamma$g/ml), gemessen nach dem HPLC-Meßverfahren, und der Tatsache, daß im peripheren Blut kein DTIC nachgewiesen werden konnte, ergibt sich, daß ein eventueller Shunt aus dem Maschinenkreislauf in den Körper kleiner als 3 % gewesen wäre.

Hämofiltration des Portalblutes

Die Effizienz der Entgiftung des Portalblutes wurde anhand des Ammoniakspiegels überprüft.

Vor Beginn der Filtration betrug der $NH_3$-Spiegel im peripheren Blut 72,72 µmol/l und im Portalblut 653,45 µmol/l. Der Blutdurchfluß durch den Hämofilter betrug im Mittel 380 ml/min. Während der Filtration stieg der periphere $NH_3$-Spiegel auf 122,45 µmol/l an, das ist das 1,68fache des Ausgangswertes, und erreichte 30 min nach Ende der isolierten Perfusion 84,18 µmol/l, das ist das 1,15fache des Ausgangswertes.

Diese Werte zeigen:

a) Die Hämofiltration ist ausreichend genug, den NH$_3$-Spiegel des Körpers auf einer niedrigen Ebene zu halten.

b) Die Entgiftungsfunktion der Leber bezüglich NH$_3$ war 30 min nach Ende der Perfusion wieder fast normal.

Blutdruckverhalten während der isolierten Perfusion

Aus der Verlaufskurve der mittleren Blutdruckwerte (Abb. 3) während der Versuche geht deutlich hervor, daß

a) der Blutdruckabfall während der V.-cava-Kanülierung wesentlich ausgeprägter ist als während der V.-portae-Kanülierung.

b) der Blutdruck während der isolierten Perfusion konstant bleibt und

c) nach der Restitution physiologischer Kreislaufverhältnisse wieder auf den Ausgangswert zurückkehrt.

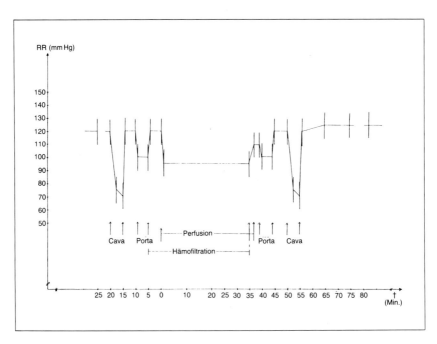

*Abb. 3.* Systemischer Blutdruck während der Perfusion.

Effizienz der extrakorporalen Perfusion

Die Hundeleber konnte bei unseren Versuchen mit im Mittel 244 ml/ min bei einem mittleren Druck von 19 mmHg isoliert perfundiert werden. Im Vergleich zu den umfangreichen Experimenten von *Boddie* [5] lagen diese erzielten Werte in einem weit besseren Bereich. *Boddie* perfundierte zwar auch mit 150–275 ml/min, aber die hierzu notwendigen Druckbereiche lagen bei etwa 150 mmHg. Es könnte durchaus denkbar sein, daß diese hohen, unphysiologischen Druckbelastungen des portalen Stromgebietes einen reflektorischen Verschluß der «Drosselvenen» zur Folge hatten. In unseren Versuchen trat der sog. «Outflow-Block» bei der Perfusion der Leber jedenfalls nie in Erscheinung. In welchem Maße die oben aufgeführten Perfusionsparameter eine effiziente isolierte Perfusion der Leber erlaubten, läßt sich am geeignetsten an folgenden Punkten überprüfen:

*Transaminasenverlauf*
Der Transaminasenverlauf wird explizit an 3 Versuchen mit DTIC und 2 Versuchen mit 5-FU im Vergleich zu einer Kontrollserie dargestellt.

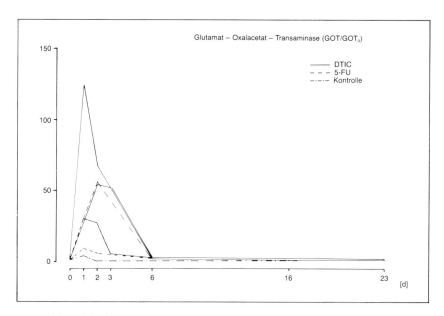

*Abb. 4.* GOT/GOT$_0$ im postoperativen Intervall.

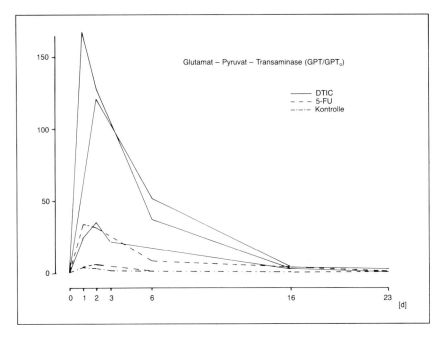

*Abb. 5.* GPT/GPT$_o$ im postoperativen Intervall.


Aus den Abbildungen 4 und 5 wird deutlich, daß der Anstieg der Transaminasen bei DTIC am ausgeprägtesten ist. Aber auch hier, wie in allen anderen Fällen, wird nach 6 bzw. 16 Tagen der präoperative Wert wieder erreicht.

*Histologie*

Die Abbildungen 6 bis 8 zeigen Schnitte von der Biopsie einer Hundeleber vor, sofort nach und 4 Wochen nach der isolierten Leberperfusion.

Es finden sich in allen drei Abbildungen Gallezylinder in den Gallenkapillaren. Der vor und nach der Perfusion gleichermaßen vorhandene leichte Sternzellikterus tritt 4 Wochen später nicht mehr auf. Die leicht hydropische Beschaffenheit der Hepatozyten hat sich ebenfalls nach 4 Wochen deutlich gebessert.

Diese Bilder zeigen, daß durch die operative oder extrakorporal bedingte Technik keine irreversible Schädigung der Leber nach der isolierten Perfusion auftritt.

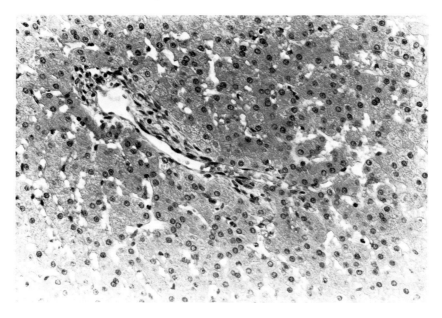

*Abb. 6.* Histologie vor isolierter Perfusion.

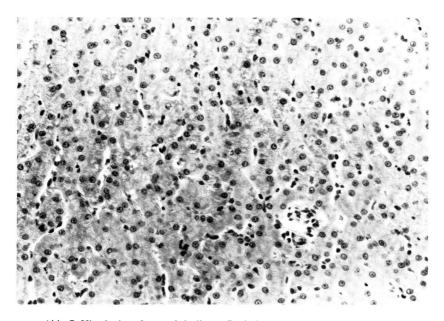

*Abb. 7.* Histologie sofort nach isolierter Perfusion.

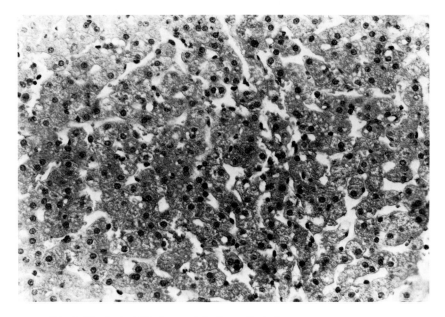

*Abb. 8.* Histologie 4 Wochen nach isolierter Perfusion.

## Diskussion

1957 versuchten *Ryan, Creech* und *Krementz* [10] zum erstenmal, die Leber isoliert zu perfundieren. In ihren Versuchen trat ebenso wie bei *Shingleton* [9], *Aust* und *Ausman* [3, 4] eine Leckrate von 25–30% auf. Mit der von uns entwickelten Methode ist es möglich, die Hundeleber 60 min lang isoliert zu perfundieren mit einer Leckrate unter 3%. Wichtige Voraussetzung hierfür war die Entwicklung eines speziellen V.-cava-Perfusionskatheters.

In keinem der Versuche kam es zu dem sogenannten «Outflow-Block», d. h. zu einem speziell beim Hund auftretenden Blutstau in der Leber, über den *Kestens* und *McDermott* [7, 8] sowie *Eiseman* [6] berichtet hatten. Der Grund hierfür dürfte im Nichtüberschreiten des physiologischen Pfortaderdruckes während der Perfusion mit der Herzlungenmaschine liegen.

Durch die isolierte Leberperfusion wird eine reversible Schädigung der Hepatozyten in Abhängigkeit von der Dosis des Zytostatikums gesetzt. 4 Wochen nach der Perfusion war jedoch die Funktion und Morphologie der Leberzellen wieder völlig hergestellt.

Mit geringer Modifikation [1] konnte die vorgestellte Technik seither [2] über 35mal an Patienten zur Therapie von Lebermalignomen eingesetzt werden.

## Literatur

1   Aigner, K. R.; Walther, H.; Tonn, J. C.; Krahl, M.; Wenzl, A.; Merker, G.; Schwemmle, K.: Die isolierte Leberperfusion mit 5-Fluorouracil (5-FU) beim Menschen. Chirurg *53:* 571 (1982).

2   Aigner, K. R.; Walther, H.; Tonn, J. C.; Link, K. H.; Schoch, P.; Schwemmle, K.: Die isolierte Leberperfusion bei fortgeschrittenen Metastasen kolorektaler Karzinome. Onkologie *7:* 13–21 (1984).

3   Aust, J. B.; Ausman, R. K.: The technique of liver perfusion. Cancer Chemother. Rep. *10:* 23 (1960).

4   Ausman, R. K.: Development of a technic for isolated perfusion of the liver. N. Y. St. J. Med. Dez. *1:* 3993 (1961).

5   Boddie, A. W.; Booker, L.; Mullins, J. D.; Bukley, C. J.; McBride, C. M.: Hepatic hyperthermia by total isolation and regional perfusion in vivo. J. surg. Res. *26:* 447 (1979).

6   Eiseman, B.; Knipe, P.; Koh, Y.; Nomell, L.; Spencer, F. C.: Factors affecting hepatic vascular resistance in the perfused liver. Ann. Surg. *157:* 532 (1963).

7   Kestens, P. J.; Farrelly, J. A.; McDermott, W. V.: A technique of isolation and perfusion of the canine liver. J. surg. Res. *1:* 58 (1961).

8   Kestens, P. J.; McDermott, W. V.: Perfusion and replacement of the canine liver. Surgery *50:* 196 (1961).

9   Shigleton, W. W.; Reeves, J. W.; Keppel, R. A.; Mahaley, S.; Taylor, H. M.: Studies on abdominal perfusion for cancer chemotherapy. Ann. Surg. *151:* 741 (1960).

10  Ryan, R. F.; Krementz, E. T.; Creech, O.; Winblad, J. N.; Chamblee, W.; Cheek, M.: selected perfusion of isolated viscera with chemotherapeutic agents using an extracorporal circuit. Surg. Forum *8:* 158 (1957).

Dr. med. H. Walther, Chirurgische Klinik und Poliklinik der Justus-Liebig-Universität, Klinikstraße 29, D-6300 Gießen (BRD)

Beitr. Onkol., vol. 21, pp. 32–42 (Karger, Basel 1985)

# 5-Fluorouracil-Konzentrationen im Lebergewebe und im Plasma nach intraarterieller Leberinfusion und isolierter Leberperfusion

*C. J. H. van de Velde, L. M. de Brauw, U. R. Tjaden, E. A. de Bruyn*

Chirurgische Universitätsklinik Leiden, Niederlande

*Einführung*

Um die nur mäßigen Ergebnisse systemischer Chemotherapie zur Behandlung von Lebermetastasen zu verbessern, ist eine Behandlungsstrategie erforderlich, die ein besseres Verhältnis zwischen Tumorwachstum, hemmendem Effekt und toxischen Nebeneffekten aufweist. Die regionale Chemotherapie stellt eine Methode dar, mit der höhere Zytostatikaspiegel im Tumorgewebe unter vernachlässigbaren systemischen Konzentrationen erzielt werden können. Ein größerer Fortschritt der regionalen Chemotherapie wurde in letzter Zeit dadurch erzielt, daß Verfahren entwickelt wurden, mit denen die Zytostatika kontrolliert in passende Blutgefäße oder Körperhöhlen infundiert werden können. Die Anwendbarkeit der Langzeit-Zytostatikaexposition wurde durch kürzlich eingeführte technische Geräte, wie z. B. die implantierbare Infusionspumpe [1] und -Injektionskammern, erleichtert. Unter der Annahme, daß eine hohe totale Clearance vorliegt, ist die Zytostatikakonzentration im arteriellen Versorgungsgebiet umgekehrt proportional zur Blutflußrate durch die infundierte Arterie [2]. Einige Methoden wurden beschrieben, um den arteriellen Blutfluß zu vermindern, wie z. B. die Leberarterienligatur [3], die Anwendung arterieller Ballon-Katheter [4], die Infusion gefäßverengender Mittel [5] und Mikrosphären [6]. Alle Methoden sind dazu bestimmt, höhere Zytostatikaspiegel im Zielorgan bei niedrigen, nicht-toxischen systemischen Blutspiegeln zu erzielen.

Unsere Studie untersuchte die rationellste Weise, lokale Wirkspiegel unter Vermeidung systemischer Nebeneffekte zu erzielen, die isolierte Leberperfusion (i.L.p.). In einem Schweine-Modell wurde die gesunde Leber perfundiert mit der Fragestellung, ob die i.L.p. Vorteile bieten kann gegenüber der intraarteriellen Leberinfusion (h.a.i.) im Hinblick auf Zytostatikaaufnahme durch das Zielorgan am Beispiel des Lebergewebes. Zusätzlich wurde bei beiden Methoden untersucht, wie hoch die systemischen 5-FU-Spiegel nach der jeweiligen Behandlungsmethode ansteigen.

Bei beiden Modalitäten wird das Zytostatikum durch die Leberarterie appliziert, da das Gefäßmuster der Lebermetastasen darauf schließen läßt, daß die arterielle Versorgung der Metastasen hauptsächlich über den arteriellen Schenkel erfolgt [7, 8].

## Material und Methoden

### Versuchstiere

Die Technik der isolierten Leberperfusion wurde im Schwein entwickelt und verbessert, da bei diesem Tier die Physiologie der Leber vergleichbar mit der des Menschen ist. Insgesamt wurden 12 Yorkshire-Schweine eingesetzt, die durchschnittlich $27 \pm 4$ kg wogen.

### Operative Technik

Die operative Technik wurde an anderer Stelle ausführlich beschrieben [10]. Zur isolierten Perfusion wurde ein zweilumiger intrakavaler Shunt verwendet, dessen inneres Lumen einen ungestörten Kava-Blutfluß entlang der intrahepatisch verlaufenden V. cava erlaubt, währenddessen der venöse Rückfluß aus den Lebervenen über ein äußeres Lumen gesammelt und in einen Oxygenator geleitet wird. Von dort wird das Perfusat mittels einer Pumpe über die gastroduodenale Arterie in die A. hepatica zurückinfundiert. Der Perfusionskreislauf wird mit 500 ml Haemaccel (Behringwerke, Marburg) beschickt.

### Zytostatika-Applikation

5-FU wurde bei je fünf Schweinen mit h.a.i. und sieben Schweinen mit i.L.p. in einer konstanten Dosis von 40 mg/kg, aufgelöst in jeweils 15 ml physiologischer Kochsalz-Lösung, angewendet.

### Blut- und Gewebeproben

Während der 1stündigen Perfusion bei Normaltemperatur wurden Blutproben vom systemischen Kreislauf über die Jugular-Vene abgenommen, bei isolierter Leberperfusion mit 5-FU zusätzlich vom Perfusionskreislauf. Lebergewebe wurde durch Keilbiopsien entnommen. Für beide Anwendungswege wurde die Probengewinnung so ähnlich wie möglich gestaltet.

### Analysen-Methode

Die Plasma- und Lebergewebe-Konzentrationen von 5-FU wurden durch «high performance liquid chromatography» (Hochdruck-Flüssigkeits-Gas-Chromatographie, HPLC) bestimmt [11]. Der pH-Wert von 250 µl Plasma wurde zunächst mit 250 µl Tris-Puffer (0,5 M) auf 6,0 adjustiert. Im Anschluß wurde das Plasma mit 7 ml frisch destilliertem Ethyl-Acetat durch Mixen (Vortex) über 60 s extrahiert. Nach Separation der Phasen durch Zentrifugieren (5 min bei 1000 $g$) wurden die 6 ml der organischen Phase unter einem leichten Strom von Stickstoff bei 40° evaporiert. Der getrocknete Überstand wurde in 100 oder 200 µl der mobilen Phase gelöst.

Lebergewebsproben wurden feingeschnitten. 250 mg davon wurden in 2 ml eines 0,05 M Borax-Puffers (pH 9,5) durch 20 s langes Mixen suspendiert. Anschließend wurde die Probe für 5 min homogenisiert. Das Homogenat wurde auf einen mit Wasser vorbehandelten Ultrafilter aufgebracht und bei 4° über 60 min bei 2000 $g$ zentrifugiert. 10–100 µl dieses Ultrafiltrats wurden in die Säule eingespritzt.

Der Flüssigkeits-Gaschromatograph wurde aus kommerziell erhältlichen Fertigbestandteilen zusammengebaut und bestand aus einem Glasreservoir zur Aufnahme des Lösungsmittels, dessen Temperatur bei 25 °C konstant gehalten wurde, einer Pumpe mit konstantem Fluß (Modell LC 410, Kontron, Zürich, Schweiz), einer Injektionsvorrichtung mit einer 20 µl-Schleife (Modell 7125, Rheodyne, Berkely, Calif., USA), einer thermostatischen Säule (rostfrei, Präzisionslumen, d. h. 3,0 mm bzw. 6,35 mm Durchmesser, Länge 100 mm) und einem variablen Wellenlängen-Detektor (Uvikon 720 LC, Kontron), der bei 268 mm arbeitete. Als stationäre Phase wurde MOS-Hypersil 5 µm verwendet. Als mobile Phase diente ein Gemisch aus Wasser/0,05 mM Tris: 0,005 mM Cetrimid (pH 6,0). Die Spitzenwerte für 5-FU und 5-Thiouracil (interner Standard) lagen bei Retentionszeiten von 4,1 bzw. 6,5.

### Pharmakokinetische Analyse

Zu diesen Untersuchungen beschränkten wir uns auf folgende Angaben: Maximale Konzentration ($C_{max}$), Zeit der maximalen Konzentration ($t_{max}$) und Verhältnis $R_{L,R}$ = Lebergewebe $C_{max}$ / Plasma $C_{max} \times 10$.

### Statistische Untersuchungen

Die pharmakokinetischen Daten bei Schweinen, behandelt mit h.a.i., wurden mit den i.L.p.-Daten mittels eines zwei-Proben-t-Tests nach Student verglichen. Für alle Vergleiche waren die Ergebnisse bei $p < 0,05$ als signifikant zu werten.

*Ergebnisse*

In Abbildung 1 sind die $C_{max}$ und $t_{max}$-Werte von 5-FU im Lebergewebe der Schweine nach h.a.i. (n = 5) und i.L.p. (n = 7) dargestellt. Die
Durchschnittswerte zusammen mit Standardabweichung, median, und Variationskoeffizient (C.V.) sind in Tabelle I zusammengefaßt. Der Vergleich der h.a.i.-Daten mit den i.L.p.-Daten zeigt, daß nach i.L.p. im
Lebergewebe eine höhere $C_{max}$ erzielbar ist, jedoch war der Unterschied
nicht signifikant (0,05 < p < 0,01). Die Variation der $C_{max}$ war bei i.L.p.

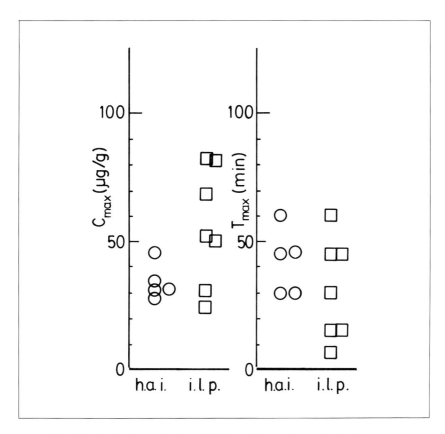

*Abb. 1.* Maximale Konzentrationen ($C_{max}$) und Dauer der maximalen Konzentrationen
($t_{max}$) von 5-FU in Lebergewebe nach zwei verschiedenen regionalen Applikationsarten von
40 mg 5-FU/kg KG.

h.a.i.: Intraarterielle Leberinfusion.

i.l.p.: Isolierte Leberperfusion.

(C. V.: 43,5%) wesentlich höher als bei h.a.i. (C. V.: 18,3%). Kein signifikanter Unterschied war bezüglich $t_{max}$ festzustellen, jedoch war der $t_{max}$-Wert bei h.a.i. geringfügig länger als bei i.L.p. Auch hier fand sich eine größere Variation der $t_{max}$-Werte bei i.L.p. mit einem C.V. der $t_{max}$ von 65,4% bei i.L.p. gegenüber 29,9% bei h.a.i.

Die $C_{max}$- und $t_{max}$-Plasmawerte von 5-FU sind in Abbildung 2 für beide Anwendungsarten dargestellt. Unsere Ergebnisse zeigen, daß bei sechs von sieben i.L.p.-behandelten Schweinen niedrigere $C_{max}$-Werte vorlagen als der niedrigste $C_{max}$-Wert nach h.a.i. Mittelwerte, s.d., median und C.V. sind in Tabelle II zusammengefaßt. Die $C_{max}$-Werte bei Schweinen, behandelt mit h.a.i., unterschieden sich signifikant von den $C_{max}$-Werten der Schweine, behandelt mit i.L.p. (p = 0,05). Zusätzlich zeigte sich, daß der Zeitpunkt $t_{max}$ bei i.L.p. wesentlich später lag als bei h.a.i., woraus zu schließen ist, daß nach Beendigung der i.L.p. (p = 1 h) das 5-FU verzögert freigesetzt wird.

Der Vorteil der regionalen Zytostatikagabe ist in Abbildung 3 anhand der $R_{L,R}$-Koeffizienten dargestellt. Wie in Tabelle III zusammengefaßt dargestellt, ist der mittlere $R_{L,R}$ bei i.L.p. mehr als zehnfach höher als bei h.a.i. Bei sechs der sieben i.L.p. war der $R_{L,R}$ höher als der höchste $R_{L,R}$ [2, 9] bei h.a.i. Extreme Unterschiede in der Variation waren festzustellen mit durchschnittlichen C.V.-Werten von 10,9% bei h.a.i. gegenüber 89,6% bei i.L.p. Hinsichtlich der extremen Variation der i.L.p.-Ergebnisse konnte jedoch kein signifikanter Unterschied zwischen beiden Behandlungsmodalitäten festgestellt werden.

*Tabelle I.* Mittelwert, Median, Standard deviation (s.d.) und Variations-Koeffizient (C.V.) der $C_{max}$- und $t_{max}$-Werte für 5-FU im Lebergewebe nach intraarterieller Leberinfusion (h.a.i.) und isolierter Leberperfusion (i.L.p.), nach Applikation einer Dosis von 40 mg 5-FU/kg KG

| | h.a.i. | | i.L.p. | |
| --- | --- | --- | --- | --- |
| | $C_{max}$ (µg/g) | $t_{max}$ (min) | $C_{max}$ (µg/g) | $t_{max}$ (min) |
| x̄ | 34.7 | 42.0 | 53.5 | 30.7 |
| s.d. | 6.4 | 12.5 | 23.3 | 20.1 |
| Median | 32.3 | 45 | 51.9 | 30 |
| C.V. | 18 | 29.9 | 44 | 65.4 |
| | n = 5 | | n = 7 | |

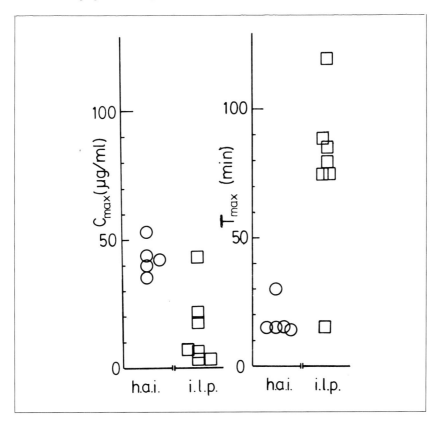

*Abb. 2.* Maximale Konzentrationen ($C_{max}$) und Dauer der maximalen Konzentrationen ($t_{max}$) von 5-FU im Plasma nach zwei verschiedenen regionalen Applikationsarten von 40 mg 5-FU/kg KG.

h.a.i.: Intraarterielle Leberinfusion.

i.l.p.: Isolierte Leberperfusion.

## Diskussion

Erste klinische Untersuchungen durch systemische Behandlung mit 5-FU ergaben einen engen therapeutischen Bereich, bei bedrohlichen und oft tödlichen systemischen Nebeneffekten unter Dosiserhöhung [12, 13]. Der therapeutische Nutzen konnte in unseren Untersuchungen mit i.L.p. erheblich gegenüber h.a.i. gesteigert werden. 86% der i.L.p.-behandelten Tiere hatten einen höheren $R_{L,R}$-Wert als der höchste $R_{L,R}$-Wert bei h.a.i. [2, 9].

*Tabelle II.* Mittelwert, Median, Standard deviation (s.d.) und Variations-Koeffizient (C.V.) der $C_{max}$- und $t_{max}$-Werte von 5-FU im Plasma nach intraarterieller Leberinfusion (h.a.i.) und isolierter Leberperfusion (i.L.p.), nach Applikation von 40 mg 5-FU/kg KG

|         | h.a.i.                  |                  | i.L.p.                  |                  |
|---------|-------------------------|------------------|-------------------------|------------------|
|         | $C_{max}$ ($\mu$g/ml)   | $t_{max}$ (min)  | $C_{max}$ ($\mu$g/ml)   | $t_{max}$ (min)  |
| $\bar{x}$ | 43.0                  | 18.0             | 14.9                    | 77.1             |
| s.d.    | 6.5                     | 6.7              | 14.4                    | 31.4             |
| Median  | 43                      | 15               | 9                       | 85               |
| C.V.    | 15.1                    | 37.3             | 97.0                    | 40.8             |
|         | n = 5                   |                  | n = 7                   |                  |

Trotz dieser ermutigenden Ergebnisse sollten endgültige Schlüsse nur mit Vorsicht gezogen werden, denn die 5-FU-$C_{max}$-Werte bei i.L.p.-behandelten Schweinen variierten erheblich. Somit ist die i.L.p. in unserem Versuchsmodell noch nicht sicher reproduzierbar durchzuführen.

Aus den Ergebnissen unserer Studie resultieren einige Fragen, die noch beantwortet werden müssen. Als erstes muß untersucht werden, ob die 5-FU-Aufnahme und die toxischen Nebeneffekte nach systemischer Behandlung über Jugularvenen-Infusion (j.v.i.), h.a.i. und i.L.p. dosisabhängig sind. Die applizierte Dosis von 40 mg/kg KG wurde bei h.a.i.- und i.L.p.-behandelten Schweinen gut toleriert. Die Verabreichung durch j.v.i. führte zu erheblicher Toxizität und Letalität [14], wobei der $R_{L,R}$-Wert mit 5,9 verhältnismäßig niedrig war. Um die Dosis-Wirkungs-Beziehung genauer zu untersuchen, haben wir ausgedehntere Studien mit Dosisbereichen zwischen 20 und 100 mg 5-FU/kg KG eingeleitet, appliziert mittels j.v.i., h.a.i. und i.L.p.

Die zweite Frage besteht darin, ob eine erhöhte 5-FU-Aufnahme auch zu erhöhten Spiegeln der aktiven 5-FU-Metaboliten führt. Die mei-

---

Abkürzungen:

h.a.i.   (intraarterielle Leberinfusion)
i.L.p.   (isolierte Leberperfusion)
C.V.    (Variationskoeffizient)
s.d.    (Standardabweichung)

*Tabelle III.* Mittelwert, Median, Standard deviation (s.d.) und Variations-Koeffizient (C.V.) für $R_{L,R}$ nach intraarterieller Leberinfusion (h.a.i.) und isolierter Leberperfusion (i.L.p.), nach Applikation von 40 mg 5-FU/kg KG

|  | h.a.i. | i.L.p. |
|---|---|---|
| $\bar{x}$ | 8.06 | 96.61 |
| s.d. | 0.88 | 86.61 |
| Median | 8.1 | 92.4 |
| C.V. | 10.9 | 89.6 |
|  | n = 5 | n = 7 |

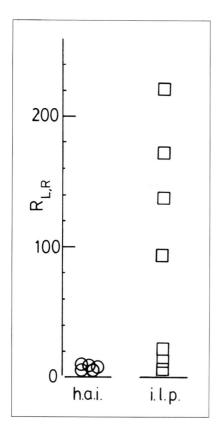

*Abb. 3.* Verhältnis zwischen $C_{max}$ im Lebergewebe und $C_{max}$ im Plasma ($R_{L,R}$) von 5-FU nach intraarterieller Leberinfusion (h.a.i.) und isolierter Leberperfusion (i.l.p.) mit 40 mg 5-FU/kg KG.

sten Untersucher nehmen an, daß der toxische Nebeneffekt des 5-FU hauptsächlich aus der Inhibition der Thymidylat-Synthetase durch den Anaboliten FdUMP resultiert, wobei FdUMP einen Thyminmangel-Zelluntergang erzeugt, indem es die DNS-Synthese blockiert [15–17]. Obwohl die totale Zytostatikaaufnahme mit den intrazellulären Konzentrationen der 5-FU-Anaboliten korrelierte [18], war die Kapazität der 5-FU-Konversion zu seinen Nukleotiden nicht verantwortlich für Differenzen im Ansprechen menschlicher Kolon-Fremdtransplantate auf 5-FU [19]. Der Effekt des 5-FU auf die DNS-Synthese könnte auf der letalen Wirkung der Zytostatikazellen-Interaktion beruhen. Um die Frage des Verhältnisses zwischen erhöhter 5-FU-Aufnahme, daraus resultierender vermehrter Bildung aktiver Metaboliten und Antitumoreffekt zu lösen, wurde die isolierte Leberperfusion bei einem Ratten-Versuchsmodell mit Lebermetastasen eines chemisch induzierten Kolonkarzinoms [20] eingesetzt. Die 5-FU-Aufnahme in der Leber und im Tumorgewebe wurde während der i.L.p. gemessen und mit den Werten der h.a.i. verglichen. Vorläufige Ergebnisse weisen darauf hin, daß die 5-FU-Konzentrationen im Tumor nach i.L.p. circa 7fach höher liegen als bei h.a.i. Die Zytostatikaspiegel im normalen Lebergewebe lagen bei i.L.p. ungefähr 14fach höher.

Bezüglich der 5-FU-Aufnahme ist die i.L.p. wesentlich vorteilhafter als h.a.i. Um die endgültige Rolle der i.L.p. bei Behandlung von Lebermetastasen zu bestimmen, müssen prospektiv-randomisierte Studien durchgeführt werden.

*Schlußfolgerung*

Die intraarterielle Leberinfusion (h.a.i.) und isolierte Leberperfusion (i.L.p.) führen zu verschiedenen Zytostatika-Konzentrationen im Zielorgan. Stellte man die maximalen Konzentrationen ($C_{max}$) im Lebergewebe den verschiedenen Methoden gegenüber, so konnte ein deutlicher Vorteil der i.L.p. demonstriert werden. Allerdings zeigen die gemessenen Daten bei i.L.p. mit 5-FU im Tierversuchsmodell eine erhebliche Varianz. Im Ratten-Versuchsmodell mit Lebermetastasen, in dem bereits vorläufige Ergebnisse erzielt werden konnten, fand man, daß im metastatischen Tumorgewebe die Aufnahme des unveränderten 5-FU bei i.L.p. höher ist als bei h.a.i.

## Literatur

1   Ensminger, W.; Niederhuber, J.; Gyves, J. et al.: Effective control of liver metastases from colon cancer with an implanted system for hepatic arterial chemotherapy. Proc. Am. Soc. Am. Oncol. *1:* 94 (1982).

2   Chen, H. S. G.; Gross, J. F.: Intra-arterial infusion of anticancer drugs: theoretic aspects of drug delivery and review of responses. Cancer Treat. Rep. *64:* 31–40 (1980).

3   Ramming, K. P.; Sparks, F. C.; Eilbert, F. R. et al.: Hepatic artery ligation and 5-fluorouracil infusion for metastatic colon carcinoma and primary hepatoma. Am. J. Surg. *132:* 236–242 (1976).

4   Cho, K. J.; Ensminger, W.; Shields, J. J. et al.: Selective tissue ablation by pharmaco angiography; in Abrams (ed.), Angiography, pp. 2175–2190 (Little, Brown and Co, Boston 1983).

5   Iwaki, A.; Nagasue, N.; Kobayoshi, M. et al.: Intra-arterial chemotherapy with concomitant use of vasoconstrictors for liver cancer. Cancer Treat. Rep. *62:* 145–146 (1978).

6   Dakhil, S.; Ensminger, W.; Cho, K. J. et al.: Improved regional selectivity of hepatic artery BCNU with degradable microspheres. Cancer *50:* 631–635 (1982).

7   Healey, J. E.: Vascular pattern in human metastatic liver tumors. Surgery *120:* 1187–1193 (1965).

8   Ackerman, N. B.; Lien, W. M.; Kondi, E. S. et al.: The blood supply of experimental liver metastases. Surgery *66:* 1067–1072 (1969).

9   Davis, H. L.: Chemotherapy of large bowel cancer. Cancer *50:* 2638–2646 (1982).

10  Van de Velde, C. J. H.; Kothuis, B. J. L.; Barenbrug, H. W. M. et al.: A successful technique of in vivo isolated chemotherapeutic liver perfusions in the pig with survival. Submitted for publication. J. Surg. Res. (1984).

11  Tjaden, U. R.; De Bruin, E. A.; Van de Velde, C. J. H. et al.: Determinations of 5-fluorouracil and related compounds by high performance liquid chromatography. (Submitted for publication). J. Chromatogr., biomed. Appl. (1984).

12  Curreri, A. R.; Ansfield, F. J.; McIver, F. A. et al.: Clinical studies with 5-Fluorouracil. Cancer Res. *48:* 478–484 (1958).

13  Vaitkevicus, V. K.; Brennan, M. J.; Bechet, V. L. et al.: Clinical evaluation of cancer chemotherapy with 5-Fluorouracil. Cancer *14:* 131–152 (1961).

14  Van de Velde, C. J. H.; Tjaden, U. R.; Kothuis, B. J. L.: Isolated regional liver perfusion in the treatment of hepatic metastases; in van de Velde, Sugarbaker (eds.), Liver metastasis, Basic aspects, detection and management, pp. 292–312 (Nijhoff, Boston, Dordrecht, Lancaster 1984).

15  Heidelberger, C.: Fluorinated pyrimidines and their nucleosides; in Sartorelli, Johns (eds.), Antineoplastic and immunosuppressive agents, part II, pp. 193–231 (Springer, New York 1975).

16  Maley, F.; Pyrimidine antagonists; in Becker (ed.), Cancer 5 - a comprehensive treatise: chemotherapy, pp. 327–361 (Plenum Press, New York).

17  Pogolotti, A. L.; Santi, D. V.: The catalytic mechanism of thymidylate synthetase; in Tamelen (ed.), Bio-organic chemical review (Academic Press, New York).

18  Houghton, J. A.; Houghton, P. J.: On the mechanism of cytotoxicity of fluorinated

pyrimides in four human colon adenocarcinome xenografts maintained in immune-deprived mice. Cancer *45:* 1159–1167 (1980).

19 Houghton, J. A.; Maroda, S. J.; Philipps, J. O.; Houghton, P. J.: Biochemical determinants of responsiveness to 5-Fluorouracil and its derivatives in xenografts of human colorectal adenocarcinomas in mice. Cancer Res. *41:* 144–149 (1981).

20 De Brauw, L. M.; Van de Velde, C. J. H.: Isolated liver perfusion in a rat model with liver metastases (in preparation).

Dr. med. C. J. H. van de Velde, Dept. of Surgery, Rijnsburgerweg 10,
NL-2333 AA Leiden (Niederlande)

Beitr. Onkol., vol. 21, pp. 43–83 (Karger, Basel 1985)

# Die isolierte Leberperfusion

*K. R. Aigner, H. Walther, H. J. Helling, K. H. Link*

Chirurgische Klinik der Justus-Liebig-Universität Gießen, BRD

*Einleitung*

Die Krebserkrankung als potientiell multilokuläres Leiden fordert gemäß dieser Definition eine ebenso allumfassende Behandlung. Als solche könnte die systemische Chemotherapie verstanden werden, wenn nicht häufig eine ungünstige Dosis-Nebenwirkungs-Relation und oft zu geringe Wirkung bei soliden Tumormassen den Behandlungserfolg limitierten. Ein multimodales therapeutisches Konzept, bestehend aus chirurgischer Tumorentfernung oder Tumormassenverkleinerung und systemischer Chemotherapie, kann in adäquaten Indikationsbereichen Behandlungsergebnisse verbessern. Nicht immer ist jedoch die chirurgische Resektion größerer Tumormassen technisch möglich. So wird die mittlere Überlebenszeit von Patienten mit unbehandelten Lebermetastasen ab Diagnosestellung in der Literatur übereinstimmend im Bereich zwischen 4 und 6 Monaten angegeben [26, 29, 30, 41]. Die Variationsbreite der mittleren Überlebenszeit liegt zwischen 9,5 und 19 bzw. 1,4 und 17 Monaten [30, 42], abhängig vom Vorliegen multipler oder solitärer Metastasen. Die mediane Überlebenszeit beim fortgeschrittenen Leberbefall überschreitet ohne Behandlung nicht die 2,5-Monatsgrenze [14, 28, 30]. Überlebenszeiten von 2 bis 3 Jahren in wenigen Einzelfällen mit Solitärmetastasen sind beschrieben [24, 42]. Bislang wurde nicht beobachtet, daß ein Patient mit Lebermetastasen, gleich welchen Primärtumors, nach Sicherung der Diagnose ohne Behandlung 5 Jahre überlebte. Wohl sind aber nach Resektion von Solitärmetastasen oder Metastasenverbänden 5-Jahres-Überlebensraten von 20% und mehr realisierbar [18, 23]. Objektivierbare Remissionen mit Verlängerung der Lebenserwartung nach intraarterieller, sogenannter regionaler Chemotherapie in fortgeschrittenen Stadien weisen darauf hin, daß ein primärer therapeutischer Nihilismus nicht zu vertreten ist, wohl aber eine stadiengerechte adäquate Therapie von Lebermetastasen angestrebt werden soll. Als Behandlungsmethoden kommen in Frage Resektion, intraarterielle Infusion, isolierte Perfusion, Mikrosphären, Chemoembolisation oder eine Kombination der einzelnen Verfahren.

Das Prinzip der isolierten Leberperfusion beruht auf der Erkenntnis, daß eine starke Erhöhung der Zytostatikakonzentration am Ort des überwiegenden Tumorbefalls verstärkt tumortoxisch wirkt. Systemische Nebenwirkungen sind dabei steuerbar bzw. treten nicht auf. Techniken zur zytostatischen A.-hepatica-Infusion wurden schon Ende der fünfziger und Anfang der sechziger Jahre beschrieben. Chirurgische und internistische Onkologen behandelten primäre und sekundäre Lebertumoren auf dem arteriellen Weg mit Zytostatika. Die sogenannte intraarterielle Dauerinfusion fand allseits Verbreitung.

Nachdem das Prinzip der intraarteriellen Kurzzeittherapie mit hohen Zytostatikakonzentrationen, durchgeführt in Form der isolierten Extremitätenperfusion beim metastasierten Melanom [21], spektakuläre Erfolge gezeigt hatte, lag es nahe, diese Therapiemodalität auf die Leber zu übertragen. Ausschlaggebend dabei war die Entwicklung eines speziellen Kathetersystems, welches die gefahrlose Isolierung der Leber in situ erlaubte. Als der technische Operationsablauf im Tiermodell gesichert war und die vertretbaren bzw. notwendigen Zytostatika-Maximalkonzentrationen gefunden waren, konnte die Methode auf den Menschen übertragen werden. Erstmals im November 1981 wurde bei zwei Patienten mit disseminierten Lebermetastasen kolorektaler Primärtumoren die isolierte Leberperfusion durchgeführt [1, 3]. In den folgenden drei Jahren wurden die angewandten Zytostatikakombinationen optimiert und die Operationstechnik weiter verbessert [2, 4].

*Pathophysiologische Grundlagen und extrakorporale Zirkulation*

Metastasen kolorektaler Karzinome sind die am häufigsten auftretenden malignen Geschwülste der Leber. Sie werden über die Pfortader als Mikrometastasen aus dem Gastrointestinaltrakt angeschwemmt und schon frühzeitig in ihrer Wachstumsphase von der A. hepatica vaskularisiert und vorwiegend versorgt [10, 17]. Im Tumorrandgebiet finden sich Anastomosen zwischen dem arteriellen und dem portalen Gefäßsystem.

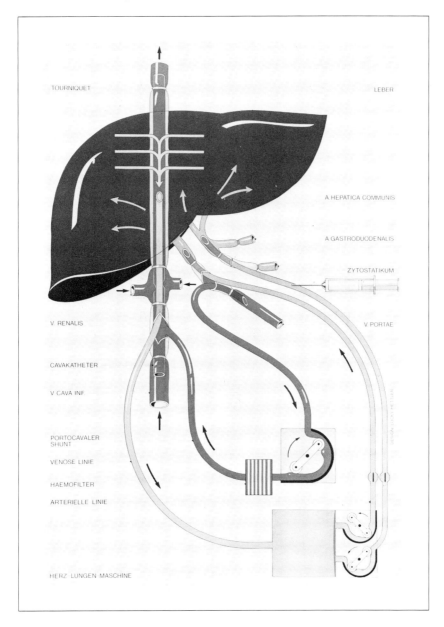

*Abb. 1.* Ursprüngliches Leberperfusionsschema mit Hämofiltrationseinheit im porto-kavalen Shunt.

Die so strukturierte Gefäßversorgung fordert zur umfassenden vaskulären Chemotherapie die zytostatische Infusion beider Systeme. Zur Hochdosistherapie ohne systemische Nebenwirkungen ist ein isolierter Leberperfusionskreislauf mit selektiver Abnahme des Blutes aus den Lebervenen an deren Einmündungen in die V. cava notwendig. Große solide Tumoren können infolge spontaner, zentral gelegener Nekrosen eine inhomogene Vaskularisation selbst vitaler Tumorareale aufweisen. Die bei einer milden Hyperthermie um 40°C optimale Tumordurchblutung [39] nutzt man, um während der isolierten Perfusion maximale Mengen an Zytostatika auch in primär schlecht durchblutete Tumorbezirke zu bringen.

Über die beiden arteriellen Linien – A. hepatica und V. portae – werden während der isolierten Perfusion über eine Stunde in etwa den physiologischen Druckwerten entsprechende Drücke mit der Herz-Lungen-Maschine über zwei getrennte Rollerpumpen gefahren. Das aus dem Gastrointestinaltrakt anflutende Pfortaderblut (Abb. 1) wurde während der sogenannten anhepatischen Phase der isolierten Leberperfusion über einen portokavalen Shunt umgeleitet. Ein darin geschalteter Hämofilter eliminierte Ammoniak, während die Leber funktionell vom systemischen Kreislauf abgekoppelt war. Es hat sich in jüngerer Zeit gezeigt, daß das Leberparenchym durch die isolierte hypertherme Zytostatikaperfusion auch unmittelbar nur minimal geschädigt wird und ihre Funktionen sofort wieder aufnimmt. Auf die Ammoniakfiltration konnte daraufhin ohne Nachteil für den Patienten verzichtet werden (Abb. 2).

*Operative Technik*

Über eine mediane Laparotomie vom Xyphoid unter Rechtsumschneidung des Nabels bis zum mittleren Unterbauch wird die Leber freigelegt. Zunächst wird das Lig. falciforme durchtrennt und die Leber an der Pars affixa vom Zwerchfell gelöst, bis die Durchtrittsstelle der V. cava erkennbar wird. Ebenso wird die Appendix fibrosa am linken Leberlappen durchtrennt und dieser unter Koagulation kleinster Gefäßverbindungen vom Zwerchfell abgelöst. Über eine Querinzision durch das Zentrum tendinosum des Zwerchfells und Eröffnung des Pericards läßt sich die V. cava mittels einer kräftigen Overholt-Klemme mit Tourniquet anschlingen (Abb. 3). Dabei muß darauf geachtet werden, daß die V. cava dorsal nicht verletzt wird. Eine sorgfältige Inspektion der Zwerchfellinzision nach kleinen spritzenden Blutungen ist angezeigt.

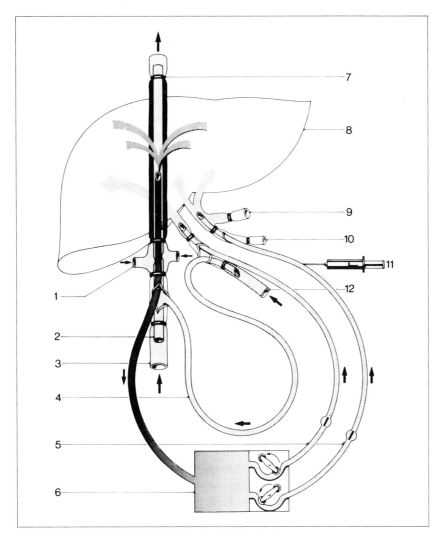

*Abb. 2.* Neues vereinfachtes Leberperfusionsschema mit portokavalem Shunt ohne Hämofiltration.

1 = V. renalis                          7 = Intraperikardiales Tourniquet
2 = Leberperfusionskatheter             8 = Leber
3 = V. cava inferior                    9 = A. hepatica
4 = Portokavaler Shunt                 10 = A. gastroduodenalis
5 = Arterielle Linie                   11 = Zytostatikainjektion
6 = Herz-Lungen-Maschine               12 = Pfortader

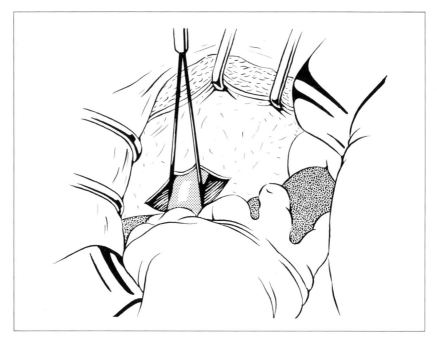

*Abb. 3.* Zwerchfellinzision mit intraperikardialer Anschlingung der V. cava.

## Präparation des Ligamentum hepatoduodenale

Nach Umfassen und Anschlingen des Lig. hepatoduodenale mit einem Nabelbändchen wird zunächst die am oberflächlichsten liegende A.
gastroduodenalis duodenumwärts freigelegt, mit Tourniquet angeschlungen, und dann von ihrer Abgangsstelle aus der A. hepatica wird diese in
beide Richtungen, d. h. aortenwärts und leberwärts, freigelegt. Aortenwärts wird sie angeschlungen. Die Pfortader sucht man zwischen A. hepatica propria und Ductus choledochus in der Tiefe auf und schlingt sie
doppelt mit Tourniquet an (Abb. 4). Mitunter in diesem Abschnitt von
12–20 mm einmündende Seitenäste werden ligiert und durchtrennt. Bei
der Präparation des Lig. hepatoduodenale muß sichergestellt sein, daß
sämtliche zur Leber führende Arterien angeschlungen sind. Dabei wird
besonders auf die Variante einer isolierten rechten Leberarterie, welche
aus der A. mesenterica superior entspringt, geachtet. Dieses Gefäß verläuft stets hinter dem Ductus choledochus. Das Vorhandensein einer akzessorischen linken Leberarterie, welche meist aus der A. gastrica sinistra

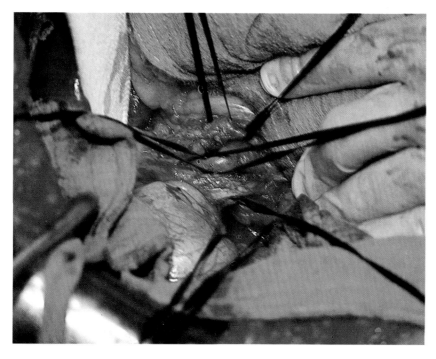

**Abb. 4.** Freigelegte Leberpforte. Angeschlungen sind von rechts nach links: A. hepatica communis, A. gastroduodenalis, V. portae (doppelt), rechte Leberarterie (aus A. mesenterica superior).

entspringt und von der kleinen Kurvatur des Magens aus getastet werden kann, muß ebenfalls ausgeschlossen werden. Eine Anschlingung des Ductus choledochus sollte nur bei schlecht zugänglichem Situs (adipöse Patienten, Hepatomegalie) der Übersicht halber erfolgen.

### Präparation der Vena cava

Direkt dorsal des Lig. hepatoduodenale wird die infrahepatische V. cava aufgesucht und durch Mobilisierung des Duodenums auf einer Länge von 8–10 cm freigelegt. Diese Strecke muß zur Kanülierung der V. cava zur Verfügung stehen. Die in diesem Abschnitt mündende rechte V. spermatica bzw. ovarica wird an ihrer Einmündungsstelle in die V. cava durchtrennt und ligiert. Hier empfiehlt es sich, unter Umständen eine Durch-

stichligatur unter Mitnahme eines schmalen V.-cava-Randsaumes anzule-
gen, da wegen der leichten Zerreißbarkeit dieser Venenmündung schnell
Blutungen auftreten können. Die V. cava läßt sich nun leicht ober- und
unterhalb der Nierenveneneinmündungsstelle mit Tourniquets anschlingen. Zirka 5 cm kaudal davon wird ebenfalls mit Tourniquet angeschlungen (Abb. 5) und die in dem dazwischen liegenden Gefäßabschnitt dorsal
mündenden Lumbalvenen zwischen Overholt-Klemmen durchtrennt und
ligiert. Die V. cava ist schließlich zwischen den beiden kaudalen Tourniquets rundum einsehbar, alle venösen Kollateralen sind ligiert und durchtrennt.


*Kanülierung der Vena cava*

Nach systemischer Heparinisierung des Patienten mit 200 IE/kg KG
wird die V. cava inferior auf dem präparierten Abschnitt unterhalb der

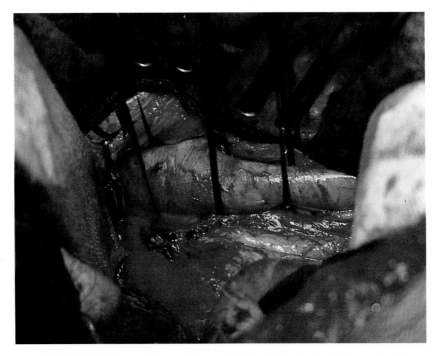

*Abb. 5.* Dreifach angeschlungene V. cava inferior. Zwischen dem linken und mittleren
Tourniquet gehen die Nierenvenen ab.

Nierenveneneinmündungsstelle mit zwei Alligatorklemmen abgeklemmt
und eine Längsinzision von etwa 3 cm angelegt (Abb. 6). Durch diese
Inzision wird der zunächst mit einem Gummi-Troicart versehene Leberperfusionskatheter eingeführt (Abb. 7). Sobald die beiden seitlichen Öffnungen, welche den renalen Rückfluß aufnehmen, kranial des mittleren
Tourniquets zu liegen kommen, wird dieses arretiert, der Troicart aus dem
Katheter gezogen und das Katheterende sofort mit einer geraden Klemme
abgeklemmt (Abb. 8). Nun gelingt es, den angeklemmten Katheter
stumpf über die Längsinzision vollends in die V. cava zu versenken und
über die Inzisionsstelle hinaus wieder etwas nach kaudal zu schieben.
Dadurch läßt sich der distale Katheterstumpf vom kaudalen Tourniquet
arretieren (Abb. 9). Arretiert man nun auch das oberste infrahepatische
Tourniquet, so wird das Nierenvenenblut über die seitlichen Öffnungen
im Perfusionskatheter selektiv zum rechten Vorhof abgeleitet (Abb. 1).
Zwischen dem suprahepatischen intraperikardialen Tourniquet und dem

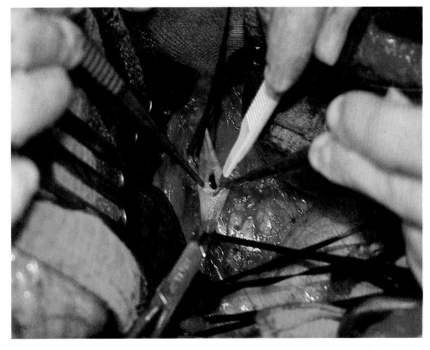

*Abb. 6.* Längsinzision der V. cava zwischen zwei Alligator-Klemmen. Durch diese Inzision wird der mit einem Gummi-Troicart versehene Leberperfusionskatheter eingeführt.

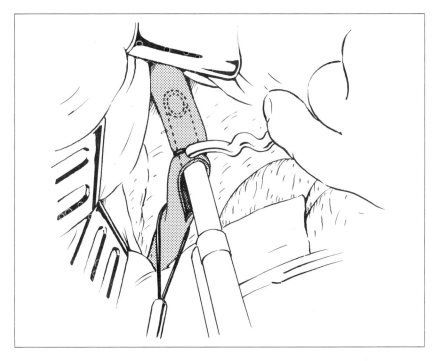

*Abb. 7.* Einführen des Leberperfusionskatheters in die V. cava.

obersten infrahepatischen Tourniquet umspült das Lebervenenblut den dicken Schlauch des Leberperfusionskatheters und wird über den parallel verlaufenden dünnen Schlauch selektiv abgeleitet und zum Oxygenator der Herz-Lungen-Maschine geführt (Abb. 1, 2).

*Arterielle Kanülierung am Ligamentum hepatoduodenale*

Nach doppeltem Abklemmen der Pfortader mit Alligatorklemmen wird leberwärts (arterielle Linie) und entgegengesetzt (portokavaler Shunt) je ein Spezialkatheter mit Arretierungswulst (B. Braun, Melsungen) eingeführt und mit dem Tourniquet fixiert (Abb. 10). Der leberfern verlaufende Katheter wird nun sofort mit dem portokavalen Shuntschlauch des Leberperfusionskatheters kurzgeschlossen. Somit ist der venöse Rückstau im Gastrointestinaltrakt entlastet. Im zweiten Schritt konnektiert man nun sowohl den zur Leber verlaufenden arteriellen Pfort-

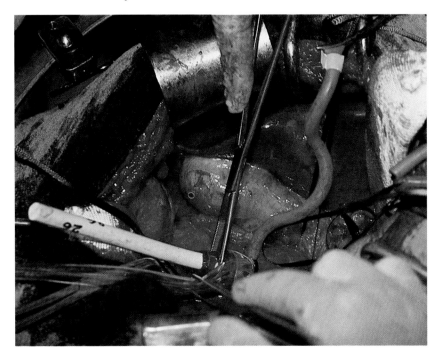

*Abb. 8.* Leberperfusionskatheter in V. cava. Nach Zurückziehen des Troicarts wird das Katheterende bis zur richtigen Plazierung temporär abgeklemmt.

aderkatheter als auch den venösen Rückflußschlauch aus dem Leberperfusionskatheter mit dem Herz-Lungen-Maschinen-Schlauchsystem. Nach
Arretieren des intraperikardialen Tourniquets ist die Leber isoliert und
kann im sogenannten partiellen Bypass über die Pfortader perfundiert
werden. An die A. hepatica communis wird sofort eine Bulldog-Klemme
oder Tourniquet angelegt, um einen Blutverlust aus dem systemischen
Kreislauf in den Leberperfusionskreislauf zu verhindern.

Die Kanülierung der A. hepatica propria erfolgt nun über die duodenumwärts ligierte A. gastroduodenalis (Abb. 10) mit einem Spezialkatheter (B. Braun, Melsungen). Dieser Katheter wird mit der zweiten arteriellen Linie der Herz-Lungen-Maschine konnektiert und der totale Bypass beginnt, wobei die Blutflußraten von 300–350 ml/min in der Leberarterie und 100–150 ml/min in der Pfortader über zwei Rollerpumpen
getrennt gesteuert werden. Die jeweils «gefahrenen» Blutflußraten ori-
entieren sich an physiologischen Druckwerten in der A. hepatica und

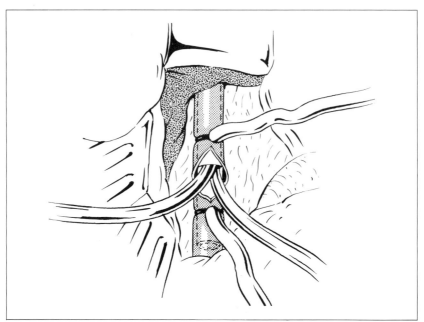

*a*

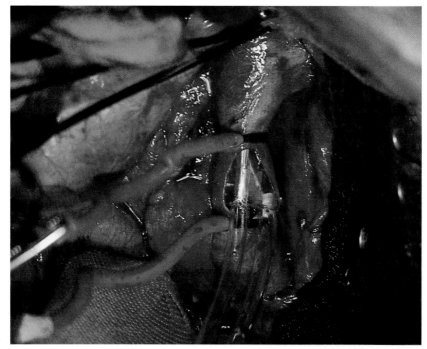

*b*

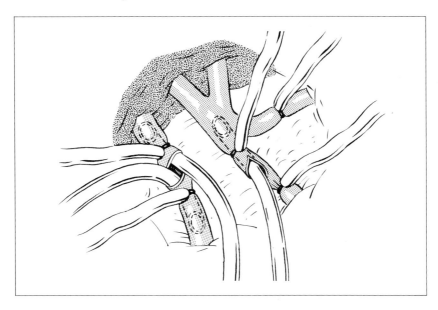

Abb. 10. Kanülierte Leberpforte: In der V. portae der leberwärts gerichtete arterielle Katheter und entgegengesetzt plazierte portokavale Shunt-Katheter. Die A. hepatica propria ist über die A. gastroduodenalis kanüliert, die Katheterspitze liegt vor der Aufzweigung in die linke und rechte Leberarterie.

V. portae und am venösen Blutrückfluß aus der Leber. Eine Thermonadelsonde wird zur Temperaturmessung in den linken und rechten Leberlappen eingestochen. Sobald die Gewebetemperatur von 39°–39,5 °C erreicht ist, wird das Zytostatikum langsam in den Leberarterienkatheter gespritzt. Bei Lebermetastasen kolorektaler Karzinome verwenden wir eine Dreierkombination bestehend aus Mitomycin C (Medac), Cis-Platin (Medac, Bristol) und 5-Fluorouracil (Fluroblastin, Farmitalia, Freiburg; 5-FU, Roche, Grenzach-Whylen).

### Dekanülierung

Nach 60minütiger isolierter Perfusion wird analog zur isolierten Extremitätenperfusion [5, 6] der venöse Maschinenschlauch durchgeschnit-

Abb. 9a, b. Leberperfusionskatheter in situ.

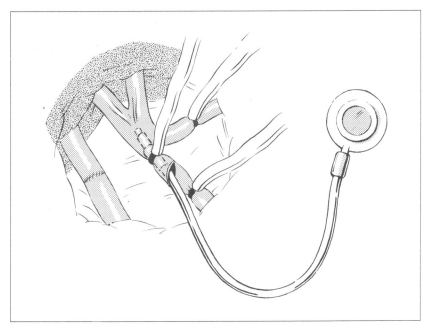

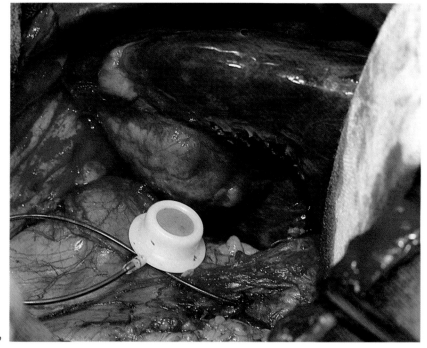

ten, das Perfusat aus der Leber abgelassen und mit einem Liter Ringer-Lösung gespült. Nach Auffüllen der Leber mit einem Erythrozytenkonzentrat und Plasma, wobei das intraperikardiale Tourniquet schon gelöst und damit der Blutfluß aus der Leber in den systemischen Kreislauf freigegeben wird, erfolgt die schrittweise Dekanülierung: Zunächst werden die Schläuche aus der Pfortader gezogen und die Querinzision fortlaufend vernäht. Durch Zurückziehen der A.-hepatica-Kanüle und Umsetzen der Bulldog-Klemme an den A.-gastroduodenalis-Stumpf gibt man vorzugsweise vorneweg schon den arteriellen Blutfluß in die Leber frei. Die Dekanülierung und fortlaufende Naht der V. cava erfordert ein 1,5–3minütiges totales Abklemmen. Dies wird vom Kreislauf ohne weiteres toleriert. Sollten durch ungünstige anatomische Verhältnisse längere Abklemmzeiten nötig sein, so kann man die Venotomie während der Naht partiell ausklemmen bei erhaltenem Blutfluß.

Um einer Perforation durch die hypertherme zytostatische Behandlung vorzubeugen, wird die Gallenblase grundsätzlich nach der Perfusion entfernt. Nach Einlegen einer T-Drainage in den Ductus choledochus zur Ableitung der zytostatikahaltigen Galle wird ein Implantofix-Katheter (B. Braun, Melsungen) in den A. gastroduodenalis-Stumpf implantiert (Abb. 11). Über ihn erfolgt die Erhaltungstherapie [4, 7]. Nach Einlegen einer Wunddrainage unter die Leber und intraperikardial durch die offengelassene Querinzision wird die Bauchdecke schichtweise verschlossen. Das Implantofix-Katheter-Reservoir wird subkutan neben der medianen Laparotomiewunde plaziert.

### Tumorvaskularisation und Hyperthermie

Mikrometastasen werden durch die Pfortader angeschwemmt und durch diese zunächst versorgt. Erst im Laufe der Ausbildung pathologischer Gefäße (Neovaskularisation), welche für das Tumorwachstum erforderlich sind, dominiert die arterielle Blutversorgung. Im äußersten Randsaum der Metastasen finden sich Anastomosen zwischen arteriellen und portalen Ästen [17]. Wir konnten durch Blocken der A. hepatica und

Abb. 11 a, b. Dekanülierte Pfortader mit Gefäßnaht und Implantofix-Katheter-Ventilspitze in der A. hepatica. Die Katheterspitze wird am Ende der Operation mit Seitenligatur eingebunden.

Bolusinjektion von Indigokarminblau an der Oberfläche von kolorektalen Metastasen feinste arterielle Gefäßbahnen darstellen. *Gyves* und *Ensminger* [25] zeigten bei kolorektalen Lebermetastasen, daß gerade der äußere Rand, d.h. die Schale, arteriell besser vaskularisiert ist als das normale Leberparenchym. Das Tumorzentrum ist hingegen hypovaskulär. *Vaupel* [39] konnte über die Messung der Sauerstoffsättigung beweisen, daß die Tumordurchblutung bei etwa 40°C Gewebetemperatur ihr Maximum erreicht und bei höheren Temperaturen wieder abnimmt. Die Durchblutung bei 42°C Gewebetemperatur entspricht in etwa der bei 37°C. *Storm* [38] findet eine Erklärung dieses Phänomens darin, daß Tumorgefäße bei Hyperthermie von über 42 °C kollabieren, wohingegen normale Gefäße dilatieren. Dies hat im Rahmen der Hyperthermiebehandlung mit Mikrowellen oder Magnetfeld die Konsequenz, daß kleine Metastasen ständig durch den umgebenden, physiologisch erhöhten Blutstrom «gekühlt» werden, große Metastasen sich aber aufgrund der kollabierten zuführenden Tumorgefäße in Ermangelung eines ausreichenden Blutflusses selektiv aufheizen und zugrunde gehen. Mit extrakorporalen Perfusionssystemen können Gewebetemperaturen von 42 °C erreicht werden. Dies gelingt in der «Aufheizphase» mit einer 1,5–2 °C höheren Bluttemperatur, welche aber zu Intimaläsionen in den Blutgefäßen führt [5]. Da effektive Tumortoxizität aber erst jenseits 42 °C eintritt, ist bei einer einstündigen hyperthermen Perfusion keine wesentliche Tumorschädigung zu erwarten. Die erforderliche Hyperthermiezeitdauer verkürzt sich erst im höheren Temperaturbereich von 43–46 °C [19]. Die Wirkungssteigerung von Chemotherapie unter mäßiger Hyperthermie [22] und vor allem der verbesserte Transport des Zytostatikums zum Tumor [39] garantieren die optimale Wirkung der hyperthermen Zytostatikaperfusion.

### Zytostatika und Pharmakokinetik

5-Fluorouracil wirkt als Antimetabolit in der systemischen Chemotherapie mit Ansprechraten um 20%. Es ist wegen seiner kurzen Halbwertszeit für die intraarterielle Therapie sehr gut geeignet, müßte aber aufgrund seiner Wirkungsweise theoretisch über längere Zeit infundiert werden [20, 25]. Pharmakokinetische Untersuchungen (siehe Kapitel intraarterielle Infusion) haben gezeigt, daß bei höheren 5-FU-Serumspiegeln der Zytostatikaübertritt ins Gewebe zwar durch das größere Angebot quantitativ ansteigt, prozentual die primäre Extraktion aber trotzdem abfällt; d. h. es wird eine Sättigung erreicht. Aus diesem Grunde steht zur Diskussion, ob eine «unbegrenzte» Steigerung der Gesamtdosis – mit der Gefahr der toxischen Parenchymschädigung – sinnvoll ist bzw. in adäquater Relation zum therapeutischen Effekt steht.

Im isolierten Perfusionskreislauf werden bei einer Gesamtdosis von 1000 mg 5-FU Serumspiegel bis maximal 500 µg/ml erreicht. Bei einer i. v.-Bolusinjektion der gleichen Dosis von 1000 mg liegen die Spitzenkonzentrationen bei knapp einem Zehntel (40–50 µg/ml) über wenige Minuten (Abb. 12). Der Faktor Konzentration × Zeit liegt bei der isolierten Perfusion ungleich günstiger.

Wesentlich sinnvoller scheint der Einsatz von alkylierend wirkenden Substanzen, weil man mit maximalen Anflutungskonzentrationen und

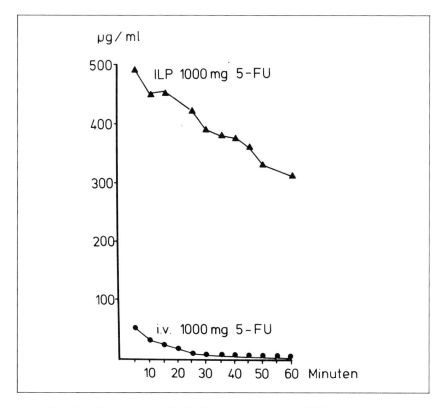

Abb. 12. 5-FU-Serumspiegel bei isolierter Leberperfusion (ILP) und nach systemischer Gabe (i. v. Bolus) von je 1000 mg 5-FU. Die ILP-Serumproben wurden aus dem geschlossenen Maschinenkreislauf entnommen.

kontinuierlich hohen Zytostatikaspiegeln über den Perfusionszeitraum den Faktor Konzentration × Zeit wie bei keinem anderen Verfahren unter Umgehung von systemischen Nebenwirkungen optimiert. Die Mitomycin-C-Konzentrationen im Perfusionskreislauf liegen durch die hohe Anflutung bei der Injektion in die arterielle Linie bei maximal 100 µg/ml und fallen bis Ende der Perfusion auf ca. 0,2 µg/ml ab. Dies spricht für einen optimalen Zytostatikaübertritt ins Gewebe (Extraktion). Der

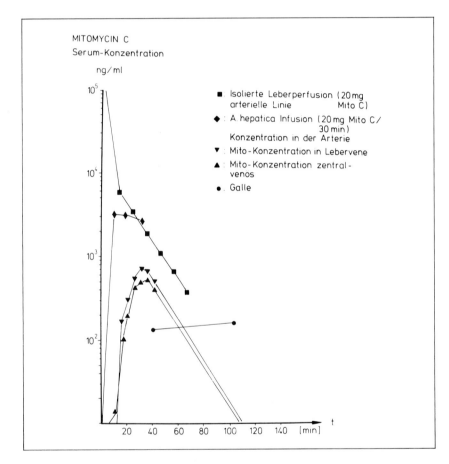

*Abb. 13.* Mitomycin-C-Spiegel in der arteriellen Linie des isolierten Leberperfusionskreislaufes. Das Zytostatikum wird langsam in den A.-hepatica-Schlauch injiziert. Schon während der Perfusion kann in der Galle Mitomycin C nachgewiesen werden (enterohepatischer Kreislauf). Nach A.-hepatica-Infusion (HAI) der gleichen Menge an Zytostatikum sind die arteriell und in der Lebervene gemessenen Spiegel entsprechend geringer.

enterohepatische Kreislauf des Mitomycin C beginnt schon während der
isolierten Leberperfusion. Mitomycin-C-Konzentrationen in der Galle be-
tragen bereits 20 min nach Perfusionsbeginn 0,4 µg/ml (Abb. 13).

Nachdem sich der Einsatz von Cis-Platin in der Monotherapie be-
währt hat, sind wir nun auf ein Dreierkombinationsschema, bestehend aus
Mitomycin C (Medac), Cis-Platin (Medac, Bristol) und 5-FU (Roche,
Farmitalia), übergegangen.

### Metastasierungsstadien und Erfolgsbeurteilung

Eine realistische Erfolgsbeurteilung nach verschiedenen therapeutischen Maßnahmen ist nur möglich, wenn von vergleichbaren klinischen
Stadien ausgegangen wird und die Definition von «Ansprechen» und
«Nichtansprechen» einheitlich definiert ist. Wiederholte Versuche klinischer Stadieneinteilungen von Lebermetastasen scheiterten in der Regel
an ihrer Kompliziertheit und Aufwendigkeit. Wird der Grad der Lebermetastasierung durch den Chirurgen geschätzt, so kann dies allenfalls als
grober Parameter gelten, keinesfalls aber als Grundlage einer wissen-
schaftlichen Auswertung. Eigene Untersuchungen haben ergeben, daß
der computertomographisch gemessene volumenanteilige Grad der Lebermetastasierung stets geringer ausfällt als die subjektive Schätzung am
Operationssitus.

Eine Stadieneinteilung nach korrekten Meßgrößen wie computertomographisch ermitteltes Leber- und Tumorvolumen, Tumorgrading und
Laborparametern ist dringend anzustreben. Zum jetzigen Zeitpunkt können aber vergleichende Studien aus verschiedenen Gruppen wegen der
Nichtreproduzierbarkeit der klinischen Stadieneinteilung nicht vorgenommen werden. Das *Pettavel*-Schema (Lausanner Stadieneinteilung)
(Tab. I) orientiert zwar auch nur grob, ist aber im Augenblick wegen

*Tabelle I.* Lausanner Stadieneinteilung von Patienten mit Lebermetastasen [31]

| Stadium | Hepatomegalie | Erhöhung der alkal. Phosphatase |
|---|---|---|
| Stadium I | nein | nein |
| Stadium II | eines von beiden | |
| Stadium III | ja | ja |

seiner leichten Reproduzierbarkeit das einzige Schema, mit dem auch internationale Studienvergleiche angestellt werden können. Die deutlich unterschiedlichen Lebenserwartungen der Gruppen I–III (Tab. II) weisen darauf hin, daß die *Pettavel*'sche Einteilung keinesfalls zu unterschätzen ist. Weitgehend übereinstimmende Daten zur Lebenserwartung bei unbehandelten Lebermetastasen liegen auch unabhängig von anderen Autoren vor (Tab. III).

Die Beurteilung des Karnofsky-Index (Tab. IV) zur Dokumentation der Lebensqualität unterliegt auch sehr der subjektiven Meinung des Untersuchers, sofern man die Unterteilung in zehn Stufen berücksichtigt. Bewegt sich die Lebensqualität während einer Therapie jedoch vom unteren Drittel der Karnofsky-Tabelle in das mittlere oder obere Drittel, d. h. finden «große Sprünge» statt, so ist die Aussage eindeutig.

Das karzinoembryonale Antigen (CEA) liefert wertvolle Hinweise bei der Beurteilung des Therapieverlaufs bzw. Ansprechens [32]. Ist eine Behandlung erfolgreich, so geht dies mit einem in der Regel kontinuierlichen Abfall des CEA in absehbaren Zeitintervallen einher. Dabei beobachtet man grundsätzlich kurz- bis mittelfristig parallel einhergehend die Besserung des Karnofsky-Index und meßbare Verkleinerung der Leber.

*Tabelle II.* Spontane Überlebensrate unbehandelter Patienten mit Lebermetastasen (Lausanne Staging 1976)

| Stadium | Mittlere Überlebensrate (Monate) | Extremwerte (Monate) |
|---|---|---|
| Stadium I | 15 | 7–52 |
| Stadium II | 4,7 | 2,9–7 |
| Stadium III | 1,4 | 0–2,9 |

*Tabelle III.* Überlebensraten unbehandelter primärer und sekundärer Lebertumoren

| | | Primär | Sekundär |
|---|---|---|---|
| *Jaffe* | 1968 [26] | | 4,8 Monate |
| *Stehlin* | 1974 [36] | 1 Monat | 2,9 Monate |
| *Kinami* | 1978 [28] | 2,6 Monate | |
| *Assel* | 1981 [11] | | 3–4 Monate |
| *Bengmark* | 1982 [15] | 2 Monate | 5,7 Monate |

*Tabelle IV.* Karnofsky-Index

| A | fähig zu normaler Aktivität und Arbeit, keine spezielle Versorgung notwendig | 100% | normal, keine Klagen keine Krankheitszeichen |
| | | 90% | fähig zu normaler Aktivität, aber geringe Krankheitszeichen vorhanden |
| | | 80% | normale Aktivität und Belastbarkeit, mäßige Krankheitszeichen vorhanden |
| B | arbeitsfähig, kann zu Hause leben, für sich persönlich sorgen, jedoch ist Hilfe in manchen Bereichen notwendig | 70% | sorgt für sich selbst, unfähig zur Entfaltung normaler Aktivität |
| | | 60% | sorgt meist noch für sich selbst, gelegentliche Hilfe notwendig |
| | | 50% | erhebliche Hilfeleistung notwendig, häufige ärztliche Hilfe |
| C | unfähig zur Selbstsorge, bedarf Pflege bzw. Krankenhauspflege | 40% | schwerbehindert, spezieller Hilfe bedürftig |
| | | 30% | sehr schwer behindert, Hospitalpflege zweckmäßig, keine Lebensgefahr |
| | | 20% | Hospitalpflege notwendig, sehr krank, aktive lebensunterstützende Maßnahmen notwendig |
| | | 10% | moribund, rasches Fortschreiten der lebensbedrohlichen Erkrankung |

Der Wert der Computertomographie zur Erfolgsbeurteilung ist nur eindeutig, wenn die Tumorregression eindeutig ist. Bei starker Regression sieht man schnell eine starke Abnahme der Tumordichte. Der Metastasendurchmesser verkleinert sich langsamer, als vergleichsweise das CEA abfällt. Im ersten Monat nach Therapiebeginn kann eine Verkleinerung der Gesamtleber wertvolle Hinweise auf ein «Ansprechen» geben. Bis zum kompletten Verschwinden einer kolorektalen Metastase im Computertomogramm dauert es etwa ein halbes Jahr. Dann sind unter Umständen noch langgezogene narbige Veränderungen oder permanente Verkalkungen sichtbar.

Der Abfall einer erhöhten alkalischen Phosphatase oder des Bilirubins geht ebenfalls meist mit dem CEA-Abfall einher. Nach invasiven Maßnahmen, wie isolierte Leberperfusion oder Chemoembolisation, kommt es initial zu einem CEA-Anstieg auf ein Mehrfaches des Ausgangswertes.

Unter kompletter Remission (CR) verstehen wir einen anhaltenden Abfall des CEA in den Normbereich über einen Zeitraum von mindestens drei Monaten und Verschwinden sämtlicher Metastasen im CT bzw. permanente Verkalkungen.

Partielle Remission (PR) bedeutet Abfall des CEA um mindestens 50% des Ausgangswertes und im CT langfristige Abnahme des Metastasendurchmessers um die Hälfte oder drastische Abnahme der Tumordichte im Sinne von Nekrosen. Auch diese Befundänderungen müssen wenigstens drei Monate anhalten.

Als mäßiges Ansprechen definieren wir den Abfall des CEA um wenigstens 30% bei entsprechender Befundbesserung, d. h. Größen- und Dichteabnahme im CT.

### Einschluß- und Ausschlußkriterien

Die Indikation zur isolierten Leberperfusion richtet sich derzeit vor allem nach dem Ausmaß der Lebermetastasierung. Nach bisherigen Ergebnissen [2, 4, 8] muß im klinischen Stadium III mit Mikrometastasen in der Lunge gerechnet werden. Dies würde den Erfolg einer isolierten

*Tabelle V.* Einschlußkriterien zur isolierten Leberperfusion

1. Stadium I und II (Lausanner Einteilung)
2. Gesicherte Histologie
3. Meßbare Tumorparameter (CT, Sonographie, Tumormarker)
4. Ausschluß von den Patienten in annähernd gleichem Maße bedrohenden extrahepatischen Metastasen
5. Ausreichende Herz- und Lungenfunktionsparameter

*Tabelle VI.* Ausschlußkriterien zur isolierten Leberperfusion

1. Klinisches Stadium III (nach der Lausanner Einteilung)
2. Alter über 60 Jahre (maßgeblich ist das biologische Alter)
3. Karnofsky-Index unter 60%
4. Lebenserwartung von weniger als 4 Monaten
5. Gravierende Zweiterkrankung
6. Gerinnungsstörung
7. Maligner Aszites

Perfusionsbehandlung relativieren. Als maßgebliche Einschlußkriterien gelten meßbare Tumorparameter, gesicherte Histologie und klinisches Stadium (Tab. V).

Eine Gegenindikation zur isolierten Leberperfusion stellt in erster Linie die extensive Hepatomegalie mit einem Tumorvolumenanteil über 80 % dar. Es gibt keine grundsätzliche Altersbegrenzung nach oben; maßgeblich ist das biologische Alter (Tab. VI).

### Zeitpunkt der isolierten Leberperfusion

Wenn bei der Resektion des Primärtumors im Bereich des Kolons/ Rektums in der Leber eine disseminierte Metastasierung festgestellt wird, würde eine Perfusion in gleicher Sitzung das Operations- bzw. Infektionsrisiko unnötig erhöhen. Wir führen die isolierte Perfusion frühestens zwei, spätestens vier Wochen nach Resektion des Primärtumors durch. Ein multimodales Therapiekonzept, bestehend aus isolierter Perfusion, Resektion und intraarterieller Infusion, kann dann in Erwägung gezogen werden.

### Klinischer Verlauf

Postoperativ werden die Patienten eine Nacht intensiv überwacht. Während der anschließenden Behandlung auf der Allgemeinstation sind keine spezifischen Therapiemaßnahmen zu beachten. In der Regel kann ein leberperfundierter Patient früh mobilisiert und zwischen dem achten und vierzehnten postoperativen Tag entlassen werden.

Eine manifeste perfusionsbedingte Leberschädigung wurde nie beobachtet. Durchwegs normale Ammoniak- und Blutgerinnungswerte in den ersten postoperativen Tagen zeigen, daß durch die Perfusion die Leberfunktion nicht nennenswert beeinträchtigt wird. SGOT und SGPT normalisieren sich innerhalb von 8 Tagen nach initialem Anstieg auf 80–100 U/l.

Eine temporäre Bilirubinerhöhung auf ca. 2–6 U/l kann unmittelbar postoperativ auftreten, ebenso wie ein Abfall der Cholinesterase auf 600–1200 U/l. Die alkalische Phosphatase und LDH fallen nach kurzem postoperativem Anstieg auf Werte unterhalb der präoperativ gemessenen ab.

*Komplikationen und Nebenwirkungen*

Von seiten der Chemotherapie sind systemisch keine Nebenwirkungen zu erwarten. Die postoperative Phase wird von den Patienten weniger belastend empfunden als die vorhergegangene Resektion des Primärtumors am Kolon oder Rektum. An Frühkomplikationen verstarben in der Anfangsphase dieser Operation drei Patienten: Bei einer Patientin trat im Rahmen einer Hemihepatektomie nach isolierter Leberperfusion in derselben Sitzung eine unstillbare Blutung auf. Der Tumor hatte die V. cava umwachsen, eingeengt und infiltriert. Ein weiterer Patient verstarb sechs Tage nach der Perfusion an einer generalisierten Sepsis, der dritte Patient zwei Wochen nach der Perfusion am Nierenversagen. Bei der Sektion fand sich dabei ein 70%iger Volumenanteil an Metastasen, davon 90% Nekrosen.

Während der letzten dreißig Perfusionen sind keine Komplikationen mehr aufgetreten. Zur Infektionsprophylaxe geben wir perioperativ Antibiotika.

*Tabelle VII.* Ansprechraten nach isolierter Leberperfusion (ILP) mit und ohne nachfolgender A.-hepatica-Infusion (HAI) 5-Fluorouracil (5-FU), Mitomycin C (Mito C), Cis-Platin (CDDP)

| | Therapieschema | Pat. (n) | CR | PR + MR | NR | post op + |
|---|---|---|---|---|---|---|
| I | ILP: 5-FU mono | 15 | 1 (7%) | 7 (47%) | 4 (27%) | 3 (20%) |
| II | ILP: 5-FU mono + HAI : Mito C/5-FU | 17 | 3 (18%) | 14 (82%) | – | – |
| III | ILP: 5-FU/Mito C (< 15 mg) + HAI : Mito C/5-FU | 5 | 1 (20%) | 4 (80%) | – | – |
| IV | ILP: 5-FU/Mito C (> 15 mg) + HAI : Mito c/5-FU | 5 | 3 (60%) | 2 (40%) | – | – |
| V | ILP: CDDP + HAI : Mito C/5-FU | 1 | – | 1 (100%) | – | – |
| VI | ILP: Mito C (> 15 mg) + HAI : Mito C/5-FU | 1 | 1 (100%) | – | – | – |

*Patienten und klinische Ergebnisse*

Bei 44 Patienten wurde die isolierte Leberperfusion durchgeführt. In 41 Fällen lagen Lebermetastasen von vorher resezierten kolorektalen Karzinomen vor; in einem Fall handelte es sich um ein primäres Leberzellkarzinom, zweimal um Lebermetastasen eines Dünndarm-Karzinoids. Zur Zeit der Perfusion bestand weder klinisch noch intraoperativ ein Anhalt für extrahepatische Metastasen oder ein lokales Tumorrezidiv am Dickdarm. Das hepatozelluläre Karzinom hatte die gesamte Leber infiltriert (70–80% Tumoranteil). Die Leberkante war unterhalb des Nabels tastbar. Derselbe klinische Befund lag bei den Karzinoiden vor. Die ersten 32 Patienten (davon 29 mit kolorektalen Lebermetastasen) wurden mit 5-FU allein perfundiert. Bei den restlichen 12 Patienten wurden Mitomycin C und/oder Cis-Platin allein oder kombiniert mit 5-FU gegeben (Tab. VII). Bei den ersten 32 Patienten, vorwiegend im klinischen Stadium III, betrug das mittlere computertomographisch gemessene Lebergesamtvolumen 4 l, davon das mittlere Tumorvolumen 1,8 l [30]. Dies entspricht einer Volumenrelation Tumor : Leberparenchym von ca. 45%.

Zur Beurteilung der Wertigkeit der isolierten Leberperfusion allein gegenüber isolierter Leberperfusion kombiniert mit intraarterieller Infusion wurden zwei – seitens der Lebervolumina und Metastasenvolumina – vergleichbare Patientengruppen gebildet (Tab. VIII).

Gruppe 1

12 Patienten haben wir ausschließlich mit einer isolierten Leberperfusion (700–1200 mg 5-FU) behandelt. Zu dieser Gruppe zählte auch der Patient mit hepatozellulärem Karzinom und einem Karzinoid. 4 Patienten aus dieser Gruppe hatten wegen der mechanischen Verdrängung des Magens Schwierigkeiten mit der Nahrungsaufnahme. Eine Patientin mußte sogar überwiegend parenteral ernährt werden. Bei 5 Patienten dieser

---

*Tabelle VIII.* Therapieplan isolierte Leberperfusion (ILP) und ILP mit A.-hepatica-Infusion (HAI)

---

Gruppe 1 (n=12): ILP (5-FU) initial
Gruppe 2 (n=12): ILP (5-FU) initial *und* HAI (Mito C/5-FU) 3 Zyklen

---

Gruppe lag die Volumenrelation Metastasengewebe : Leberparenchym unter 50%, bei 7 Patienten über oder gleich 50%.

## Gruppe 2

Die Volumenrelation der Tumormasse zum funktionellen Leberparenchym ist in diesem Kollektiv vergleichbar ausgewählt (5 Patienten mit < 50% Tumoranteil, 7 Patienten mit > = 50% Tumoranteil). Frühestens sechs, spätestens zwölf Wochen nach der isolierten Leberperfusion mit 5-FU wurde die Erhaltungstherapie durch intraarterielle Zytostatika-Kurzzeitinfusionen (HAI) über 1 h mit Mitomycin C und 5-FU (Tab. IX) in die A. hepatica eingeleitet und drei Zyklen in vier- bis maximal sechs-wöchigen Abständen wiederholt. Die intraarteriellen Infusionen wurden überwiegend über den Implantofix-Katheter (B. Braun, Melsungen) und zum Teil über angiographisch von femoral vorgeschobene A.-hepatica-Katheter durchgeführt. Kriterien zur Erfolgsbeurteilung waren wie oben angegeben Computertomogramm, CEA-Verlauf, Lebensqualität (Karnofsky-Index) und nicht zuletzt Gesamtüberlebenszeit des Patienten.

Eine letzte, ebenfalls aus 12 Patienten bestehende Gruppe erhielt zur isolierten Leberperfusion Zytostatika-Kombinationen, bestehend aus 5-FU, Mitomycin C und Cis-Platin. Es wurde zunehmend im klinischen Stadium II perfundiert (6/12). 5 Patienten erhielten dabei Mitomycin-C-Gesamtdosen bis zu 15 mg, 5 Patienten Mitomycin C über 15 mg/Leber. In einem Fall wurde Mitomycin C 30 mg als Monotherapie, in einem weiteren Fall Cis-Platin 50 mg als Monotherapie gegeben (Tab. VII).

## *Ergebnisse*

Nach alleiniger Leberperfusion mit 5-FU betrug die mediane Überlebenszeit acht Monate. Keiner dieser Patienten hat die 12-Monatsgrenze

*Tabelle IX.* Dosierungsschema für A.-hepatica-Infusion (HAI)

Tag 1: Mitomycin C 8 mg/m$^2$
Tag 2–6: 5-Fluorouracil 550 mg/m$^2$
Infusionsdauer jeweils 60 min

überlebt (Gruppe 1). Der Patient mit dem hepatozellulären Karzinom
verstarb nach fünf Monaten. Bei allen Patienten waren zuletzt Fernmetastasen, lokale Rezidive und/oder Peritonealkarzinose aufgetreten. Die
durchschnittliche Zeitdauer von der Perfusion bis zum Nachweis von
Fernmetastasen betrug in Gruppe 1 vier Monate.

Die kombiniert behandelten Patienten aus Gruppe 2 erreichten eine
mediane Überlebenszeit von 21,5 Monaten. Vier Patienten leben noch,
38, 29, 24 und 23 Monate nach Perfusion. Fernmetastasen sind bei 11 von
12 Patienten aufgetreten. Es handelte sich bei 83% um Lungenmetastasen, 50% Peritonealkarzinose und 25% lokale Rezidive und Knochenmetastasen (Tab. X). Die mittlere Zeitdauer bis zum Auftreten von Fern-

*Tabelle X.* Extrahepatische Metastasen nach ILP mit HAI (klin. Stadium III)

| | |
|---|---|
| Lunge | 83% |
| Peritoneum | 50% |
| Lokales Rezidiv | 25% |
| Präsakrale- und Knochenmetastasen | 25% |

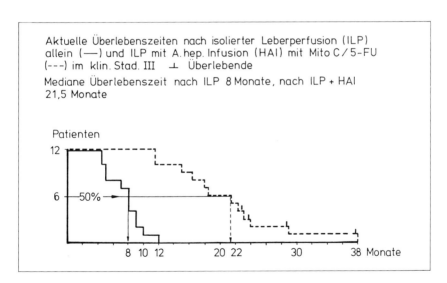

*Abb. 14.* Überlebensraten und mediane Überlebenszeit nach ILP mit 5-FU als
Monotherapie ohne Nachbehandlung (n = 12) und ILP mit 5-FU gefolgt von HAI mit
5-FU/Mito C.

metastasen betrug in Gruppe 2 11,6 Monate. Nur 1/12 Patienten ist nach 29 Monaten noch klinisch tumorfrei (Abb. 14).

Die aktuelle Überlebenskurve aller Patienten mit ILP und HAI ist in Abbildung 15 dargestellt. Besonders zu beachten ist hier der Zeitpunkt des Auftretens von extrahepatischen Metastasen. Dieser liegt zwischen 8,5 und 14 Monaten nach Perfusion. Wird therapeutisch nichts unternommen, so verstirbt der Patient nach weiteren 7 bis 11 Monaten. Vier Patienten – je zweimal klinisches Stadium II und III –, welche initial kombiniert mit Mitomycin C und 5-FU perfundiert wurden, haben das Zeitintervall des zu erwartenden Auftretens von Fernmetastasen bereits ohne Hinweis für extrahepatische Tumorabsiedelungen überschritten.

CEA-Verlauf

Am Tag nach der isolierten Leberperfusion (ILP) steigt das CEA auf das Zwei- bis Zehnfache des Ausgangswertes an, um innerhalb von zwei

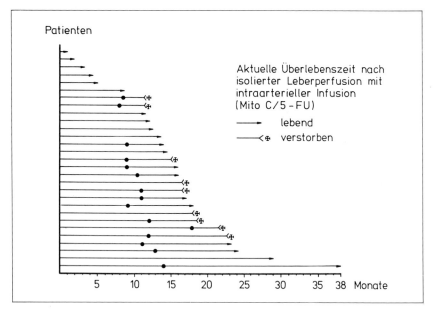

Abb. 15. Aktuelle Überlebenskurve aller Patienten mit ILP/HAI-Kombinationsbehandlung. Das Auftreten von extrahepatischen Metastasen oder Rezidiven ist durch schwarze Punkte in der Geraden gekennzeichnet.

Wochen auf etwa 50 % abzufallen. Sofern keine extrahepatischen Tumorabsiedelungen vorhanden sind, kann nach weiteren zwei bis sechs Wochen
das CEA im Normbereich liegen. In Abbildung 16 wird anhand von vergleichbaren Patienten mit ausschließlichem Leberbefall nach kolorekta-
lem Karzinom die rascher einsetzende Wirkung der ILP gegenüber der
HAI veranschaulicht. Setzt man optimales Ansprechen (CR) auf die Therapie voraus, so fällt der Tumormarker (CEA) nach ILP viermal schneller
in den Normbereich ab als nach HAI. Ob die rasche Metastasenzerstörung einen Einfluß auf die Prognose hat, müssen längerfristige Untersuchungen zeigen.

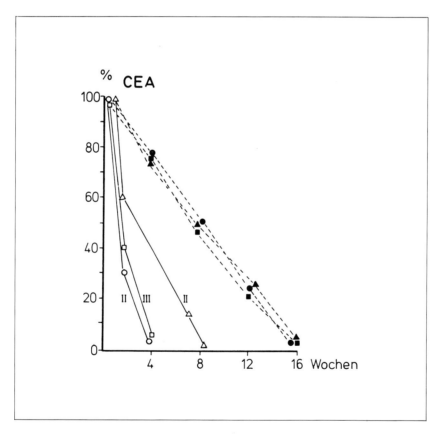

*Abb. 16.* CEA-Verlauf bei kompletten Remissionen (CR) nach ILP (○, △, □) und
HAI (●, ▲, ■).

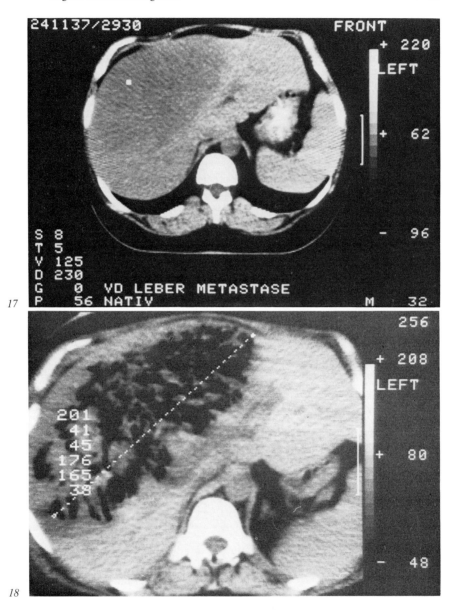

*Abb. 17, 18.* CT vor (obere Abb.) und 3 Wochen nach (untere Abb.) isolierter Leber-perfusion mit 5-FU. Es resultierte eine Totalnekrose des Tumors in Form einer funktionellen Hemihepatektomie.

Therapie- und dosisabhängige Ansprechraten

Die Wahl des Zytostatikums hat einen entscheidenden Einfluß auf die Ansprechrate. Bei alkylierenden Substanzen tritt die Dosisabhängigkeit der zytotoxischen Wirkung besonders in den Vordergrund (Tab. VII). Die isolierte Leberperfusion mit 5-FU als Monosubstanz brachte nur bei 7 % eine komplette Remission (CR), bei 47 % ein partielles (PR) oder mäßiges Ansprechen (MR). 27 % der Patienten sprachen nicht an (NR), und 20 % verstarben innerhalb von zwei Wochen nach der Therapie. Kombinierte man ILP (5-FU) mit HAI (5-FU/Mito C) als Erhaltungstherapie (17 Fälle), so stieg der Anteil der CR auf 18 %, der PR und MR auf 82 %. Ändert man das ILP/HAI-Schema nur insofern, als bei der ILP zum 5-FU noch Mitomycin C in Dosierungen bis 15 mg/Leber gegeben werden (5 Fälle), so ändert sich nichts an den Ansprechraten (CR 20 %, PR + MR 80 %). Ein wesentlicher Unterschied tritt erst auf (5 Fälle), wenn im selben Schema mit Dosierungen über 15 mg Mitomycin C/Leber perfundiert wird (CR 60 %, PR + MR 40 %). Dies spricht für eine klare Dosis-Wirkung-Relation des Mitomycin C. DDP als Monosubstanz bei der ILP zeigte zwar im Computertomogramm Abnahmen der Metastasendichte, jedoch weniger eindrucksvoll als nach Mitomycin C-Monoperfusion. Der DDP-perfundierte Patient war leider CEA-negativ, so daß über diesen wichtigen Parameter nichts ausgesagt werden kann.

Computertomographie

Nach Perfusion kolorektaler Lebermetastasen mit 5-FU allein wurden drastische Veränderungen im CT in der postoperativen Phase generell nicht beobachtet. Nur in einem Fall fanden wir eine rasch einsetzende Tumornekrose unmittelbar postoperativ (Abb. 17/18). Es handelte sich hierbei um eine perfusionsbedingte funktionelle Hemihepatektomie des nahezu komplett metastatisch umgebauten rechten Leberlappens. Die demarkierten Nekrosemassen wurden operativ ausgeräumt.

Makroskopisch bestand kein Anhalt für Tumorrestgewebe mehr. Eine A.-hepatica-Infusionstherapie wurde nicht angeschlossen. Fünf Monate nach der isolierten Perfusion trat ein Tumorrezidiv im rechten Leberlappen auf, und die Patientin verstarb nach weiteren zwei Monaten.

Zytostatikadosisabhängiges, rasches Ansprechen wurde unter Gabe von Mitomycin C beobachtet (Tab. VII). Im CT vor (Abb. 19) und sechs

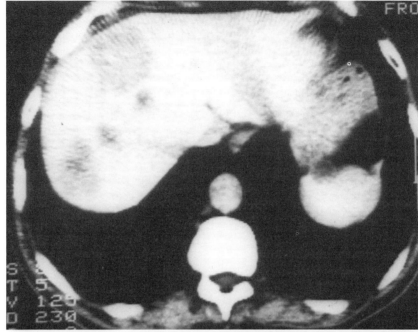

*19*

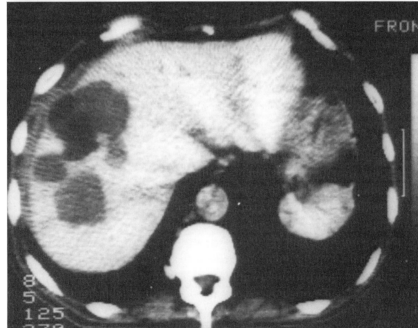

*20*

Wochen nach (Abb. 20) ILP mit 30 mg Mitomycin C und 500 mg 5-FU ist die Abnahme der Tumordichte, d. h. Zunahme der Nekrosezone, deutlich. Diese Befunde gehen bei klinisch kompletten Remissionen mit dem CEA-Abfall parallel.

In einem weiteren Fall kompletter Remission kolorektaler Leberme-tastasen nach ILP (Mito C 20 mg/5-FU 500 mg) war das CEA ab der vierten postoperativen Woche im Normbereich. Im CT ließen sich die Metastasen nach 7,5 Monaten bis auf narbige Relikte nicht mehr nachwei-sen (Abb. 21/22). Ein ähnlicher Fall ist in Abbildung 23 vor und sieben Monate nach ILP dargestellt.

### Diskussion

Die isolierte Perfusion der Leber über einen extrakorporalen Kreis-lauf wurde seit 1956 wiederholt im Tierexperiment versucht. Prinzipiell bestanden keine wesentlichen Unterschiede in den Kanülierungstechni-ken [12, 13, 16, 27, 35, 37, 40]. Die ausschlaggebende Änderung unserer chirurgischen Technik bestand in der Kanülierung der V. cava von unter-halb der Nierenvenen mit dem speziell dazu konstruierten Leberperfu-sions-Katheter sowie der Hämofiltration des Pfortaderblutes zur Elimina-tion von Ammoniak. Letztere Variante konnte ohne Nachteil für die Pa-tienten schrittweise abgebaut und schließlich wieder verlassen werden. Die einstündige anhepatische Phase der isolierten Leberperfusion wird sehr gut toleriert. Die Leber ist vor allem nach der isolierten Zytostatika-perfusion sofort wieder funktionsfähig. Die Standardisierung des opera-tionstechnischen Vorgehens gewährleistet einen komplikationslosen und vor allem für den Patienten gefahrlosen Ablauf des Eingriffes.

Zunächst galt die überliefert wirksamste Substanz 5-Fluorouracil als Zytostatikum der Wahl. Es wurde angestrebt, vorwiegend extreme Fälle von metastasenbedingter Lebervergrößerung isoliert zu perfundieren, um die Effektivität der Methode in kurzer Zeit zu überschauen. Die Lausan-ner Stadieneinteilung nach *Pettavel* kam als einziges, bedingt brauchbares Kriterium zur Dokumentation des klinischen Ausgangsbefundes in Frage. Wenngleich diese Einstellung etwas ungenau ist, so gibt sie doch grob

*Abb. 19, 20.* CT vor (obere Abbildung) und 5½ Wochen nach (untere Abbildung) ILP mit Mito C/5-FU.

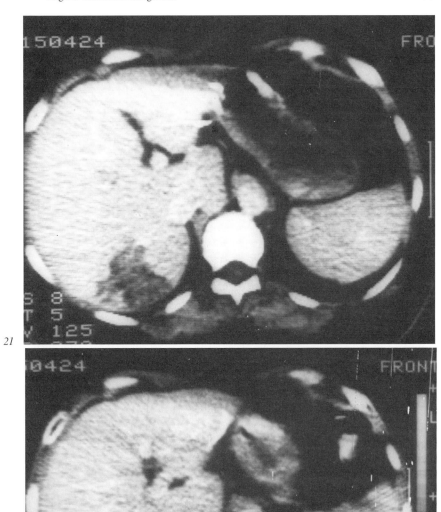

21

22

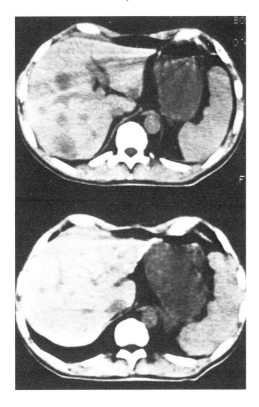

*Abb. 23.* CT vor (oben) und sieben Monate nach (unten) ILP mit Mito C/5-FU.

orientierend Aufschluß darüber, welche Krankheitsstadien behandelt werden.

Wenn Absterbekurven nicht nach Metastasierungsstadien selektioniert dargestellt werden, so führt dies bei unterschiedlich zusammengesetzten Patientengruppen zu irreführenden prognostischen Angaben bezüglich der Lebenserwartung. Etwa vergleichbar mit unseren 5-FU-monoperfundierten Patientenkollektiven ohne und mit intraarterieller Nachbehandlung scheint eine Gruppe von 53 unbehandelten Patienten zu sein [28], welche zum Zeitpunkt der Operation «inoperable Tumoren in der Leber» aufwies. Die Absterbekurve dieser von *Kinami* untersuchten Gruppe zeigte eine mediane Überlebenszeit von 2,5 Monaten. *Bengmark*

---

*Abb. 21, 22.* CT drei Monate nach (obere Abb.) und sieben Monate nach (untere Abb.) ILP mit Mito C/5-FU.

[14] ermittelte in einer nach drei klinischen Schweregraden gestaffelten Absterbekurve – etwa mit der Lausanner Einteilung von *Pettavel* vergleichbar – in der Gruppe «Leber voller Metastasen» eine mediane Überlebenszeit von ebenfalls 2,5 Monaten. Auch unter dem Oberbegriff «fortgeschrittenes klinisches Stadium Lausanne III» sind Patienten mit erhöhter alkalischer Phosphatase zu zählen. *Bengmark* findet hier eine mediane Überlebenszeit von 2,2 Monaten, was in guter Übereinstimmung mit oben genannten Gruppen und der groben klinischen Einteilung von *Pettavel* steht.

Nach isolierter Leberperfusion mit 5-FU ohne intraarterielle Nachbehandlung ist die mediane Lebenserwartung eines in etwa gleich einzustufenden Patientenkollektivs mit 8 Monaten zwar um ein Mehrfaches höher, in Relation zur Größe des operativen Eingriffes jedoch unbefriedigend kurz. Angesichts der ungleich längeren medianen Überlebenszeit von 21,5 Monaten bei Kombination der 5-FU ILP mit HAI (5-FU/Mito C) mußte davon ausgegangen werden, daß einerseits die alleinige isolierte Perfusion mit 5-FU ohne weitere Folgetherapie unzureichend ist, andererseits der alkylierenden Substanz Mitomycin C eine bedeutende Rolle bezüglich der regionalen Wirkung in der Leber als auch der systemischen Wirkung zukommt. Geht man davon aus, daß die überwiegende Zahl der Patienten im fortgeschrittenen Stadium III nach isolierter Leberperfusion von extrahepatischen Metastasen (Peritoneum, Lunge, lokales Anastomosenrezidiv) in beiden Gruppen «überholt» wird, so bleibt trotzdem vorläufig ungeklärt, ob in Gruppe II die zusätzliche systemische Wirkung der intraarteriell gegebenen Zytostatika oder die «Sofortwirkung» der ILP mit der lokal verlängerten Remissionsdauer – oder beides – für das verspätete Auftreten extrahepatischer Metastasen verantwortlich ist.

Neben der deutlich verlängerten Lebenserwartung unter Einsatz von Mitomycin C ist aber auch noch eine direkte Abhängigkeit der Ansprechrate von der Dosierung klar zu erkennen. Der Prozentsatz der kompletten (CR) als auch der partiellen Remissionen ändert sich nicht, wenn Mitomycin C in Dosierungen unter 15 mg bei der isolierten Perfusion mitgegeben wird – die intraarterielle Nachbehandlung mit Mito C/5-FU vorausgesetzt (Gruppe III in Tabelle VII). Die Prozentzahl der kompletten Remissionen steigt aber sprunghaft von 20 auf 60 % an, sobald (Gruppe IV in Tabelle VII) im selben Behandlungsschema lediglich die Dosierung von Mitomycin C auf 20–30 mg/Leber erhöht wird. Die Dosis-Wirkungs-Relation von Mitomycin C ist somit eindeutig.

Der CEA-Verlauf zur Kontrolle des Therapieerfolges gilt als verläßliches Kriterium [32]. Der beschleunigte CEA-Abfall in den Normbereich innerhalb von vier bis maximal acht Wochen nach isolierter Leberperfusion mit 5-FU/Mitomycin C spricht ebenfalls für einen «Dose-Response»-Mechanismus. Demgegenüber ist der CEA-Abfall nach alleiniger intraarterieller Kurzinfusion [8] wesentlich langsamer. Selbst bei optimalem Ansprechen erreicht unter HAI der CEA-Wert den Normbereich erst nach etwa sechzehn Wochen. Voraussetzung dafür ist wiederum, daß während dieses Zeitintervalls keine extrahepatischen Metastasen vorhanden sind oder neu wachsen. Eine Basisfrage zur Behandlungsstrategie steht noch offen: Können intraarteriell, d. h. über A.-hepatica-Infusionen zytostatisch behandelte Lebermetastasen im Behandlungszeitraum bis zur theoretisch angenommenen völligen Metastasenzerstörung trotzdem Fernmetastasen aussenden? Sollte dies zutreffen, so wäre der aggressivsten Maßnahme, in diesem Fall der isolierten Perfusion, als initialem therapeutischem Konzept der Vorzug zu geben.

Die isolierte Leberperfusion ist so gut wie die dabei verwendeten Zytostatika und deren Dosierung. Setzt man voraus, daß mit 5-FU/Mito C/Cis-Platin ein optimales Behandlungsschema vorliegt, mit dem ein rascher Tumorzerfall in vielen Fällen erreicht werden kann, so müßten diese Patienten – falls nicht schon vorher extrahepatische Mikrometastasen vorlagen – den erwarteten Zeitpunkt des Auftretens von extrahepatischen Metastasen (Abb. 15) «rezidivfrei» überstehen. In welchem Ausmaß die Entstehung von Fernmetastasen beeinflußt wird, läßt sich erst beantworten, wenn eine größere Anzahl von Patienten mit CR nach isolierter Leberperfusion über längere Zeitintervalle als erwartet rezidivfrei bleibt.

Ein weiterer Vorteil der isolierten Leberperfusion ist, daß mit einer relativ geringen Zytostatikagesamtmenge lokal ein optimales Ergebnis erreicht werden kann. Im Vergleich dazu werden mit HAI bis zum Erreichen eines definierten Therapieerfolges (CEA im Normbereich) kumulativ wesentlich höhere Zytostatikamengen als nach ILP benötigt. Die isolierte Perfusion führt schneller zum Erfolg und dieser ist dann lokal leichter beizubehalten.

Ausschlaggebend für das Auftreten extrahepatischer Metastasen im Verlaufe einer regionalen Chemotherapie der Leber kann auch das klinische Metastasierungsstadium sein. Ob die peritoneale- oder Lungenmetastasierung erst sekundär entsteht oder schon zum Zeitpunkt der isolierten Leberperfusion in Form von Mikrometastasen vorhanden ist, steht offen. Vor allem im fortgeschrittenen klinischen Stadium III muß mit extrahepatischen Mikrometastasen gerechnet werden, welche nach ILP oder auch

HAI, wie die Erfahrung zeigt, in den Vordergrund treten. Der Patient verstirbt dann an anderen Organmanifestationen, d. h. das Panorama der klinisch vordergründigen Metastasierung hat sich geändert. Anders ist die Prognose im klinischen Stadium II, wenn wegen des diffusen Leberbefalls radikale Resektionen nicht mehr möglich sind, Fernmetastasen außerhalb der Leber mit etwas größerer Wahrscheinlichkeit aber ausgeschlossen werden können. Hier ist eine invasive Initialbehandlung gerechtfertigt.

Die arterielle und portale Zytostatikazufuhr bei der ILP erlaubt eine möglichst globale Behandlung der Metastasen unter Berücksichtigung der Tumorvaskularisation. Bei Tumoren, welche schlecht auf intraarterielle Therapie und noch weniger auf systemische Chemotherapie ansprechen, wie das hepatozelluläre Karzinom, bestünde primär die Indikation zur Hochdosis-Therapie mit isolierter Leberperfusion. Da aber die Diagnose bei primären Lebertumoren fast immer, bedingt durch das schnelle Tumorwachstum, im klinischen Stadium III gestellt wird, kommen diese Patienten für eine isolierte Leberperfusion aus operationstechnischen Gründen so gut wie nie in Frage. Das beste Therapiekonzept ist hier die initiale Chemoembolisation [34] mit anschließender intraarterieller Kurzzeitinfusion und Resektion zum baldmöglichsten Zeitpunkt.

Multimodalen Behandlungsstrategien [9] ist der Vorzug zu geben. Das verfolgte Prinzip ist die Tumormassenverkleinerung durch ein initial aggressives Verfahren – abhängig vom klinischen Stadium regionale Chemotherapie oder Resektion – gefolgt von einer adjuvanten Erhaltungstherapie durch den Ort des primär massivsten Tumorbefalls.

## Literatur

1   Aigner, K. R.; Walther, H.; Tonn, J. C.; Krahl, M.; Wenzl, A.; Merker, G.; Schwemmle, K.: Die isolierte Leberperfusion mit 5-Fluorouracil (5-FU) beim Menschen. Chirurg *53:* 571 (1982).

2   Aigner, K. R.; Walther, H.; Tonn, J. C.; Link, K. H.; Schoch, P.; Schwemmle, K.: Die isolierte Leberperfusion bei fortgeschrittenen Metastasen kolorektaler Karzinome. Onkologie *7:* 13–21 (1984).

3   Aigner, K. R.; Walther, H.; Tonn, J. C.; Wenzl, A.; Hechtel, R.; Merker, G.; Schwemmle, K.: First experimental and clinical rsults of isolated liver perfusion with cytotoxics in metastases from colorectal primary; in Schwemmle, Aigner (eds.), Recent results in cancer research, vol. 86, Vascular perfusion in cancer therapy, pp. 99–102 (Springer, Heidelberg 1983).

4   Aigner, K. R.; Tonn, J. C.; Walther, H.; Link, K. H.; Schwemmle, K.: The isolated liver perfusion technique for high-dose chemotherapy of metastases from colorectal cancer

– two years' clinical experience; in van de Velde, Sugarbaker (eds.), Liver metastasis, pp. 346–357, (Nijhoff, The Hague, Boston 1984).

5   Aigner, K. R.; Schwemmle, K.: Technik der isolierten Extremitätenperfusion – Erfahrungen an 171 Fällen. Langenbecks Arch. Chir. *359*: 113–122 (1983).

6   Aigner, K. R.; Jungbluth, A.; Link, K. H.; Walther, H.; Müller, H.; Schwemmle, K.; Ringenberg, Th.; Börger, G.; Ruppel, R.; Illig, L.; Voigt, H.: Die isolierte hypertherme Extremitätenperfusion mit Vindesin, Dacarbazin und Cis-Platin bei der Behandlung maligner Melanome. Onkologie *7*: 348–353 (1984).

7   Aigner, K. R.; Link, K. H.; Schwemmle, K.: Die intermittierende arterielle Kurzinfusion zur lokalen Chemotherapie von Tumoren und Metastasen der Leber. Chirurg *55*: 494–498 (1984).

8   Aigner, K. R.; Link, K. H.; Stemmler, S.; Warthona, M.: Intraarterielle Infusion, experimentelle und pharmakokinetische Grundlagen – Klinik; in Aigner (ed.), Regionale Chemotherapie der Leber. Beitr. Onkol., vol. 21, pp. 84–107 (Karger, Basel 1985).

9   Aigner, K. R.; Link, K. H.; Walther, H.; Schwemmle, K.: Isolation perfusion of the liver as part of a multimodal therapeutic concept for liver metastasis; in Klein (ed.), Advances in the chemotherapy of gastrointestinal cancer (Perimed, Erlangen 1985, im Druck).

10  Ackermann, N.B.: Vascular pattern of liver tumors and their consequences for different therapeutic approaches. Vortrag: Therapeutic strategies in primary and metastatic liver cancer (Heidelberg 1984).

11  Assel, H.; Voges, S.; Fedderke, J.: On the prognosis of metastatic liver: Is the survival time determined by the localization or the historological classification of the primary tumour? Tumor Diagnostic *3*: 146–149 (1981).

12  Ausman, R. K.: Development of a technic for isolated perfusion of the liver. N. Y. St. J. Med. *61*: 3993 (1961).

13  Aust, J. B.; Ausman, R. K.: The technic of liver perfusion. Cancer Chemother. Rep. *10*: 23 (1960).

14  Bengmark, S.; Hafström, L.: The natural history of primary and secondary malignant tumors of the liver. Cancer *23*: 198 (1969).

15  Bengmark, S.; Hafström, L.; Jeppson, B.; Jonsson, P. E.; Nagasue N.; Person, B.; Sundquist, K.; Szeleczky, M.; Tranberg, K.: Neuester Stand der Leberchirurgie. Zentbl. Chir. *107*: 689–696 (1982).

16  Boddie, A. W.; Booker, L.; Mullins, J. D.; Buckley, C. J.; McBride, C. M.: Hepatic hyperthermia by total isolation and regional perfusion in vivo. J. surg. Res. *26*: 447 (1979).

17  Breedis, C.; Young, G.: The blood supply of neoplasms in the liver. Am. J. Path. *30*: 969 (1953).

18  Cady, B.; Bonneral, M.; Fender, H. R.: Elective hepatic resection. Am. J. Surg. *137*: 514–521 (1979).

19  Cavaliere, R.; Ciogatto, E. G.; Giovanella, B. C.; Heidelberger, C.; Johnsson, R. O.; Margottino, M.; Mondovi, B.; Maricca, G.; Rossi Fanelli, A.: Selective heat sensitivity of cancer cells. Cancer *20*: 1351 (1967).

20  Chandhuri, N. K.; Montag, B. J.; Heidelberger, C.: Studies on fluorurated pyrimidines. Cancer Res. *18*: 318–328 (1958).

21  Creech, O.; Krementz, E. T.; Ryan, R. F.; Winblad, J. N.: Chemotherapy of cancer:

Regional perfusion utilizing an extracorporeal circuit. Ann. Surg. *148:* 616–632 (1958).

22  Dietzel, F.: Basic principles in hyperthermic tumor therapy; in Schwemmle, Aigner (eds.), Recent results in cancer research, vol. 86, Vascular perfusion in cancer therapy, pp. 177–190 (Springer, Heidelberg 1983).

23  Fortner, J. G.; Maclean, B. J.; Kim, D. K.; Howland, W. S.; Turnbull, A. D.; Goldinger, P.; Carlon, G.; Beatti, E. J.: The seventies evolution in liver surgery for cancer. Cancer *47:* 2162–2166 (1981).

24  Foster, J. H.; Berman, M. M.: Solid liver tumors; in Ebert (ed.), Major problems in clinical surgery, pp. 209–234 (Saunders, Philadelphia 1977).

25  Ensminger, W. D.; Gyves, J. W.: Clinical pharmacology of hepatic arterial chemotherapy. Seminars in Oncology, vol. 10, No. 2 (June) 1983.

26  Jaffe, B. M.; Donegan, W. L.; Watson, F.; Spratt, J. S. Jr.: Factors influencing survival in patients with untreated liver metastases. Surgery Gynec. Obstet. *127:* 1–8 (1968).

27  Kestens, P. J.; Farrely, J. A.; McDermott, W. V.: A technique of isolation and perfusion of the canine liver. J. surg. Res. *2:* 58 (1962).

28  Kinami, Y.; Miyazaki, J.: The superselective and the selective one shot methods for treating inoperable cancer of the liver. Cancer *41:* 1720 (1978).

29  Pestana, C.; Reitemeier, R. J.; Moertel, C. G. et al.: The natural history of carcinoma of the colon and rectum. Am. J. Surg. *108:* 826–829 (1964).

30  Pettavel, J.: Arterial infusion chemotherapy for hepatic metastases; in Schwemmle, Aigner (eds.), Recent results in cancer research, vol. 86. Vascular perfusion in cancer therapy, pp. 63–67 (Springer, Heidelberg 1983).

31  Pettavel, J.; Morgenthaler, F.: Dix ans d'expérience de chimiothérapie artérielle des tumeurs primaires et secondaires du foie. Ann. Gastroenterol Hepatol. *12:* 349–363 (1976).

32  Preiss, J.; Schulz, V.; Kempf, P.; Rummeny, E.: Erfolgsbeurteilung der Chemotherapie durch sequentielle Bestimmung des CEA; in Uhlenbruck, Wintzer (eds.), CEA – Carcinoembryonales Antigen und andere Tumormarker. Symposium Köln 1980 (Tumor Diagnostik Verlag 1981).

33  Schoch, P.; Aigner, K. R.; Bayindir, S.: Volumetric CT analysis of liver metastases after isolated liver perfusion. Vortrag 13th International Congress of Chemotherapy, Vienna 1983.

34  Schultheis, K. H.: Chemoembolization: A new treatment for malignant tumors and metastases. Vortrag: Internationales Symposium: Vascular perfusion in cancer therapy, Gießen 1982.

35  Skibba, J. L.; Condon, R. E.: Hyperthermic isolation perfusion in vivo of the canine liver. Cancer *51:* 1303 (1983).

36  Stehlin, J. S.; Hafström, L.; Greeff, P. J.: Experience with infusion and resection in cancer of the liver. Surgery Gynec. Obstet. *138:* 855–563 (1974).

37  Stone, R. T.; Jaour, A.; Wilson, S. E.; Rangel, D. M.: Uptake of 5-Fluorouracil during isolated perfusion of the canine liver. J. surg. Oncol. *13:* 347 (1980).

38  Storm, K: Persönliche Mitteilung.

39  Vaupel, P. W.; Otte, J.; Manz, R.: Oxygenation of malignant tumors after localized microwave hyperthermia. Radiat. environ. Biophys. *20:* 289 (1982).

40  Van de Velde, C. J. H.; Tjaden, U. R.; Kothuis, B. J. L.: Isolated regional liver

perfusion in the treatment of hepatic metastases, in Van de Velde, Sugarbaker (eds.), Liver Metastasis, pp. 292–312 (Nijhoff, The Hague, Boston 1984).

41 Watkins, E. J.; Khazei, A. M.; Nahra, K. S.: Surgical basis for arterial infusion therapy of disseminated carcinoma of the liver. Surgery Gynec. Obstet. *130:* 580–605 (1970).

42 Wood, C. B.; Gillis, C. R.; Bumgart, L. H.: A retrospective study of the natural history of patients with liver metastases from colorectal cancer. Clin. Oncol. *2:* 285–288 (1976).

PD Dr. med. K. R. Aigner, Chirurgische Klinik der Justus-Liebig-Universität Gießen, Klinikstr. 29, D-6300 Gießen (BRD)

Beitr. Onkol., vol. 21, pp. 84–107 (Karger, Basel 1985)

# Intraarterielle Infusion, experimentelle und pharmakokinetische Grundlagen – Klinik[1]

*K. R. Aigner, K. H. Link, S. Stemmler, M. Warthona*

Chirurgische Klinik der Justus-Liebig-Universität, Gießen, BRD

*Einleitung*

Die regionale Chemotherapie der Leber erfuhr gerade in den letzten Jahren einen steilen Aufschwung, und die Zahl der Anhänger schien exponentiell zuzunehmen. Den mitunter großen Erwartungen – basierend auf einer Welle des Enthusiasmus um ein scheinbar simples Patentrezept mit einem einzigen Chemotherapeutikum – folgte eine Welle der ebenso unbegründeten mit einseitiger Kritik ansetzenden Skepsis. Eine nicht mehr zu akzeptierende Zunahme der Nebenwirkungen wurde leider häufig der Methode selbst, nicht aber deren inadäquatem Einsatz angelastet [12].

Arterielle Gefäßversorgung der Leber

Bei etwa 55 % findet man eine sogenannte normale Gefäßversorgung der Leber aus nur einer sich in den linken und rechten Lappen aufzweigenden Arterie (Abb. 1). Der Abgang der A. gastroduodenalis liegt vor der Aufzweigung, kann aber auch aus der Aufzweigung oder aus der A. hepatica dextra direkt abgehen. Bei etwa 20 % findet man eine von der A. mesenterica superior ausgehende rechte Leberarterie, welche den rechten

---

[1] Teile dieser Arbeit sind der Dissertation von *S. Stemmler* und *M. Warthona* entnommen.

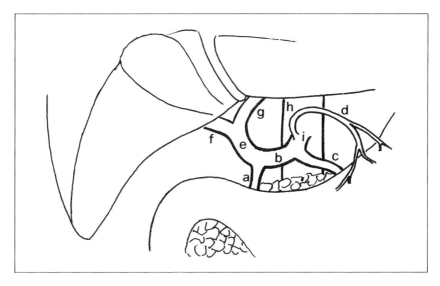

*Abb. 1.* Arterielle Gefäßversorgung der Leber.
a = A. gastroduodenalis, b = A. hepatica communis, c = A. lienalis, d = A. gastrica sinistra, e = A. hepatica propria, f = A. hepatica dextra, g = A. hepatica sinistra, h = Aorta, i = Tripus halleri.

Leberlappen zusätzlich oder ausschließlich versorgt. Eine entsprechende Variante kann auf der linken Seite aus der A. gastrica dextra entspringen und den linken Leberlappen ausschließlich oder zusätzlich versorgen.

Operatives Vorgehen

Über eine mediane Laparotomie wird die Leberpforte dargestellt. Durch Palpation um das Lig. hepatoduodenale kann man rechts, dorsal vom Ductus choledochus eine eventuell vorhandene akzessorische rechte Leberarterie identifizieren. Durch Palpation entlang der kleinen Kurvatur läßt sich eine akzessorische linke Leberarterie lokalisieren. Anschließend wird die von links unten ins Lig. hepatoduodenale ziehende A. hepatica communis palpiert und freigelegt. Es muß darauf geachtet werden, daß um die meist in der Tiefe nach kaudal abgehende A. gastroduodenalis sämtliche zu Magen oder Duodenum ziehenden arteriellen Äste durchtrennt und ligiert werden. Keinesfalls dürfen leberwärts hinter der A. gastroduodenalis viszerale Äste stehenbleiben, da sonst unter effektiver regionaler Chemotherapie Gastritis, Duodenitis bzw. ein Ulcus entstehen. Nach Ligatur der A. gastroduodenalis, so weit duodenalwärts wie möglich, wird die Implantofix-Ventilspitze (B. Braun, Melsungen) mit nichtresorbierbarem Nahtmaterial so eingebunden, daß sie gerade etwa 1 mm in die A. hepatica ragt (Abb. 2). Zu weites Vorschieben in die A. hepatica begünstigt die Thrombosierung derselben, zu knappes Einführen in die A. gastroduodenalis begünstigt das Entstehen eines Thrombus im «blinden» A.-gastroduodenalis-Abgang.

Zur Darstellung der Lebervaskularisation wird die A. hepatica communis mit einer Alligator-Klemme kurzfristig abgeklemmt, und in den Katheter werden etwa 5 ml Indigokarminblau eingespritzt. Ist eine akzes-

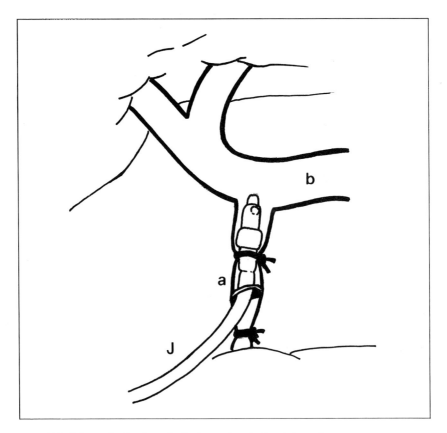

*Abb. 2.* Lage der Implantofix-Katheterspitze in der A. hepatica.
a = A. gastroduodenalis, b = A. hepatica communis, J = Implantofix-Katheter.

sorische Leberarterie vorhanden, so färbt sich nur eine Leberhälfte an (Abb. 3). Der Implantofix-Katheter wird durch die Peritoneal- und Faszien-Naht nach außen geleitet und das Reservoir (Port) in eine subkutane Tasche neben der medianen Inzision verlagert. Eine Nahtfixierung des Reservoirs auf der Faszie erübrigt sich, da eine Dislokation spontan nicht erfolgt.

Akzessorische rechte und linke Leberarterien können unter der Annahme von Rechts-Links-Kollateralisierung direkt ligiert werden. Vorzugsweise implantieren wir jedoch eine Implantofix-Katheterspitze endzu-seit mit Tabaksbeutelnaht (Abb. 4). Endständig unter Ligatur des akzessorischen Arterienstammes implantierte Katheter müssen wenigstens einmal pro Woche Heparin-gespült werden. Lymphknotenmetastasen am Lig. hepatoduodenale werden reseziert und ein Katheter implantiert. Die regionale Chemotherapie erreicht den Leberhilus, da dort befindliche Lymphknoten von der A. hepatica und A. gastroduodenalis versorgt werden, Rezidive am Lig. hepatoduodenale treten meist sehr spät nach eineinhalb bis zwei Jahren auf.

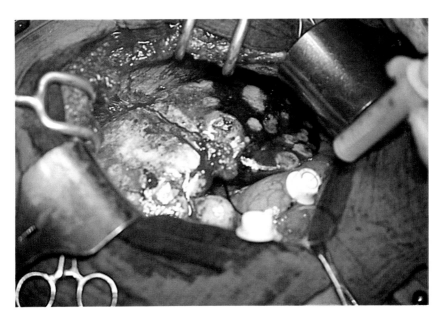

Abb. 3. Indigokarminblau-Färbung des linken Leberlappens über den Implantofix-Katheter durch eine akzessorische linke Leberarterie. Ausgeprägte Metastasierung in beiden Leberlappen nach Mammakarzinom.

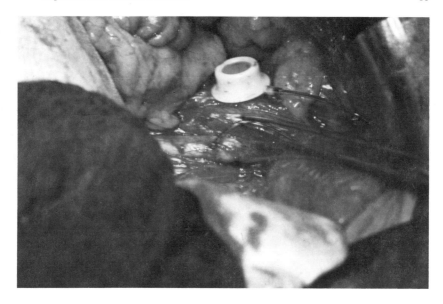

*Abb. 4.* End-zu-Seit-Implantation der Implantofix-Katheterventilspitze mit Prolene-Tabaksbeutelnaht in einer Arterie.

## Pharmakokinetik

Mit Hilfe der regionalen Chemotherapie kann man das therapeutische Potential eines Zytostatikums voll ausschöpfen. Trotz Erhöhung der Dosis wird die organspezifische Toxizität, wie z. B. in Niere oder Knochenmark, umgangen. Welche Mindestkonzentration (Schwellenwert) nötig ist, um überhaupt in den tumortoxischen Bereich zu gelangen, ist für die meisten Zytostatika noch nicht bekannt. Derartige Erkenntnisse werden durch konzentrationsabhängige Chemosensitivitätstestungen gewonnen [9]. Die Response-Konzentrations-Graphik von *Collins* (Abb. 5) zeigt, daß in einem bestimmten Konzentrationsbereich ein direktes Dose-Response-Verhalten besteht, ab einer bestimmten Konzentration eine weitere Steigerung der Dosis die Ansprechrate nicht mehr wesentlich erhöht. Die am Tumor erforderliche lokale Wirkkonzentration (KL) ist abhängig vom verwendeten Zytostatikum. Sie wird beeinflußt durch die Rate der primären Extraktion (first-pass-Effekt), die lokal applizierte Gesamtdosis und den Blutfluß durch das infundierte bzw. perfundierte Organ.

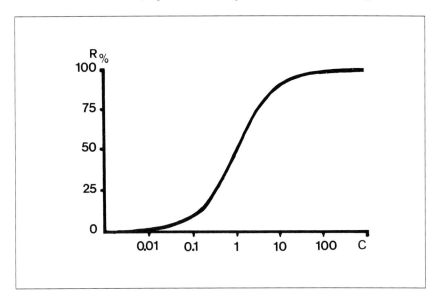

*Abb. 5.* Response-Raten (%) in Abhängigkeit von der lokalen Zytostatikakonzentration nach *Collins* [6].
R = Response [5], C = Konzentration.

$$KL = \frac{\text{Primäre Extraktion} \times \text{lokale Gesamtdosis}}{\text{Tumorblutfluß}}$$

Der first-pass-Effekt stellt den entscheidenden Parameter dar, durch dessen positive Beeinflussung, d. h. Erhöhung, auch die Vorteile der regionalen Chemotherapie voll ausgenutzt werden können. Der first-pass-Effekt kann gesteigert werden durch eine Senkung bzw. Drosselung der Blutflußrate durch den Tumor oder durch Erhöhung der lokal applizierten Zytostatika-Gesamtdosis.

Einfluß der infundierten Zytostatikamenge pro Zeit auf den first-pass-Effekt: Die primäre Extraktion kann durch Dosis- bzw. Konzentrationserhöhung nur dann gesteigert werden, wenn bei dem betreffenden Zytostatikum ein passiver konzentrationsabhängiger Übertritt in die Zelle stattfindet. Von der Arbeitsgruppe um *Heidelberger* [5] wurde dies bei 5-Fluorouracil beobachtet. Wir haben 5-Fluorouracil über den Implantofix-Katheter mit zunehmenden Geschwindigkeiten von 16,6, 33,3, 50, 66,6 und 83,3 mg/min arteriell infundiert und gleichzeitig die Konzentration des Zytostatikums in der A. hepatica propria und zentralvenös gemessen

(Abb. 6). Die jeweiligen Injektionsgeschwindigkeiten entsprachen der intraarteriellen Infusion einer festgelegten Menge von 1000 mg 5-FU in 60, 30, 20, 15 oder 12 min. Die zentralvenös, also «hinter der Leber» gemessenen, 5-FU-Konzentrationen betrugen im Mittelwert stets um 3,5 % der arteriellen Konzentration. Das bedeutet, daß zwar prozentual stets der gleiche Anteil die Leber passiert, quantitativ aber mit steigender Dosierung mehr Zytostatikum in der Leber verbleibt (Abb. 7).

Eine ähnliche Untersuchung führten wir mit 4-Epidoxorubicin (Farmorubicin, Farmitalia, Freiburg) durch. 50 mg 4-Epidoxorubicin wurden im Rahmen einer Studie über 15 min und über 60 min in die A. hepatica infundiert. Zentralvenös, in Nähe der Lebervenen, wurden die Zytostatika-Konzentrationen gemessen. Die Fläche unter der Kurve (AUC µg/ml × min) wurde für beide Gruppen über einen Zeitraum von 60 min errechnet. In der Gruppe mit 15minütiger intraarterieller Infusion fand sich zentralvenös über 60 min eine nur halb so große AUC wie über den gleichen Zeitraum gemessen nach 60minütiger intraarterieller Infusion. Daraus ist zu folgern, daß bei gleicher Gesamtdosis die höhere arterielle

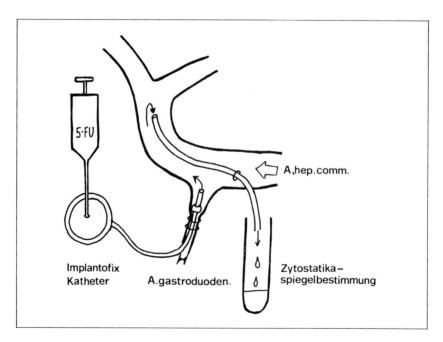

*Abb. 6.* Intraarterielle Zytostatikainfusion mit simultaner Zytostatikaspiegelbestimmung über einen separaten Katheter.

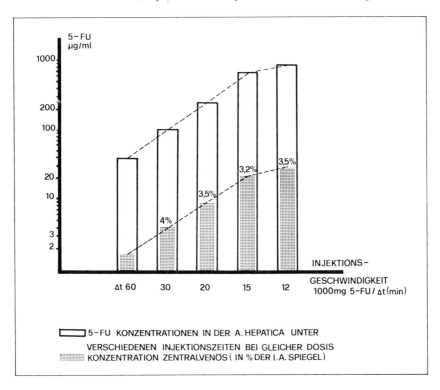

*Abb. 7.* 5-Fluorouracil-Konzentrationen in der A. hepatica und zentralvenös unter verschiedenen Injektionsgeschwindigkeiten.

4-Epidoxorubicin-Konzentration bedingt durch die kürzere Infusionszeit für den höheren first-pass-Effekt ausschlaggebend ist. Nachdem im peripheren Blut solch unterschiedliche AUC-Werte nicht gefunden wurden, ergibt sich ein weiterer Hinweis, daß 4-Epidoxorubicin konzentrationsabhängig in die Zelle übertritt.

Einfluß der Blutflußdrosselung auf den first-pass-Effekt: Die Verlangsamung oder Blockierung des arteriellen Flusses durch den Tumor verlängert die lokale Einwirkzeit des Zytostatikums. Theoretisch resultieren daraus höhere Gewebespiegel. Als Methoden eignen sich die sogenannte Tourniquet-Infusion, d. h. Drosselung des Blutstroms durch Abklemmen der Arterie, Chemoembolisation [11] und der Einsatz von Zytostatika mit Mikrosphären (Spherex). Der pharmakokinetische Vorteil der Behandlung mit Mikrosphären läßt sich durch Messung der Zytostati-

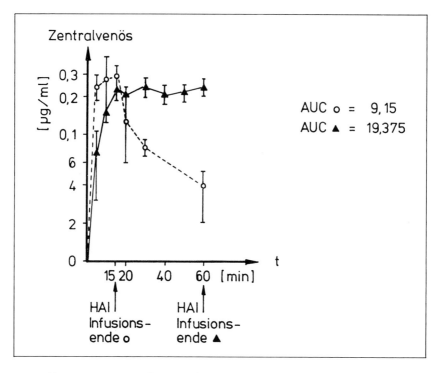

*Abb. 8.* Zentralvenöse Konzentrationen von 4-Epidoxorubicin, gemessen über je 60 min während einer 15minütigen (a) und einer 60minütigen (b) A.-hepatica-Infusion von je 50 mg 4-Epidoxorubicin.

kaspiegel hinter der Leber nach der intraarteriellen Injektion eines Sphe-rex-Mitomycin-Gemisches beweisen (Abb. 9). Nach Bolusinjektion von 15 mg Mitomycin C über 2 min mit oder ohne Spherex erscheinen zentral-venös nach Mito C/Spherex nur halb so hohe Spitzenspiegel wie nach Injektion von Mito C allein. Obwohl der arterielle Blutfluß durch die Leber durch 40 μ große Stärkepartikel aufgrund häufig vorhandener Shunts nicht völlig geblockt werden kann, reicht die Verzögerung der Passagezeit schon aus, um die hinter der Leber erscheinende AUC bedeu-tend zu verkleinern. Das Einsparen von Zytostatika durch bessere Aus-nützung der angebotenen Dosis und damit späteres Erreichen der kumu-lativen Toxizität ist ein weiterer Vorteil der Blutflußdrosselung durch Mi-krosphären. Eine Kombination der Mikroembolisation mit Zytostatikafil-tration [1] bietet sich an.

In Abhängigkeit von der Chemosensitivität des regional zu behan-

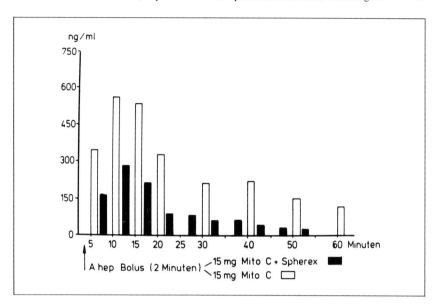

*Abb. 9.* Zentralvenöse Mitomycin-C-Spiegel nach 2minütiger Infusion von 15 mg Mitomycin C in die A. hepatica mit (■) und ohne (□) Spherex.

*Tabelle I.* Mitomycin-C-Konzentrationen in der A. hepatica unter verschiedenen Therapie-modalitäten (HAI, HAI-F, ILP)

| | | |
|---|---|---|
| A.-hepatica-Infusion (HAI) | 1– 5 | µg/ml |
| HAI + Filtration (HAI-F) | 10–15 | µg/ml |
| Isolierte Leberperfusion (ILP) | 90– 0,4 | µg/ml |

delnden Tumors kann die adäquate Behandlungsmethode eingesetzt werden. Für die Leberarterieninfusion mit und ohne Zytostatikafiltration und die isolierte Leberperfusion sind die Mitomycin-C-Konzentrationsbereiche bekannt (Tab. I).

## Material und Methodik

Von 372 Patienten mit primären und sekundären Lebertumoren, welche mit regionaler Chemotherapie behandelt wurden, sind 223 ausgewertet. Die restlichen 149 Patienten wurden entweder auswärts weiter behandelt, das Therapieschema wurde geändert, die Patienten hatten Zweiterkrankungen, erschienen nicht zur Nachuntersuchung oder sind weniger als drei Monate in Behandlung. Von den 223 behandelten Patienten hatten 153 Lebermetastasen von kolorektalen Primärtumoren, 12 von Mammakarzinomen, 28 hatten primäre Lebertumoren (Tab. II). Als Therapieverfahren wurden Resektion (RE), intraarterielle Infusion (HAI), isolierte Perfusion (ILP), Chemoembolisation (CE), HAI + Mikrosphären (HAI-S) und HAI + Zytostatikafiltration (HAI-F) zum Einsatz gebracht (Tab. III). Von den 153 Patienten mit Lebermetastasen kolorektaler Primärtumoren wurden allein 44 (33 + 8 [RE + ILP] + 3 [verstorben]) isoliert perfundiert (ILP), 45 hatten eine Leberresektion mit Implantofix-Katheter und Therapie, und 56 Patienten wurden nur mit HAI allein behandelt (Tab. IV).

*Tabelle II.* Regionale Chemotherapie bei Lebermetastasen verschiedener Primärtumoren

| Primär-TU | Patienten (n = 223) |
| --- | --- |
| Kolorektal | 153 |
| Mamma | 12 |
| Primäre Lebertumoren | 28 |
| Melanom | 8 |
| Karzinoid | 7 |
| Sonstige | 15 |

*Tabelle III.* Methoden zur regionalen Therapie von Lebermetastasen

– Resektion (RE)
– Intraarterielle Infusion (HAI)
– Isolierte Perfusion (ILP)
– Chemoembolisation (CE)
– HAI + Zytostatikafiltration (HAI-F)

*Tabelle IV.* Regionale Chemotherapie bei Lebermetastasen von kolorektalen Primärtumoren (11/81–3/85) (Patienten n = 153)

| | |
| --- | --- |
| Isolierte Leberperfusion (ILP) | 33 |
| Leberresektion (RE) | 45 |
| (davon 8 mit ILP) | |
| A.-hepatica-Infusion (HAI) | 56 |
| HAI + Zytostatikafiltration (HAI-F) | 5 |
| HAI + Mikrosphären (HAI-S) | 7 |
| Chemoembolisation (CE) | 7 |

A.-hepatica-Infusion (HAI)

*Indikation*

Die Indikation zur HAI bestand grundsätzlich bei disseminierten Lebermetastasen im klinischen Stadium III, wo das Vorhandensein von extrahepatischen Mikrometastasen nicht ausgeschlossen werden kann, sowie adjuvant nach Leberresektion und/oder ILP zur Erhaltungstherapie.

*Dosierung*

Aufgrund der gemessenen pharmakokinetischen Daten und der jüngsten Ergebnisse der Chemosensitivitätstestung [9] haben wir die Langzeitinfusion mit 5-FU nach ersten wenig erfolgreichen Pilotfällen wieder aufgegeben und die Langzeittherapie mit FUdR nie durchgeführt. Das Standardtherapieschema der hier geschilderten Fälle ist in Tabelle V wiedergegeben. Die Infusionsdauer betrug jeweils 60 min. Es wurden sechs Zyklen in 4wöchigen Abständen durchgeführt. Das karzinoembryonale Antigen (CEA) als Tumormarker wurde mindestens einmal vor und nach jedem Zyklus, häufig sogar in ein- bis zweitägigen Abständen bestimmt. Die CT-Kontrolle erfolgte nach dem vierten und drei Monate nach dem letzten Zyklus, bei Verdacht auf Progression sofort. Besserung des Karnofsky-Index als subjektives Kriterium als auch Rückgang des Aszites oder Ikterus wurden mitverfolgt, seien aber hier nicht aufgeführt. Palpatorisch oder in cm angegebener Rückgang der Hepatomegalie (Abb. 10, 11) geben zwar einen eindeutigen Hinweis auf die Sofortremission (meist nach dem ersten Zyklus), lassen sich über größere Patientenkollektive hinweg jedoch schlecht in Zahlen fassen. Als objektiveres Kriterium gilt die computertomographische Messung der Leber oder Metastasenvolumina [2].

*Nebenwirkungen*

Nebenwirkungen treten nach intraarterieller Kurzzeitinfusion selten auf (Tab. VI). Wenn Gastritiden auftraten, dann meist nach dem dritten bis fünften Zyklus. Wir konnten in einigen dieser Fälle eine Thrombosierung der A. hepatica mit Kollateralkreislauf zum Magen und Duodenum angiographisch nachweisen. Es ist daher nicht auszuschließen, daß die 13 % Gastritiden mit annähernd der gleichen Zahl von A.-hepatica-Spätthrombosen einhergehen. Eine Erklärung dafür wären zytostatikabedingte Gefäßintimaschäden.

Eine chemische Hepatitis wurde nur bei Patienten mit erhöhtem Ausgangsbilirubin ausgelöst. Unter normalen Bedingungen wurde sie ebenso wie die sklerosierende Cholangi-

*Tabelle V.* Dosierungsschema für A.-hepatica-Infusion (HAI)

| Tag 1 | Mitomycin C | 8 mg/m$^2$ |
|---|---|---|
| Tag 2–6 | 5-Fluorouracil | 550 mg/m$^2$ |

Infusionsdauer in Abhängigkeit vom Protokoll* jeweils 60 oder 15 min
6 Zyklen in 4wöchigen Abständen

* *K. R. Aigner* et al.

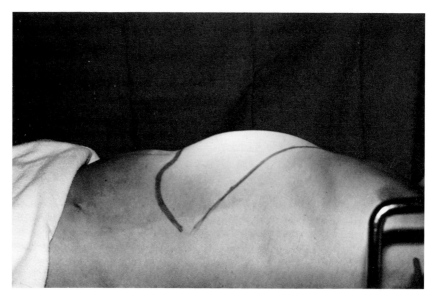

*Abb. 10.* Den Oberbauch vorwölbende Metastasenleber vor der Therapie.

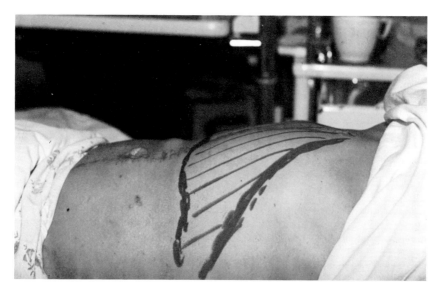

*Abb. 11.* Meßbarer Rückgang der Lebermetastasierung nach Einlage des Implantofix-Katheters und einmaliger Therapie mit Mitomycin C/5-FU (4 Wochen nach Therapiebeginn).

tis nach HAI-Kurzzeitinfusionen allein nie beobachtet. Ein einziger Fall von sklerosierender Cholangitis trat nach ILP gefolgt von sieben Zyklen HAI auf. Bei 7 % der Patienten kam es außerdem zu schwerer Stomatitis aus ungeklärter Ursache unter gleichen Therapiebedingungen. Operationsbedingte lebensbedrohliche Komplikationen traten nicht auf. Wegen tumorzerfallsbedingter Abszedierung mußte bei 4 Patienten (2 %) relaparotomiert werden.

Grundsätzlich ist die Lebensqualität unter HAI-Kurzinfusionen mit Mitomycin C/5-FU ausgezeichnet, und die Patienten bessern sich im Karnofsky-Index und sind gut belastbar. Haarausfall tritt bevorzugt nach Miteinsatz von hochdosiertem Mito C, DDP, Doxorubicin oder 4-Epidoxorubicin auf. Eine komplette Alopezie wurde jedoch nicht beobachtet. Patienten, welche vor der regionalen Chemotherapie systemisch behandelt worden waren, berichteten über weit weniger Nebenwirkungen nach regionaler Therapie.

*Ansprechraten*

Legt man zugrunde, daß eine komplette Remission (CR) mit einem Abfall des CEA in den Normbereich und einem Verschwinden aller Metastasen innerhalb von sechs bis sieben Monaten einhergeht, die partielle Remission (PR) einen CEA-Abfall um 50 % und Abnahme des Metastasendurchmessers um 50 % bedeutet, so liegt die Summe der Remissionen nach HAI mit Mito C/5-FU bei 77 % (Tab. VII). 60 % dieser Patienten hatten vorher auf eine systemische Chemotherapie nicht angesprochen und waren unter Zeichen der Tumorprogredienz zur regionalen Chemotherapie gekommen. Kein Ansprechen und Tumorprogredienz wurden in 15 % aller Fälle beobachtet.

CEA-Verlauf als Indikator für sofortiges Ansprechen (Immediate Response): Wenn in der Leber eine komplette Response auftritt und sonst keine extrahepatischen Metastasen vorhanden sind, fällt der CEA-Spiegel nach HAI innerhalb von etwa vier Monaten in den Normbereich ab. Nach HAI mit Spherex-Mikroembolisation tritt der CEA-Abfall in den Normbereich im Intervall von zwei bis vier Monaten nach Behandlungsbeginn wesentlich

*Tabelle VI.* Nebenwirkungen nach A.-hepatica-Infusion

| | | |
|---|---|---|
| Gastritis | 13 % | (9) |
| Chem. Hepatitis | 5 % | (3) |
| Skleros. Cholangitis | 0 % | |
| Stomatitis | 7 % | (4) |

*Tabelle VII.* Ansprechraten nach regionaler Chemotherapie von Lebermetastasen n = 223 (HAI, ILP, HAI-S, HAI-F)

| Ansprechrate | n % |
|---|---|
| CR | 24 % |
| PR | 53 % |
| MR | 6 % |
| Stable | 2 % |
| NR | 15 % |

schneller ein. Bei dieser Therapieform können durch Modifikation der Applikationsfrequenz und des Dosierungsmodus möglicherweise noch Verbesserungen erreicht werden. Den schnellsten CEA-Abfall innerhalb von ein bis zwei Monaten haben wir mit ILP bzw. HAI-F erreichen können (Abb. 12). Von seiten der medianen Überlebenszeiten bestehen Hinweise dafür, daß ein schnelles Ansprechen nach der initialen Therapie die Prognose positiv beeinflußt.

*Überlebensraten*

Die mit verschiedenen Therapiemodalitäten behandelten Patientengruppen setzen sich jeweils zu 70% aus klinischen Stadien III und zu 30% aus klinischen Stadien II zusammen [3].

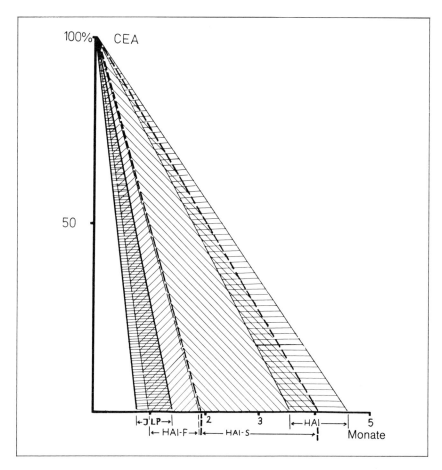

*Abb. 12.* Abfall des CEA bei Totalremission (CR) unter verschiedenen Therapiemodalitäten (HAI, HAI-S, HAI-F und ILP).

Von 35 inzwischen verstorbenen HAI-Patienten hatten die Non-Responder eine mediane Überlebenszeit von 6,5 Monaten, welche bei der prozentualen Zusammensetzung des Patientenkollektivs in etwa der normalen Absterberate entspricht. Die Patientengruppe mit CR und PR wies eine mediane Überlebenszeit von 11 Monaten auf. Berücksichtigt man, daß von 59 Patienten mit kolorektalen Metastasen 35 verstorben sind und noch 24 überleben, so ist zu erwarten, daß sich die mediane Überlebenszeit der Responder-Gruppe noch weiter nach rechts verschiebt. Die Patienten mit isolierter Leberperfusion und nachfolgender HAI hatten eine mediane Überlebenszeit von 20 Monaten. Auch diese Kurve wird wegen einer Reihe noch überlebender in Vollremission befindlicher Patienten weiter nach rechts verschoben werden (Abb. 13).

*Rezidive und extrahepatische Metastasen*

Die Todesursachen nach regionaler Chemotherapie der Leber beschränkten sich nicht auf eine einzige Manifestation. Nach HAI traten in 39 % der Fälle Rezidive in der Leber auf, bei 12,5 % Lokalrezidive an der Dickdarmanastomose oder im kleinen Becken und in 62,5 % extrahepatische Metastasen (Tab. VIII). Rezidive in der Leber treten dabei wesentlich später auf (13,5 Monate) als Lokalrezidive (8 Monate) oder extrahepatische Metastasen (7 Monate). Vergleicht man das Auftreten von Rezidiven in der Leber nach verschiedenen Therapieverfahren (Tab. IX), so findet sich das längste rezidivfreie Intervall von median 21 Monaten nach ILP, wohingegen HAI oder Resektion + HAI mit 13,5 bzw. 13 Monaten etwa gleich liegen. Dies spricht für einen stärkeren Effekt der ILP auf zum Zeitpunkt der Behandlung klinisch noch nicht nachweisbare Mikrometastasen. Auch der prozentuale An-

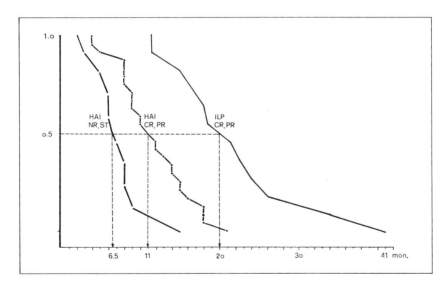

*Abb. 13.* Mediane Überlebenszeiten von Nonrespondern und Respondern nach HAI und der Responder (CR, PR) nach ILP. In allen drei Gruppen war die Verteilung der Metastasierungsstadien gleich (70 % Stadium III, 30 % Stadium II).

teil der Lebertumorrezidive von 11% nach ILP gegenüber 39% nach HAI spricht für die isolierte Leberperfusion oder den Vorteil der Hochdosistherapie.

Hauptmanifestationen der extrahepatischen Metastasen nach HAI sind Lunge (51,4%) und Peritoneum mit Leberpforte (62,9%). Von allen HAI-behandelten Patienten haben insgesamt 32,1% Lungenmetastasen und 39,3% peritoneale Metastasen. Auffallend ist auch, daß Knochen- und Gehirnmetastasen unter länger währender HAI vermehrt auftreten (Tab. X).

### Leberresektionen und arterielle Chemotherapie

Unter der Annahme, daß auch jenseits der chirurgischen Resektionslinien latente Mikrometastasen vorhanden sind, sind wir dazu übergegangen, auch nach Leberresektionen

*Tabelle VIII.* Metastasierungswege nach A.-hepatica-Infusion (HAI) bei kolorektalen Lebermetastasen. n = 56   St. III   n = 40 (71%)   St. II   n = 16 (29%)

| Lokalisation | Intervall (median) | n Patienten (%) |
|---|---|---|
| Rezidiv Leber | 13,5 Monate | 22 (39%) |
| Rezidiv lokal | 8 Monate | 7 (12,5%) |
| Extrahepatisch | 7 Monate | 35 (62,5%) |

*Tabelle IX.* Rezidive in der Leber nach regionaler Chemotherapie kolorektaler Metastasen

| Therapieverfahren | % Leber-TU-Rezidive | Manifestation (Monate nach Therapie) |
|---|---|---|
| A.-hep.-Infusion (HAI) | 39% | 13,5 Mon. |
| Resektion + HAI | 20% | 13 Mon. |
| Isolierte Perfusion (ILP) | 11% | 21 Mon. |

*Tabelle X.* Verteilung der extrahepatischen Metastasen (e. M.) bei 35 Patienten (≙ 62,5%) mit HAI

| Lokalisation | Pat. | Von Pat. mit e. M. | | Von allen Pat. | |
|---|---|---|---|---|---|
| Lunge | 18 | 51,4% | | 32,1% | |
| Peritoneum | 10 | 28,6% | 62,9% | 17,9% | 39,3% |
| Lig. hepatoduod. | 12 | 34,3% | | 21,4% | |
| Knochen | 3 | 8,6% | | 5,4% | |
| Gehirn | 3 | 8,6% | | 5,4% | |
| Pleura | 2 | 5,7% | | 3,6% | |
| Sonstige | 4 | 11,4% | | 7,2% | |

Implantofix-Katheter einzusetzen und darüber eine Erhaltungstherapie von mindestens vier Zyklen durchzuführen. Jede Leberresektion kann grundsätzlich über eine mediane Laparotomie unter Rechtsumschneidung des Nabels durchgeführt werden, wenn die obere Bauchhöhle durch Einsetzen von zwei Rippenbogenhaken gut zugänglich gemacht wird. Bei rechtsseitigen Hemihepatektomien werden zunächst das Lig. falciforme und die Pars affixa der Leber gelöst und dann der rechte Leberlappen so weit mobilisiert, daß die V. cava zu identifizieren ist. Sofern kein Metastasenkonglomerat den Zugang zur rechten Lebervene behindert, wird diese an der Einmündung in die V. cava mit einem Bulldog-Klemmchen temporär verschlossen oder, wenn technisch möglich, sofort ligiert und durchtrennt. Dies verhindert während der Resektion Blutverluste durch venösen Rückfluß. Unter 10–15minütigem Abklemmen des Lig. hepatoduodenale wird dann der rechte Leberlappen an der Lappengrenze in Höhe der Gallenblase mit Fingerquetschtechnik über Overholt-Klemmen abgesetzt. Die Resektionsfläche wird mit fortlaufender, unter mäßigem Zug einen schmalen Parenchymsaum fassender Naht zur Blutstillung übernäht. In den abgesetzten Gefäßstumpf der rechten Leberarterie wird zur Nachbehandlung die Implantofix-Katheterspitze eingebunden. Bei Resektionen des linken Leberlappens wird entsprechend vorgegangen. Nach Segment-Keilresektionen oder Enukleationen wird der Implantofix-Katheter in typischer Weise in die A. gastroduodenalis implantiert.

Bei 69 Patienten wurde eine Leberresektion mit arterieller Katheterimplantation kombiniert. In 11 Fällen handelte es sich dabei um eine Hemihepatektomie rechts, in 12 Fällen um eine Hemihepatektomie links (Tab. XI). Bei einem Patienten wurden 18 Lebermetastasen enukleiert und anschließend über den Implantofix-Katheter zytostatisch behandelt. Der Patient verstarb 14 Monate später an Lungenmetastasen ohne Rezidiv in der Leber.

*Tabelle XI.* Leberresektionen mit Implantofix-Katheter (n = 69)

| | |
|---|---|
| Hemihepatektomie rechts | 11 |
| Hemihepatektomie links | 12 |
| Segmentresektion | 13 |
| Keilresektion | 27 |
| Enukleation | 6 |

*Tabelle XII.* Leberresektionen mit regionaler Chemotherapie (HAI o. ILP)

| Primärtumor | Resektionen (n = 69) |
|---|---|
| Kolorektal | 47 |
| Mamma-Ca. | 2 |
| Primäre Lebertumoren | 11 |
| Karzinoid | 1 |
| Melanom | 2 |
| Sonstige | 6 |

Bei 47 Patienten wurden kolorektale Metastasen, bei 11 primäre Lebertumoren, meist nach vorausgegangener HAI oder Chemoembolisation reseziert (Tab. XII). Da die längste Nachbeobachtungszeit sich nur über 26 Monate erstreckt, ist eine Auswertung der Ergebnisse derzeit noch nicht möglich. Von den bisher verstorbenen Patienten hatten jedoch alle extrahepatische Metastasen, bei 20 % waren nach median 13 Monaten Rezidive in der Leber aufgetreten.

### Bronchialarterieninfusion

Die Zunahme von Lungenmetastasen nach Verbesserung der regionalen Chemotherapie an der Leber hat uns veranlaßt, die Möglichkeiten einer regionalen Chemotherapie der

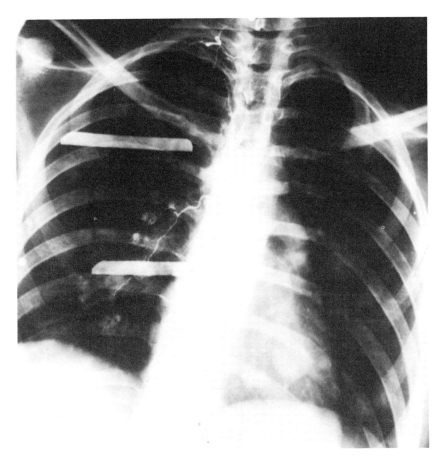

*Abb. 14.* Angiographische Darstellung von Lungenmetastasen über einen Bronchialarterien-Katheter.

Lunge zu eruieren. Da die Bronchialarterien sowohl das Bronchialepithel als auch die Metastasen arteriell versorgen (Abb. 14), ist zur regionalen Chemotherapie nur ein Zugang über diese Gefäße sinnvoll. Dies geschieht angiographisch oder über einen speziell dafür angefertigten intraarteriellen Katheter (Pulmoplant, B. Braun, Melsungen). Bei der Infusion von Zytostatika über die Bronchialarterie müssen ebenfalls die pharmakokinetischen Grundregeln der erforderlichen Schwellenkonzentration beachtet werden. Aus diesem Grunde sind Langzeitinfusionen wenig erfolgversprechend. Komplikationen können bei der wiederholten angiographischen Infusion in Form von ösophagotrachealen Fisteln durch ösophageale Seitenäste der Bronchialarterien entstehen. Bei der operativen Katheterimplantation durch linksseitige Thorakotomie werden diese Äste abgeklippt. Meßbare Verkleinerungen der Metastasen können nach Mitomycin-C-Infusionen erreicht werden (Abb. 15). In zwei Fällen wurden Totalremissionen erzielt (Publikation in Vorbereitung).

## Diskussion

Alle Methoden zur regionalen Chemotherapie bei Lebermetastasen und individuell verschiedene Therapieprotokolle mit unterschiedlichen Zytostatikakombinationen werden einerseits an der Rate der Sofortremissionen, andererseits an der Gesamtüberlebenszeit der Patienten gemes-

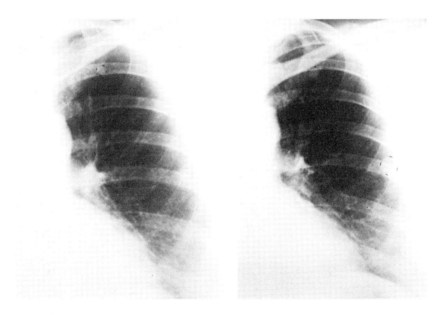

*Abb. 15.* Verkleinerung von Lungenmetastasen eines kolorektalen Primärtumors nach zwei Zyklen Bronchialarterieninfusion.

sen. In großem Umfang könnte dies nur durch eine prospektiv randomisierte Studie geklärt werden, wobei allerdings die optimale regionale Chemotherapie nach pharmakokinetischen Kriterien mit der systemischen Behandlung verglichen werden müßte. Geht man von pharmakokinetischen Kriterien aus, dann ist das Produkt Konzentration × Zeit am Tumor unter systemischer Chemotherapie bei kolorektalen Metastasen zu gering. Die Praxis bestätigt dies. Remissionen müssen zum Teil mit erheblichen Nebenwirkungen und Einschränkung der Lebensqualität – im Gegensatz zu denen bei regionaler Chemotherapie – erkauft werden. Es stellt sich die Frage, ob gerade beim kolorektalen Karzinom das Ergebnis der Behandlung diesen hohen Einsatz rechtfertigt.

Mit Sicherheit eine Verlängerung der Gesamtüberlebenszeit bei guter Lebensqualität erzielt man mit regionaler Chemotherapie bei einer kleinen Gruppe von Patienten, die mit Ikterus oder Aszites zur Aufnahme kommen. Sehr häufig läßt sich hier durch den ersten Therapiestoß über einen zunächst angiographisch gelegten Katheter ein Rückgang des Stauungsikterus durch Verkleinerung der Tumormassen an der Leberpforte erreichen. Wir hatten in unserem Krankengut einen Patienten mit einem Ausgangsbilirubin von 25 U/l, welches innerhalb von vier Wochen in den Normbereich abfiel. Dieser Patient verstarb nach problemloser Resektion einer Hirnmetastase und intraarterieller Infusion von Lungenmetastasen mit starker Verkleinerung derselben unter der Therapie ohne Hinweis für Lebermetastasen an den Folgen einer bronchoösophagealen Fistel.

Einen weiteren Hinweis auf den positiven Effekt der regionalen Chemotherapie gibt der in dieser Arbeit angesprochene Vergleich der medianen Überlebenszeiten von Respondern und Nonrespondern: Patienten gleichen klinischen Stadiums mit vergleichbarem Leberbefall und gleichem Therapieschema überlebten median 6,5 Monate, wenn sie auf die Therapie nicht ansprachen, gegenüber 11 Monaten, wenn sie auf die Therapie ansprachen. Wurde das stärkere Therapieschema der isolierten Leberperfusion gefolgt von intraarterieller Infusion gewählt, so lag die mediane Überlebenszeit bei einer ebenfalls vergleichbaren Patientengruppe bei 20 Monaten. Auch die geringere Rezidivrate in der Leber nach initial härterer Therapie und die Verschiebung des Panoramas in der Metastasenlokalisation kolorektaler Karzinome zugunsten von Lungen-, Hirn- und Knochenmetastasen spricht letztlich für eine Lebensverlängerung durch intraarterielle Chemotherapie der Leber. Die Patienten sterben an Fernmetastasen, welche sie bei normalem Krankheitsverlauf nicht mehr erlebt hätten.

Patienten mit Sofortremission, d. h. schnellem Ansprechen auf die Therapie, haben längere mediane Überlebenszeiten bei späterem Auftreten von hepatischen Rezidiven und extrahepatischen Metastasen. Nach isolierter Leberperfusion fanden wir Tumorrezidive in der Leber in insgesamt 11 % der Fälle nach median 21 Monaten, während nach A.-hepatica-Infusion 39 % hepatische Rezidive nach median 13,5 Monaten diagnostiziert wurden. Der Grund dafür ist nicht bekannt, fände aber eine Erklärung in der Selektion von Tumorzellen nach HAI, d. h. sensible Zellverbände werden sofort zerstört und führen zu einer momentanen, meßbaren Sofortremission nach dem ersten Zyklus, während resistente Zellverbände weiterwachsen. Kommt es während HAI innerhalb von ca. 4 Monaten zu einer kompletten Remission, so besteht trotzdem die Möglichkeit, daß einige vitale Tumorzellverbände überlebten und während der Therapie aus der Leber streuten. Daß Tumorzellverbände, welche durch die initiale Therapie nicht beeinflußt werden, die Prognose negativ beeinflussen, ist auch aus unseren Ergebnissen nach isolierter Leberperfusion zu sehen: Nach ILP mit 5-FU Monotherapie wurden schon nach 4 Monaten Fernmetastasen diagnostiziert. Die mediane Überlebenszeit betrug 8 Monate. Nach ILP-Kombinationstherapie mit 5-FU und Mitomycin C traten Fernmetastasen erst nach 11,6 Monaten auf, und die mediane Überlebenszeit dauerte über 20 Monate. Dies ist ein deutliches Argument dafür, daß gerade die initiale Therapie so effektiv wie möglich sein muß. Alternativ kommen in Frage die isolierte Leberperfusion, HAI mit Zytostatikafiltration oder Chemotherapie mit Spherex-Mikroembolisation. Die Chemoembolisation [11], nach unseren Erfahrungen eine sehr potente Methode, ist speziellen Indikationen vorbehalten, sollte aber auch zur Erhaltung des Therapieeffektes mit HAI und eventuell RE kombiniert werden. Die Dauerinfusionstherapie mit FUdR brachte, abhängig von den untersuchenden Gruppen bzw. Autoren, Ansprechraten zwischen 20 % und fast 90 % [4, 7, 8, 10, 12]. Einen entscheidenden Einfluß auf den Therapieerfolg scheint auch hier die gleichzeitige Gabe von Mitomycin C als Kurzinfusion zu haben [4]. Im Vergleich von arterieller mit venöser FUdR-Dauerinfusion [7, 8] können nur annähernd gleiche Ergebnisse in beiden Gruppen erzielt werden, wenn man eine optimale systemische mit einer suboptimalen regionalen Chemotherapie vergleicht. Eine Aussage über den wahren Wert der arteriellen Therapie ist mit diesem Ansatz nicht möglich, er beweist aber, daß der Therapieerfolg maßgeblich von der lokal angewandten Zytostatikakonzentration abhängig ist. Hohe Nebenwirkungsraten mit chemischer Hepatitis, sklerosierender Cholangitis und Gastritis sprechen gegen eine FUdR-Dauertherapie mit oder ohne implantierbare Pumpen.

Mit den genannten Verfahren – systemische Chemotherapie, Langzeitinfusion, Kurzzeitinfusion – werden mehr oder weniger häufig Remissionen beobachtet. Zu bevorzugen ist die Methode, welche die beste Synthese aus schneller Wirkung, hoher Erfolgsquote und geringer Belastung für den Patienten bietet. Daß die regionale Chemotherapie gerade beim kolorektalen Karzinom hinsichtlich Ansprechraten und vor allem wegen minimaler Nebenwirkungen überlegen ist, gilt als erwiesen. Besser als eine lokal unterdosierte mit erheblicher Minderung der Lebensqualität behaftete systemische Chemotherapie scheint die Entwicklung und Optimierung weiterer Techniken der lokalen Anwendung, wie der intraperitonealen Chemotherapie und der Bronchialarterieninfusion. Es müssen alle Anstrengungen unternommen werden, nicht nur die Überlebenszeit, sondern auch die Lebensqualität zu verbessern.

## *Literatur*

1    Aigner, K. R.; Helling, H. J.; Link, K. H.; Walther, H.; Bill, G.: Zytostatikafiltration unter regionaler Chemotherapie; in Aigner (ed.), Regionale Chemotherapie der Leber. Beitr. Onkol., vol. 21, pp. 229–245 (Karger, Basel 1985).

2    Aigner, K. R.; Tonn, J. C.; Walther, H.; Link, K. H.; Schwemmle, K.: The isolated liver perfusion technique for high dose chemotherapy of metastases from colorectal cancer – two years clinical experience; in van de Velde, Sugarbaker, Liver metastasis, pp. 346–357 (Martinus Nijhoff, The Hague, Boston 1984).

3    Aigner, K. R.; Walther, H.; Helling, H. J.; Link, K. H.: Die isolierte Leberperfusion; in Aigner (ed.), Regionale Chemotherapie der Leber. Beitr. Onkol., vol. 21, pp. 43–83 (Karger, Basel 1985).

4    Balch, C. M.; Urist, M. M.; Soong, S.-J.; McGregor, M. L.: A prospective phase II clinical trial of continuous FUDR regional chemotherapy for colorectal metastases to the liver using a totally implantable drug infusion pump. Ann. Surg. *198:* 567 (1983).

5    Chaudhuri, N. K.; Montag, B. J.; Heidelberger, C.: Studies on fluorurated pyrimidines. Cancer Res. *18:* 318–328 (1958).

6    Collins, J. M.; Dedrick, R. L.: Pharmacokinetics of anticancer drugs; in Chabner (ed.), Pharmacologic principles of cancer treatment, pp. 77–99 (W. B. Saunders, Philadelphia 1982).

7    Kemeny, N.: Randomized study of intrahepatic vs. systemic infusion of fluorodeoxyuridine in patients with liver metastases from colorectal carcinoma. Proceedings: Intraarterial and intracavitary chemotherapy 1984; 24–25 Febr. 1984, UCSD San Diego.

8    Lewis, B. J.: Intraarterial versus intravenous FUDR for colorectal cancer metastatic to the liver: A Northern California Oncology Group Study. Proceedings: Intraarterial and intracavitary chemotherapy 1984; 24–25 Febr. 1984, UCSD San Diego.

9  Link, K. H.; Aigner, K. R.; Kühn, W.; Roetering, N.: Zytostatika-Sensitivitätstestung perioperativ und im Tumorzell-Kolonien-Test (TKT) in vitro bei hochdosierter intraarterieller Chemotherapie (HDIAC) von Lebermetastasen; in Aigner (ed.), Regionale Chemotherapie der Leber. Beitr. Onkol., vol. 21, pp. 181–200 (Karger, Basel 1985).

10  Patt, Y. Z.: Persönliche Mitteilung.

11  Schultheis, K. H.: Embolisation – Chemoembolisation. Zur Behandlung maligner primärer und sekundärer Lebertumoren; in Aigner (ed.), Regionale Chemotherapie der Leber. Beitr. Onkol., vol. 21, pp. 201–228 (Karger, Basel 1985).

12  Sugarbaker, P. H.; Kemeny, M.; Patt, Y.; Levin, B.; Friedman, M.: Workshop for the design and implementation of adjuvant treatments following resection of hepatic metastases from colorectal cancer. National Institutes of Health, Bethesda, Maryland, 9–10 Mai 1985.

PD Dr. med. K. R. Aigner, Chirurgische Klinik der Justus-Liebig-Universität Gießen, Klinikstr. 29, D-6300 Gießen (BRD)

Beitr. Onkol., vol. 21, pp. 108–116 (Karger, Basel 1985)

# Die portokavale Hämofiltration bei der isolierten Perfusion der Leber[1]

*J. C. Tonn*

Zentrum für Neurochirurgie, Justus-Liebig-Universität, Gießen, BRD

Bei der isolierten Leberperfusion befindet sich der Organismus für die Dauer der isolierten Perfusion in einem anhepatischen Zustand. Während dieser Zeit muß der venöse Rückfluß aus dem Intestinalgebiet unter Umgehung der Leber in den großen Körperkreislauf geleitet oder ein temporärer Verschluß der Pfortader durchgeführt werden. Letzteres erwies sich in den Vorversuchen an Hunden zur Entwicklung der Technik als nicht praktikabel. Tiere, bei denen dieses Verfahren angewandt wurde, zeigten bei Sektion Zeichen einer hämorrhagischen Infarzierung des Darmes mit deutlichem Blutstau im Intestinalgebiet. Darüber hinaus machte sich die Volumensequestration im Entsorgungsgebiet des Portalkreislaufes bei den Tieren hämodynamisch während der Operation deutlich bemerkbar.

Ein temporärer portokavaler Shunt bedeutet demgegenüber, daß in der Phase der isolierten Perfusion der Leber deren Entgiftungsfunktion für den Organismus vollkommen ausfällt. Toxine aus dem Magen-Darm-Gebiet können ungehindert in periphere Organsysteme gelangen, wobei vor allem das Zentralnervensystem besonders empfindlich ist. Die Rolle verschiedener Substanzen, die in der Pathogenese der hepatischen Enzephalopathie von Bedeutung zu sein scheinen, ist dabei noch weitgehend ungeklärt.

---

[1] Diese Arbeit enthält wesentliche Teile der Dissertation von *J. C. Tonn*

Ammoniak diente lange Zeit als Markersubstanz für die Entgiftungsleistung der Leber [8]. Dabei wurde sowohl in Tierexperimenten als auch durch Untersuchungen an Patienten eine endogene Harnstoffsynthese im Kolon gefunden, die von der bakteriellen Besiedlung unabhängig ist [13].

Als bedeutsamer Faktor in der Entstehung der hepatischen Enzephalopathie im Rahmen einer Leberinsuffizienz wird ein verändertes Plasma-Aminosäure-Muster von verschiedenen Autoren angesehen [4]. Dabei wurde ein Konzentrationsanstieg der Aminosäuren Thyrosin, Phenylalanin und Tryptophan sowie ein niedriger Plasmaspiegel der Aminosäuren Valin, Leucin und Isoleucin beschrieben. Durch Konkurrenz an einem gemeinsamen Transportsystem an der Bluthirnschranke für diese Aminosäuren wurde eine vermehrte Aufnahme der aromatischen Aminosäuren in den zerebralen Stoffwechsel postuliert. Daraufhin wurden entsprechend modifizierte Aminosäurelösungen als therapeutische Alternative angeboten [5].

Derart veränderte Aminosäuremuster sollten im Stoffwechsel des Zentralnervensystems zu «falschen Neurotransmittern» umgebaut werden [4]. Als Entstehungsort für Substanzen, die im Zentralnervensystem als «falsche Transmitter» wirken könnten, wurde außerdem die Darmflora angesehen. Freie aromatische Amine, die als Abbauprodukte aromatischer Aminosäuren durch die Darmflora entstehen, werden in der Leber abgebaut. Im Falle eines portokavalen Shunts gelangen diese jedoch ungehindert in das Zentralnervensystem und sollen hier Transmitterfunktion ausüben. Insbesondere Octopamin [7], Phenylethanolamin [1] sowie Tyramin [3] wurden in diesem Zusammenhang untersucht.

Lactat wird über den Chorizyklus in der Leber zu Glukose verstoffwechselt, ein Lactatanstieg ist für das Leberversagen typisch [15].

Lactat kann daher als weitere unspezifische Markersubstanz für die Leberfunktion herangezogen werden.

Wenngleich die relativ kurze anhepatische Phase von 1,5 h für die Ausbildung des Vollbildes einer hepatischen Enzephalopathie sicherlich zu kurz ist, so sollte doch im Rahmen der isolierten Perfusion die portokavale Hämofiltration als Möglichkeit einer künstlichen Entgiftung des Portalblutes untersucht werden, wobei die Methode am Ort der höchsten Toxinkonzentration, dem Portalblut, ansetzt. Unter Umständen kann daraus ein temporärer Ersatz für die Detoxifikationsleistung der Leber entwickelt werden.

## Material und Methoden

Als Testsubstanz für die Leistungsfähigkeit des Systems wurden Ammoniak, Lactat, freie aromatische Amine sowie Aminosäuren im Portalblut, im Systemblut sowie im Filtrat gemessen. Die Bestimmung des Ammoniaks und des Lactats erfolgten im automatischen Analysator ACA von DuPont (Bad Nauheim), die freien aromatischen Amine wurden nach der Methode von *Young* und *Wootton* [14] bestimmt. Die Messung der Aminosäuren erfolgte mit Hilfe der Ionenaustausch-Chromatographie (Modell LC 6001, Fa. Biotronik, Berlin, Säulenfüllung BTC 2710).

Das System zur portokavalen Hämofiltration setzt sich zusammen aus einer Blutpumpe, die das Portalblut durch einen Hämofilter fördert. Das Filtrat wird in einem graduierten Meßsystem aufgefangen. Hinter dem Filter wird eine heparinisierte Ringerlösung (3000 Einheiten Heparin/l sowie 20 mval NaHCO$_3$/l) als Substitution zugeführt, die Bilanz zwischen Filtrat und Substitutionslösung muß zu jedem Zeitpunkt ausgeglichen sein.

Das mit der Substitutionslösung versehene Blut wird in einem Wärmetauscher auf Körpertemperatur gebracht und dem venösen Kreislauf zugeleitet (Abb. 1).

Es wurden Messungen bei 11 Versuchen an Hunden sowie 10 isolierte Perfusionen am Menschen durchgeführt.

## Ergebnisse

Bei den Tierversuchen wurde im Mittel 2079,1 ± 596,3 ml Filtrat gewonnen, der Filtratfluß lag dabei im Mittel bei 50,2 ± 8,4 ml/min.

Beim Menschen dauerten die Filtrationen im Mittel 79,5 ± 16,2 ml. Dabei wurden bei einem mittleren Filtratfluß von 77,5 ± 19,8 ml/min

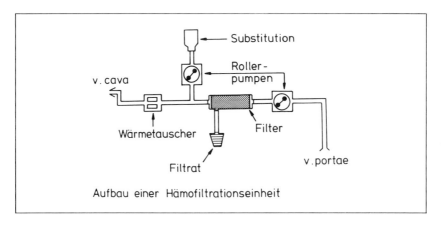

*Abb. 1.* Aufbau einer Hämofiltrationseinheit.

eine mittlere Gesamtfiltratmenge von 6173 ± 2034 ml gewonnen. Der Blutfluß wurde dabei bei den Patients konstant auf 450–500 ml/min gehalten. Darunter kam es zu keinerlei Stauungserscheinungen im Portalstromgebiet.

Das Verhalten der Plasmaspiegel von Ammoniak, Lactat und freien aromatischen Aminen ist der Abbildung 2 a–c zu entnehmen. Dabei zeigt sich, daß Ammoniak und Mittellactat im Portalblut der Tiere in höherer Konzentration als im Körpermischblut vorhanden war, für die freien aromatischen Amine konnte dies nicht gefunden werden.

Der Ammoniakspiegel im Körpermischblut stieg während der anhepatischen Phase bei den Tieren von 72,7 ± 43,0 μmol/l auf 122,4 ± 38,9 μmol/l. 30 min nach Beendigung der anhepatischen Phase war dieser Wert wieder auf 84,1 ± 38,5 μmol/l gesunken.

Das Verhältnis von Filtratkonzentration zu Plasmakonzentration (Siebkoeffizient s) lag bei 0,94. Insgesamt wurden 1044,2 ± 434,9 μmol/l Ammoniak mit Hilfe der Filtration eliminiert.

Die Lactatspiegel (Abb. 2) zeigen demgegenüber ein anderes Verhalten. Hier ist auffällig, daß es nach Beendigung der Leberperfusion zu einem weiteren, deutlichen Anstieg der Lactat-Konzentration im Blut kommt. Als weitere Auffälligkeit findet sich, daß der Anstieg im Portalblut im Verhältnis wesentlich geringer ist als die Steigerung im Körpermischblut. Dies weist auf eine gesteigerte Lactatbildung außerhalb des Intestinalgebietes während der Operation hin. Insgesamt wurden im Mittel 9,3 ± 2,84 mmol Lactat während der portokavalen Hämofiltration entfernt.

Der Spiegel der freien aromatischen Amine im Körpermischblut fiel während der portokavalen Hämofiltration ab (von 85,7 ± 26,2 mg/ml auf 47,1 ± 29,7 mg/100 ml) und stieg nach Beendigung der anhepatischen Phase wieder auf 65,0 ± 27,3 mg/100 ml an. Dabei lag während der anhepatischen Phase der Spiegel im Portalblut über dem des Körpermischblutes, vor Beginn der Perfusion war dieses Verhältnis deutlich umgekehrt. Insgesamt wurden in Tierversuchen im Mittel 706,5 ± 456,0 mg freie aromatische Amine entfernt.

Bei den Patients konnten im wesentlichen diese Tendenzen bestätigt werden, die einzige Abweichung ergab sich bei den freien Aminen, hier waren auch vor der isolierten Perfusion die Spiegel der freien aromatischen Amine im Portalblut höher als im Körpermischblut. Die entsprechenden Resultate sind der Abbildung 3 a–c zu entnehmen. Die entsprechenden Meßwerte sind in Tabelle I zusammengefaßt.

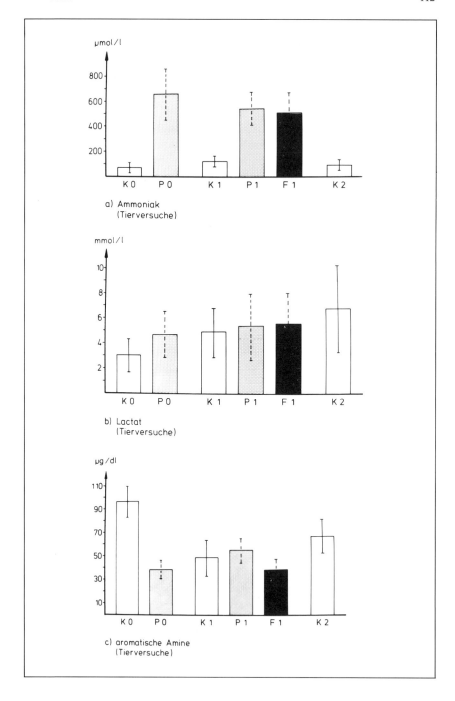

a) Ammoniak
(Tierversuche)

b) Lactat
(Tierversuche)

c) aromatische Amine
(Tierversuche)

*Tabelle I.* Mittelwerte der Messungen an 10 Patienten

| x̄ ± SD | Ammoniak µmol/l | Lactat mmol/l | Freie aromatische Amine µg/dl |
|---|---|---|---|
| K0 | 43,0 ± 12,4 | 1,77 ± 0,88 | 43,6 ± 8,3 |
| K1 | 67,2 ± 29,0 | 2,80 ± 1,40 | 41,9 ± 9,0 |
| K2 | 54,4 ± 15,7 | 3,29 ± 1,26 | 38,4 ± 4,6 |
| K3 | 41,8 ± 15,9 | 3,79 ± 1,02 | 44,0 ± 4,6 |
| P1 | 169,2 ± 19,6 | 3,11 ± 1,71 | 46,2 ± 6,6 |
| P2 | 188,6 ± 34,8 | 3,37 ± 1,24 | 44,9 ± 4,7 |
| F1 | 146,4 ± 20,1 | 2,43 ± 0,52 | 36,9 ± 5,8 |
| F2 | 155,0 ± 24,9 | 2,96 ± 0,72 | 37,7 ± 4,8 |
| Fges* | 943,2 ± 358,5 | 16,57 ± 5,66 | 234,4 ± 89,2 |

* Menge im Gesamtfiltrat (µmol bzw. mmol bzw. µg)

## Diskussion

Unter der Vorstellung, daß eine der wesentlichen Ursachen der hepatischen Enzephalopathie in der unzureichenden oder fehlenden Entgiftungsfähigkeit der Leber liegt, sollte die portokavale Hämofiltration als Modell einer lokalen Detoxifikation am Ort der Toxinkonzentration geprüft werden. Dabei spielen Blut- und Filtratfluß neben der Höhe der Konzentration im Serum vor dem Filter eine große Rolle.

Bei den Tierversuchen fanden wir im Portalblut einen mehr als dreifach höheren Ammoniakspiegel im Vergleich zu den Daten bei den Patienten. Dennoch wurde keine dreimal so hohe Elimination von Ammoniak erreicht, sondern mit 1527 mmol/h etwa das Doppelte der 716 mmol/h bei den Patienten. Dies ist auf die höhere Filtrationsrate zurückzuführen, die bei den Patienten erreicht wurde. Somit bestimmen Membranmaterial, Blutfluß bzw. Filtratfluß sowie die Konzentration des Toxins vor dem Filter im wesentlichen die Effektivität des Verfahrens.

Für Lactat konnte mit 12,4 mmol Lactat/h fast die Extraktion erreicht werden, die für die menschliche Leber im Postabsorptionszustand mit 15,8 mmol/Lactat/h gefunden wurde [12]. Der Anstieg des Lactats im

*Abb. 2. a–c.* Das Verhalten der Plasmaspiegel von Ammoniak, Lactat und freien aromatischen Aminen im Tierversuch.

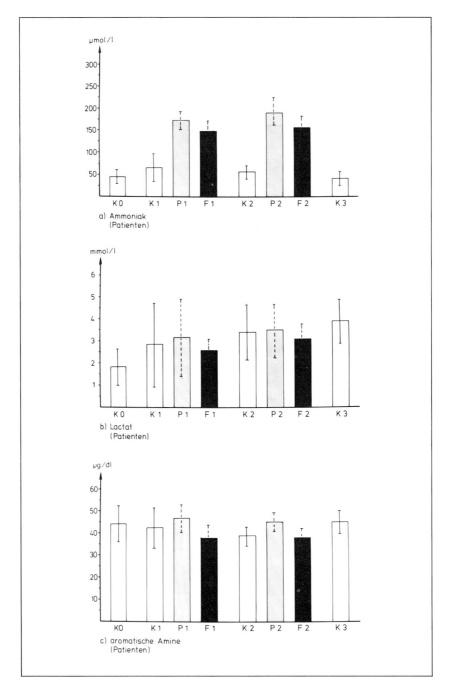

a) Ammoniak
(Patienten)

b) Lactat
(Patienten)

c) aromatische Amine
(Patienten)

Blut nach Beendigung der isolierten Perfusion dürfte dabei nur zum Teil auf eine mangelhafte Stoffwechselleistung der Leber im Anschluß an die hochdosierte Behandlung mit Zytostatika zurückzuführen sein. Vielmehr kann er auch aus einer zusätzlichen Lactatfreisetzung durch die Leber selbst bestehen, beispielsweise als Folge einer relativen Hypoxie [6, 10].

Bezüglich der freien aromatischen Amine können nur Aussagen für die gesamte Stoffklasse gemacht werden, da eine differenzierte und chromatographische Aufteilung nicht erfolgte. Auch hier zeigte sich, daß durch die Filtration eine Elimination von freien aromatischen Aminen erreicht werden konnte (eine gute Dialysierbarkeit aromatischer Amine ist bekannt) [9].

Zu bemerken ist hierbei jedoch, daß bei unseren Daten ein erhöhter Spiegel freier aromatischer Amine im Portalblut zumindest bei Hunden nicht nachgewiesen werden konnte. Bei den Patienten konnte ein höherer Pfortaderblutspiegel gefunden werden, was mit der postulierten Entstehung freier aromatischer Amine aus dem Aminosäurestoffwechsel der Darmflora in Einklang zu bringen wäre.

Bei unseren Versuchen konnte weder in Tierexperimenten noch bei den Patienten während oder nach der anhepatischen Phase eine Aminosäurenkonstellation gefunden werden, die dem von *Soeters* und *Fischer* [11] gefundenen Muster entspräche. Wir beobachteten statt dessen ein Ansteigen der Konzentration aller gemessenen Aminosäuren. Dieses Bild entspricht damit eher dem Modell eines toxischen Leberschadens (z. B. mit Tetrachlorkohlenstoff oder 2,4-Dimethylnitrosamin) [5]. Daneben sind sicher die typischen Konzentrationsanstiege der verzweigtkettigen Aminosäuren Valin, Leucin und Isoleucin im Postaggressionsstoffwechsel mit zu beachten [2]. Insofern sind die verschiedenen Faktoren zu berücksichtigen, die das Plasmaaminosäuremuster der Patienten während und nach einer isolierten Leberperfusion verändern. Eine qualitative Veränderung des Aminosäurespektrums ist von der Hämofiltration nicht zu erwarten, da durch den reinen Vorgang der konvektiven Filtration keine Selektion stattfindet; die Aminosäuren werden vielmehr quantitativ anteilig ihrer Konzentration im Serum reduziert.

Abschließend ist zu sagen, daß die portokavale Hämofiltration als Modell einer lokalen Detoxifikation dienen kann. Dieses Prinzip kann

*Abb. 3. a–c.* Plasmaspiegel von Ammoniak, Lactat und freien aromatischen Aminen beim Patienten.

auch an anderer Stelle eingesetzt werden. Bei der intraarteriellen Chemotherapie befindet es sich zur Reduktion systemischer Zytostatikaspiegel bereits im klinischen Versuch.

## Literatur

1   Capocaccia, L.; Cangiano, C.; Cascino, A.; Calcaterra, V.; Cardelli, P.; Fanelli, F. R.: Influence of phenylethanolamine on octopamine plasma determination in hepatic encephalopathy. Clinica chim. Acta *93:* 371 (1979).

2   Dölp, R.; Ahnefeld, F. W.; Schmitz, E.: Klinische Untersuchungen über die Konzentration freier Aminosäuren im Plasma und Urin im Postaggressionsstoffwechsel. Infusionstherapie *5:* 241 (1978).

3   Faraj, B. A.; Farouk, M. A.; Ausley, J. D.; Malveaux, E. J.: Decarboxilation to tyramine: An important route of tyrosine metabolism in dogs with experimental hepatic encephalopathy. Gastroenterol. *75:* 1041 (1978).

4   Fischer, J. E.; Funovics, J. M.; Aguirre, A.; James, J. H.; Keane, J. M.; Wesdorp, R. I. C.; Yoshimura, N.; Westman, T.: The role of plasma amino acids in hepatic encephalopathy. Surgery *78:* 276 (1975).

5   Holm, E.: Behandlungen mit Aminosäuren bei hepatischer Enzephalopathie (Fischer, Stuttgart 1976).

6   Kreisberg, R. A.: Lactate homeostasis and lactic acidosis. Ann. intern. Med. *92:* 227 (1980).

7   Manghani, K. K.; Lunzer, M. R.; Billning, B. H.; Sherlock, S.: Urinary and serum octopamine in patients with portalsystemic encephalopathy. Lancet *ii:* 943 (1975).

8   McDermott, W. V. Jr.; Barnes, B. A.; Nardi, G. L.; Ackroyd, F. W.: Postshunt encephalopathy. Surgery Gynec. Obstet. *126:* 585 (1968).

9   Morgan, R. E.; Morgan, J. M.: Plasma levels of aromatic amines in renal failure. Metabolism *6:* 179 (1966).

10  Park, R.; Arieff, A. J.: Lactic acidosis. Adv. internal Med. *25:* 33 (1980).

11  Soeters, P. B.; Fischer, J. E.: Insulin, glucagon, aminoacid imbalance, and hepatic encephalopathy. Lancet *ii:* 880 (1976).

12  Wahren, J.; Felig, P.; Ahlborg, G.; Jorefeld, L.: Glucose metabolism during leg exercise in man. J. clin. Invest. *50:* 2715 (1971).

13  Wolpert, E.; Philipps, S. F.; Summerskill, W. H. J.: Transport of urea and ammonia production in the human colon. Lancet *ii:* 1387 (1971).

14  Young, D. S.; Wootton, D. P.: Conjugation of aromatic amines in renal failure. Clinica chim. Acta *22:* 403 (1968).

15  Zieve, L.: In Popper, Schaffner (eds.), Hepatic encephalopathy: Summary of present knowledge with an elaboration on recent developments, p. 327 (Grune & Stratton, New York 1979).

Dr. med. J. C. Tonn, Zentrum für Neurochirurgie der Justus-Liebig-Universität Gießen, Klinikstraße 29, D-6300 Gießen (BRD)

Beitr. Onkol., vol. 21, pp. 117–131 (Karger, Basel 1985)

# Hypertherme Zytostatika-Perfusion (Extremitäten/Leber/Ganzkörper): Einfluß auf Hämodynamik und Gasaustausch

*A. Brähler, H. Müller, C. Schumacher, G. Hempelmann*

Abteilung für Anästhesiologie und operative Intensivmedizin, Justus-Liebig-Universität, Gießen, BRD

*Einleitung*

Durch den Einsatz neuer chirurgischer Techniken wird auch der Anästhesist mit besonderen Problemen bei der Narkoseführung konfrontiert.

Neben der chirurgischen Malignomtherapie im engeren Sinne, d. h. der Exzision oder Verkleinerung eines Primärtumors, wurden in den letzten Jahren invasive Methoden entwickelt, mit denen auch eine bereits eingetretene Metastasierung, z. B. durch isolierte Perfusion von Körperteilen bzw. befallenen Organen mit extrem hohen Zytostatikadosen, angegangen werden kann [2, 4, 20]. Durch gleichzeitige Gabe von Zytostatika und Anwendung von Hyperthermie mittels extrakorporaler Zirkulation erwartet man sich einen verbesserten Effekt an der Tumorzelle [14, 20, 22]. Die Verfahren der isolierten Organperfusion über eine Kanülierung regionaler Gefäße [1, 2, 4] sowie die hypertherme Zytostatikaperfusion des Gesamtkörpers setzen in aller Regel eine Anästhesie voraus [5, 11, 22].

Bei derartigen Eingriffen werden umfangreiche Überwachungsmaßnahmen erforderlich, da bei den verschiedenen Formen der hyperthermen Zytostatikaperfusion eine Reihe von schwerwiegenden Veränderungen vitaler Funktionen zu erwarten sind:

1. Einflüsse auf Makro- und Mikrozirkulation,
2. metabolische Entgleisungen und Störungen des Gasaustausches,
3. systemische Effekte hoher Zytostatikadosen.

Die zuerst genannten, zum Teil nicht zu trennenden Reaktionen auf extrakorporale Zirkulation und Hyperthermie (z. B. Temperaturerhöhung bewirkt Kreislaufstimulation; Durchblutungsstörungen bewirken Azidose) entwickeln sich akut. Über Sofortreaktionen auf «high dose» Zytostatse liegen aber nur wenig Erfahrungen vor [18]. Immerhin sind rasch einsetzende kardiotoxische Nebenwirkungen bei bestimmten Zytostatika beschrieben worden [8, 12, 15]; auch sind Störungen des Wasser- und Elektrolythaushaltes, der Temperaturregulation [3, 17, 22] und des Stoffwechsels bekannt [14, 22]. Der überwiegende Teil der für diese Verfahren in Frage kommenden Patienten ist zudem seit längerer Zeit zytostatisch vorbehandelt. Weiterhin muß der durch die Grunderkrankung stark reduzierte Allgemeinzustand mit in Betracht gezogen werden.

Ziel unserer Untersuchungen war es, die durch verschiedene Formen der hyperthermen Zytostatikaperfusion ausgelösten Einflüsse auf den Narkoseverlauf zu erfassen und gegebenenfalls zu differenzieren.

Die Untersuchungen wurden an Patienten durchgeführt, die sich einer Beinperfusion, einer Leberperfusion oder einer Ganzkörperhyperthermie unterziehen mußten. Zur Erfassung hämodynamischer Parameter wurden ein zentralvenöser Zugang und ein pulmonalarterieller Katheter nach Swan-Ganz gelegt sowie eine A.radialis punktiert. Aus den gemessenen Größen systolischer Blutdruck ($P_s$), diastolischer Blutdruck ($P_d$), Herzfrequenz (HR), systolischer Pulmonalarteriendruck ($PAP_s$), diastolischer Pulmonalarteriendruck ($PAP_d$), zentralvenöser Druck (CVP), pulmonalkapillärer Druck (PCP) und Herzzeitvolumen (CO) wurden die folgenden Werte errechnet:

Arterieller Mitteldruck ($\bar{P}$ art), Herzindex (CI), Schlagvolumen (SV), Schlagindex (SI), Pulmonalarterienmitteldruck ($\bar{P}\bar{A}\bar{P}$), peripherer Kreislaufwiderstand (TSR), Gesamt-Lungenstrombahnwiderstand (TPR), linksventrikulärer Schlagarbeitsindex (LVSWI), rechtsventrikulärer Schlagarbeitsindex (RVSWI), Cardiac Effort (CE), Tension-Time-Index nach Bretschneider ($TTI_B$), Triple Index (TI).

Zu den entsprechenden Zeitpunkten wurde aus der A.radialis eine arterielle und aus der A.pulmonalis eine gemischt-venöse Blutgasanalyse entnommen. Aus diesen Blutgaswerten, dem Hämoglobin (Hb) und den hämodynamischen Parametern wurden weiterhin errechnet: Arteriovenöse Sauerstoffdifferenz ($AVDO_2$), Gesamtsauerstoffverbrauch ($\dot{V}O_2$), arterieller Sauerstoffgehalt ($C_aO_2$), venöser Sauerstoffgehalt ($C_vO_2$), Sauerstoffextraktion ($O_2$ ext.), Sauerstoffangebot ($O_2$ av.) und intrapulmonaler Rechts-Links-Shunt ($Q_s/Q_T$).

Neben weiteren Laborparametern (Hämatokrit, Elektrolyte und Blutzucker) wurden die gegebenen Substitutionsmengen von Elektrolytlösungen, Plasmaexpandern und Blut registriert. Als Maß für die Bikarbonatsubstitution und damit für den Azidoseausgleich diente der Base Excess.

## Material und Methoden

### Beinperfusion

Bis zum heutigen Zeitpunkt wurden von uns 320 Extremitätenperfusionen anästhesiologisch betreut, von denen 12 Beinperfusionen den oben erwähnten detaillierten Untersuchungen unterzogen wurden.

Als Narkoseverfahren verwendeten wir dabei die Periduralanästhesie (PDA) mit kontrollierter Lachgas-Sauerstoff-Beatmung und Relaxation (PDA: 5 + 15 ml Bupivacain 0,5%; Intubation mit Etomidate oder Thiopental und Succinylcholin, kontrollierte Beatmung mit $N_2O/O_2$ 1:1; Relaxierung mit Pancuroniumbromid, Sedierung durch eine einmalige Dosis eines Benzodiazepins). Die Messungen erfolgten zu folgenden Zeitpunkten: Vor der Perfusion, 10, 20, 30, 40, 50 min nach Perfusionsbeginn, unmittelbar nach Perfusionsende (Perfusionsdauer 60 min) und am Ende der Operation. Dem Perfusat (Temperatur 40–41 °C) wurden folgende Medikamente allein oder in Kombination zugesetzt: Melphalan, Actinomycin C + D, Mustargen, Dacarbazine, Cisplatin [1, 3, 20]. Im Mittel wurden 600 ml/h kristalloide Lösungen, 40 ml/h kolloidale Lösungen sowie 2 Erythrozytenkonzentrate während des Eingriffs gegeben.

### Leberperfusion

Die Leberperfusion wurde bisher nach dem von *Aigner* et al. angegebenen Verfahren [2] 35mal bei uns durchgeführt. Von diesen wurden auch 12 Patienten dem ausführlichen Monitoring unterzogen. Bei diesem Eingriff wählten wir die hochdosierte Opiatnarkose unter gleichzeitiger kontrollierter Beatmung mit Lachgas und Sauerstoff (1:1) als standardisiertes Narkoseverfahren (Intubation mit Etomidate oder Thiopental und Succinylcholin, kontrollierte Beatmung mit $N_2O/O_2$ 1:1, Relaxierung mit Pancuroniumbromid). Die Messungen erfolgten nach Narkoseeinleitung, 10, 20, 30, 40, 50 min nach Perfusionsbeginn, sofort nach Perfusionsende (Perfusionsdauer 60 min) und am Ende der Operation. Dem Perfusat (Temperatur 40–41 °C) wurde 5-Fluorouracil (5-FU) oder Fluoroblastin zugesetzt. Im Durchschnitt wurden 600 ml/h kristalloide Lösungen, 120 ml/h kolloidale Lösungen und 4 Erythrozytenkonzentrate während des Eingriffs infundiert [2].

### Ganzkörperhyperthermie

Unsere Erfahrungen mit der hyperthermen Ganzkörperperfusion beschränken sich bisher auf zwei Anwendungen im Abstand von einem Monat bei einem Patienten, wobei ebenfalls eine hochdosierte Opiatanalgesie mit kontrollierter Beatmung durchgeführt wurde

(Intubation mit Thiopental, Succinylcholin, Beatmung mit $N_2O/O_2$ 1:1, Relaxierung mit Pancuroniumbromid). Die Messungen erfolgten vor und nach Kanülierung der verschiedenen Gefäße (A. femoralis, V. femoralis [3, 13]) bei 37 °C, 38 °C, 39 °C, 40 °C und 41 °C nach 30, 60, 120 und 180 min bei Maximaltemperatur (~ 41,5 °C) sowie pro Grad Temperaturabfall bis zur Abkühlung auf Normaltemperatur. Perfundiert wurde mit 5-Fluorouracil (5-FU). Durchschnittlich wurden 800 ml/h kristalloide Lösungen, 250 ml/h kolloidale Lösungen und 5 Erythrozytenkonzentrate während des Gesamteingriffs infundiert.

*Ergebnisse*

Beinperfusion

Die hämodynamischen Ausgangsparameter lagen bei allen Patienten im Normalbereich. Bei den Beinperfusionen fielen der systolische und diastolische Blutdruck um ca. 15 % ab, ohne am Operationsende den Ausgangswert wieder zu erreichen. Die Herzfrequenz stieg bei Perfusionsbeginn nur gering, nach 40 min Perfusionsdauer um 15 % (Abb. 1). Um ca. 8 % fiel das Herzzeitvolumen und damit auch der Cardiac Index ab (Abb. 2). Der Pulmonalarterienmitteldruck fiel bei Perfusionsbeginn gering ab, stieg aber dann während der Perfusion kontinuierlich um ca. 15 % über den Ausgangswert an (Abb. 1). Deutlicher verändert sich das Schlagvolumen und damit auch der Schlagindex; beide Werte fallen in den ersten 40 min der Perfusion bis maximal 20 % ab, erreichen allerdings am Operationsende nicht ganz das Ausgangsniveau (Abb. 2). Ein unterschiedliches Verhalten zeigen die Gefäßwiderstände während der Perfusion: Der systemische Widerstand bleibt nahezu unverändert, der Gesamt-Lungenstrombahnwiderstand steigt dagegen um 50 % an und zeigt fast keine weiteren Veränderungen bis zum Operationsende (Abb. 3). Auch der pulmonalkapillare Druck fällt initial um ca. 15 % ab, normalisiert sich aber nach Dekanülierung wieder. Sofort nach Kanülierung der Gefäße und Perfusionsbeginn fallen die beiden Arbeitsindizes um 20 % unter den Ausgangswert. Während der linksventrikuläre Arbeitsindex sich erst nach Dekanülierung normalisiert, stabilisiert sich der rechtsventrikuläre Arbeitsindex noch unter der Perfusion und steigt nach Entfernung der Kanüle um 30 % über das Ausgangsniveau an. Der Triple Index zeigt den größten Abfall (20 %) bei Kanülierung und Dekanülierung der Gefäße. Unter der Perfusion bleibt er stabil (Abb. 4).

Der Hämoglobingehalt ist während der Perfusion um ca. 20 % erniedrigt und erreicht den Ausgangswert auch am Operationsende trotz

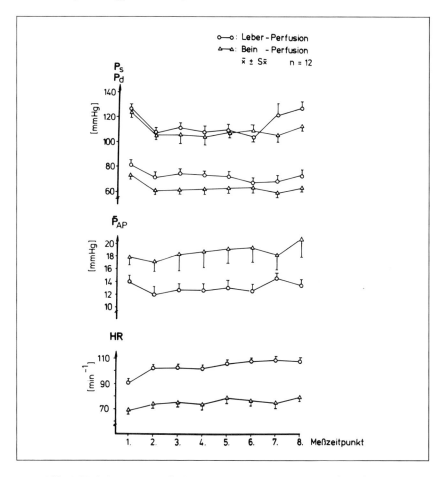

*Abb. 1.* Verhalten von systolischem und diastolischem Blutdruck ($P_s$, $P_d$), Pulmonalar-terienmitteldruck ($\bar{P}\bar{A}\bar{P}$) und Herzfrequenz (HR) bei Leber- und Beinperfusion.

Transfusion von im Mittel zwei Erythrozytenkonzentraten nicht. Während der Perfusion ist die arteriovenöse Sauerstoffdifferenz stabil, erst zum Ende des Eingriffs hin steigt sie um 10 % an. Zu Perfusionsbeginn erhöht sich die Gesamtsauerstoffaufnahme um 15 %, sinkt unter der Perfusion maximal 10 % unter das Ausgangsniveau und steigt nochmals nach Kanü-lenentfernung um ca. 18 % an. Einem initialen Anstieg der Sauerstoffex-traktion von 20 % folgt eine Stabilisierung auf diesem Niveau im weiteren Verlauf (Abb. 5). Unter Perfusionsbedingungen beträgt der pulmonale Rechts-Links-Shunt ca. 10 %.

Leberperfusion

Verändern sich die Parameter bei der Beinperfusion zum Teil nur diskret, so zeigen sich bei der Leberperfusion doch deutliche Unterschiede. Systolischer und diastolischer Blutdruck fallen während der Perfusion um 15 % ab. Am Ende des Eingriffs liegen meist wieder normale Druckverhältnisse vor. Nach Kanülierung der großen Gefäße erhöht sich die Herzfrequenz um 10 % und steigt im weiteren Verlauf nochmals um 8 % kontinuierlich an. Einen mäßigen Abfall (15 %) zu Beginn des Eingriffs findet man beim Pulmonalarterienmitteldruck, der sich im weiteren Verlauf jedoch normalisiert (Abb. 1). Noch während der Kanülierung sinkt das Herzzeitvolumen um fast 30 % ab und liegt sofort nach Dekanülierung auf dem Ausgangsniveau oder gering darüber. Das Schlagvolumen

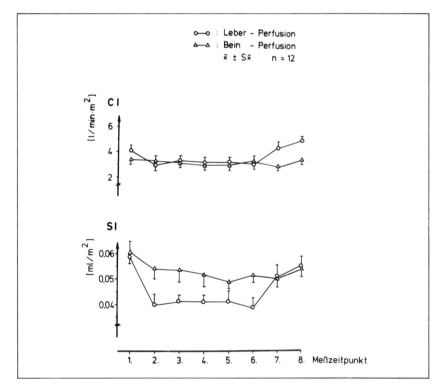

*Abb. 2.* Veränderungen des Cardiac Index (CI) und des Schlagindex (SI) bei der Bein- und Leberperfusion.

und der Schlagindex zeigen ein ähnliches Verhalten wie der Cardiac Index, nur beträgt der Abfall hier 40% (Abb. 2). Einem Anstieg von 40% beim systemischen Widerstand und von 28% beim Gesamt-Lungenstrombahnwiderstand bei Perfusionsbeginn stehen am Perfusionsende fast Normalwerte gegenüber (Abb. 3). Der pulmonalkapillare Druck erreicht hier maximal 22%. Links- und rechtsventrikulärer Arbeitsindex fallen sofort nach Kanülierung um 45% ab. Unter der Perfusion sinkt der linksventrikuläre Arbeitsindex nochmals um ca. 8%, während sich der rechtsventrikuläre Arbeitsindex in dieser Phase um ca. 10% erhöht. Beide Parameter erreichen am Operationsende wieder das Ausgangsniveau. Auch der Triple Index fällt hier um 22% ab, steigt aber nach der Perfusion ca. 20% über den Ausgangswert an (Abb. 4).

Eine nur geringe Abnahme zeigt der Hämoglobingehalt. Unter der Perfusion erhöht sich die arteriovenöse Sauerstoffdifferenz um ca. 20%, danach erfolgt die Normalisierung. Der Gesamtsauerstoffverbrauch wird

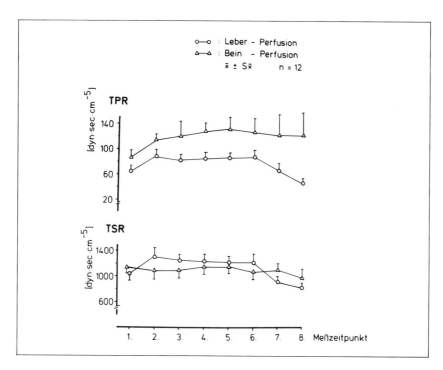

*Abb. 3.* Widerstandsänderung im großen (TSR) und im kleinen Kreislauf (TPR) bei bein- und leberperfundierten Patienten.

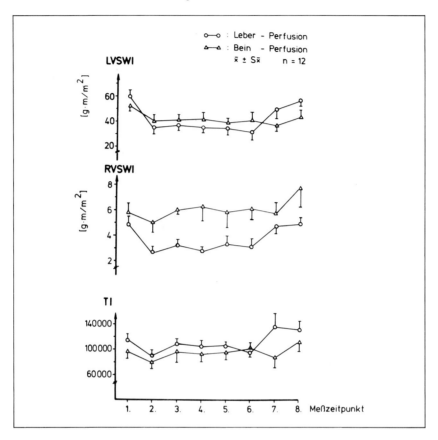

Abb. 4. Veränderungen des linksventrikulären (LVSWI) und rechtsventrikulären Schlagarbeitsindex (RVSWI) sowie des Triple Index (TI) bei Leber- und Beinperfundierten.

nach Ausschaltung der Leber um ca. 20% reduziert, er steigt am Operationsende um 30% an. Die Sauerstoffextraktion steigt initial um 20% an, erreicht aber im Vergleich zu den Beinperfusionen fast wieder den Ausgangswert (Abb. 5). Der pulmonale Rechts-Links-Shunt steigt unter Perfusionsbedingungen auf 12% an und liegt nach der Perfusion noch bei 5%.


Hypertherme Ganzkörperperfusion

   In der Aufwärmphase der hyperthermen Ganzkörperperfusion nimmt der arterielle Mitteldruck um 15% ab, liegt dann aber nach der

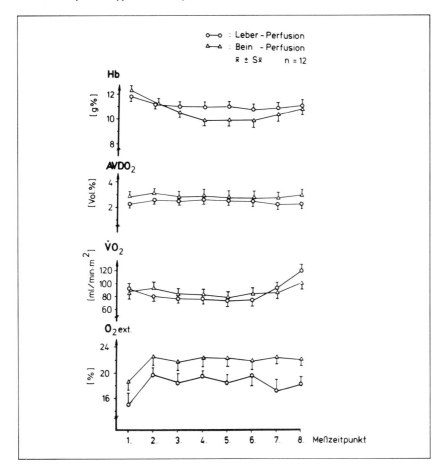

*Abb. 5.* Vergleich von Hämoglobingehalt (Hb), arteriovenöser Sauerstoffdifferenz (AVDO₂), Gesamtsauerstoffaufnahme (V̇O₂) und Sauerstoffextraktion (O₂-ext.) unter der Perfusion.

Perfusion 25% über dem Ausgangsniveau. Während der hyperthermen Phase erhöht sich die Herzfrequenz um 90% und liegt auch nach dem Eingriff bei 70% höheren Werten. Schon bei 37°C steigt das Herzzeitvolumen um 125%, erreicht maximal 200% während der Hyperthermie und liegt bei Normaltemperatur noch 25% über dem Ausgangswert. Eine Reduzierung um 40% sieht man auch beim Pulmonalarterienmitteldruck, der jedoch nach der Aufwärmphase um 30% ansteigt. Der systemische Widerstand und der Gesamt-Lungenstrombahnwiderstand zeigen ihren maximalen Abfall (60% und 80%) gleich zu Perfusionsbeginn. Während der Hyperthermie stabilisieren sich beide Parameter und erreichen bei Normaltemperatur fast wieder den Ausgangswert. Beim Aufwärmen erhöht sich der linksventrikuläre Arbeitsindex um 60%, sinkt dann aber kontinuierlich ab. Der rechtsventrikuläre Arbeitsindex fällt bei 38 °C um 40% ab, steigt aber in der hyperthermen Phase 20% über das Ausgangsniveau an, das bei Normaltemperatur wieder erreicht wird. Bis 38 °C bleibt die Gesamtsauerstoffaufnahme konstant, steigt dann jedoch um

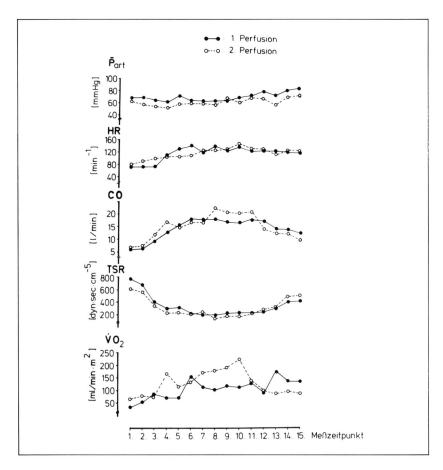

*Abb. 6.* Verhalten von arteriellem Mitteldruck ($\bar{P}$ art), Herzfrequenz (HR), peripherem Kreislaufwiderstand (TSR) und Gesamtsauerstoffaufnahme ($\dot{V}O_2$) bei der Ganzkörperhyperthermie.

220% an und fällt bei konstanter Maximaltemperatur gegen Ende fast auf den Normalwert zurück (Abb. 6). Während der Hyperthermie erhöht sich der Triple Index auf 300% des Ausgangswertes. Die Sauerstoffextraktion steigt zunächst um 30% an, fällt aber im weiteren Verlauf 20% unter Ausgangsniveau. In der Aufwärmphase nimmt der pulmonale Rechts-Links-Shunt 10% ab und beträgt im weiteren Verlauf ca. 5%.

Die bei allen Perfusionen vorhandene, zum Teil massive Azidose tritt bei den Beinperfusionen vorwiegend nach Dekanülierung auf. Der Ausgleich erfolgte mit ca. 3 mval/kg KG Natriumbikarbonat, bei den Leberperfusionen und der Ganzkörperhyperthermie war schon während der Perfusion ein Azidoseausgleich notwendig. Hier waren im Durchschnitt 4,5 mval/kg KG Natriumbikarbonat erforderlich.

## Diskussion

Bei allen von uns durchgeführten Untersuchungen konnte kein eindeutiger Zusammenhang zwischen hämodynamischer Reaktion und Zytostatikaapplikation nachgewiesen werden.

Die wesentlichen Veränderungen bei Extremitäten- und Leberperfusion treten am Perfusionsbeginn und am Perfusionsende, also bei Kanülierung bzw. Dekanülierung der Gefäße auf. Während der Perfusion kommt es bei beiden Perfusionsformen zu einer Phase der Stabilisierung von Hämodynamik und Gasaustausch. Gemeinsam führen beide Verfahren durch Isolierung der Extremität bzw. der Leber zu einem Blutdruckabfall, einem verminderten Herzzeitvolumen sowie einem deutlich reduzierten Schlagvolumen bei nur mäßigem Abfall des zentralvenösen Druckes [5, 11]. Die spezifischen Unterschiede – mehr oder weniger stark ausgeprägt – sollen hier nochmals zusammengefaßt werden, beginnend mit der Extremitätenperfusion.

Durch die Reduktion des zirkulierenden Blutvolumens kommt es zu einer Entlastung des großen Kreislaufs und damit zum Abfall des peripheren Gefäßwiderstandes und des linksventrikulären Arbeitsindex [23]. Die Abnahme des peripheren Widerstandes ist sicherlich nicht ausschließlich der Periduralanästhesie anzulasten, da dieser Effekt auch bei alleiniger Neuroleptanästhesie auftritt [11]. Wir wählten dieses kombinierte Anästhesieverfahren (PDA + Opiat-Anästhesie) besonders wegen der verbesserten intraoperativen peripheren Perfusion (verbesserter Zytostatikaantransport) und wegen der sehr guten postoperativen Schmerzbekämpfung.

Während der Perfusion steigen der Pulmonalarteriendruck, der Gesamt-Lungenstrombahnwiderstand sowie der rechtsventrikuläre Arbeitsindex kontinuierlich an, was als Zeichen einer vermehrten Rechtsherzbelastung gewertet werden kann. Der kontinuierliche Hämoglobinabfall hat seine Ursachen in der nicht unerheblichen Hämodilution und dem Blutverlust. Nach der Perfusion wird dieser Abfall mit Erythrozytenkonzentraten ausgeglichen. Das Sauerstoffangebot, der arterielle und gemischtvenöse Sauerstoffgehalt fallen und steigen mit dem Hämoglobingehalt. Durch die Extremitätenisolierung nehmen der Gesamtsauerstoffverbrauch und die arteriovenöse Sauerstoffdifferenz ab [22]. In gleichem Maße, wie das Hämoglobin und damit auch das Sauerstoffangebot abfallen, steigt die Sauerstoffextraktion kompensatorisch an. Am Perfusionsende und besonders nach Dekanülierung kommt es zu einer durch den vermehrten Anfall saurer Metaboliten bedingten Azidose und zu einem $CO_2$-Anstieg im arteriellen und gemischtvenösen Blut.

Die isolierte Leberperfusion zeigt deutliche Parallelen zur Beinperfusion. Zwar sind bei der Leberperfusion, bedingt durch den Ausfall der Leber als zentralem Stoffwechselorgan und als wichtigem Volumenspeicher, einige Veränderungen stärker ausgeprägt, liegen aber trotzdem noch im physiologischen Grenzbereich [23]. Auffallend ist jedoch, daß bei einigen Parametern die Ausgangswerte gegenüber dem Kollektiv mit Beinperfusion deutlich erhöht sind [18]. Die von uns untersuchten Patienten (Leberperfusion) waren vor dem Eingriff unterschiedlich lange mit Zytostatika therapiert. Inwieweit hierbei z. B. myokardiale Schäden eingetreten sind, läßt sich im Einzelfall nicht verifizieren [6, 19, 21, 25]. Im Gegensatz zu den Patienten mit Beinperfusion ist bei diesem Kollektiv von einem stark reduzierten Allgemeinzustand auszugehen.

Die bei der Leberperfusion auftretenden hämodynamischen Veränderungen beruhen sicherlich auf einer Beeinflussung des venösen Rückstroms durch die Kanülierung der unteren Hohlvene. Nach Dekanülierung normalisieren sich diese Parameter wieder.

Bei Perfusionsbeginn fallen die Arbeitsindizes sowie der Triple Index zum Teil erheblich ab. Um hier zu kompensieren, steigen der periphere Widerstand, der Lungenstrombahnwiderstand sowie die Herzfrequenz deutlich an. Nach Kanülierung nimmt der Rechts-Links-Shunt ab, steigt aber während der Perfusion wieder langsam an [7, 13]. Während des Kanülierens der großen Gefäße kann es zu einem mehr oder weniger stark ausgeprägten Blutverlust kommen, den es durch frühzeitige Substitution mit Blut, Plasmaexpandern und kristalloiden Lösungen zu vermeiden gilt.

Das Sauerstoffangebot sinkt während der Perfusion um 30% ab, die Sauerstoffextraktion steigt in gleichem Maße an. Andere vom Hämoglobin abhängige Größen sinken nur geringfügig ab. Daß die Leber durch ihre Stoffwechselaktivität sehr viel Sauerstoff verbraucht, zeigt sich in der Abnahme der Gesamtsauerstoffaufnahme um 20%. Bei den blutchemischen Parametern spielt sicherlich die immer vorhandene metabolische Azidose, bedingt durch die anhepatische Phase, eine wesentliche Rolle. Die Azidose ist eine der Ursachen für die hämodynamischen Veränderungen, da sie die Mikrozirkulation des Gesamtorganismus, insbesondere aber die Lungenstrombahn, beeinflußt. Aus Schockstudien ist ein Zusammenhang zwischen Azidose und pulmonalem Widerstand bekannt [9, 10, 17, 18].

Bei der Ganzkörperhyperthermie treten die wesentlichen Veränderungen in der Aufwärmphase und im Steady-state der Hyperthermie (bei 41,0–41,5°C) auf. Die in der Aufwärmphase auftretenden hämodynamischen und metabolischen Veränderungen sind Ausdruck der physiologischen Adaptation an die Temperaturerhöhung. In der Aufwärmphase fällt vor allem der massive Abfall des Gefäßwiderstandes im großen und kleinen Kreislauf auf. Als Kompensation kommt es zu exzessiven Erhöhungen der Herzfrequenz, des Herzzeitvolumens und des Schlagvolumens. Diese Veränderungen sind wohl Ausdruck eines vermehrten Wärmeabtransportes, bei dem die Vasodilatation im Vordergrund steht [22, 23]. Auch die Arbeitsindizes verändern sich zu diesem Zeitpunkt ganz erheblich. Die Sauerstoffaufnahme verdoppelt sich, die Sauerstoffextraktion nimmt um 30% zu, der pulmonale Rechts-Links-Shunt vermindert sich um 10%. In der Phase der maximalen Hyperthermie tritt eine hämodynamische Stabilisierung ein. Herzfrequenz und Herzzeitvolumen steigen jedoch weiter an wie auch die Arbeitsindizes und der Triple Index. Dies spricht für einen erhöhten Sauerstoffverbrauch, besonders des Herzens [14, 20, 22]. Als Ausdruck der Stoffwechselerhöhung kann man den auf das Dreifache ansteigenden Gesamtsauerstoffverbrauch ansehen. Die im letzten Drittel der Hyperthermie plötzlich auftretende Reduktion des Sauerstoffverbrauchs könnte eine beginnende Stoffwechselentgleisung andeuten, da es zu diesem Zeitpunkt zu einer vermehrten Azidose kommt. Diese metabolischen Veränderungen setzen ein ausreichend hohes Sauerstoff- und Energieangebot voraus. In der Hyperthermiephase nimmt der pulmonale Rechts-Links-Shunt um ca. 15% zu.

Bei allen Perfusionsformen zeigen sich deutliche Einflüsse auf die Makro- und Mikrozirkulation durch Volumenverschiebung, bedingt durch die extrakorporale Zirkulation und die Hyperthermie [7, 14, 17]. Parallel hierzu kommt es zu metabolischen Entgleisungen unterschiedlichen Ausmaßes sowie zu Gasaustauschstörungen während der hyperthermen Phase. Wie weit die extrem hohen Zytostatikadosen im Perfusat und die anschließenden Restspiegel im weiteren Verlauf eine Rolle spielen, läßt sich aus diesen Untersuchungen nicht ersehen. Bekannt ist jedoch, daß alle verwendeten Zytostatika sowohl kardiotoxische als auch metabolische Veränderungen im Körper hervorrufen [12, 15, 19, 24]. Alle Perfusionen, besonders die Leberperfusion und die Ganzkörperhyperthermie, gehen mit einer erheblichen Belastung für Kreislauf und Stoffwechsel einher. Da diese Änderungen schnell auftreten [5, 13, 24], ist ein engmaschiges Monitoring erforderlich. Dies gilt in besonderem Maße für kardial und pulmonal vorgeschädigte Patienten, besonders dann, wenn eine systemische Zytostase vorausgegangen ist.

## Literatur

1 Aigner, K.; Hild, P.; Hundeiker, M.: Neue Entwicklungen in der isolierten Extremitätenperfusion. Z. Hautkr. *57:* 1044 (1982).

2 Aigner, K.; Schwemmle, K.: Die isolierte Leberperfusion; in Eigler, Gross (eds.), Ergebnisse der Chirurgischen Onkologie, p. 6 (Enke, Stuttgart 1983).

3 Schwemmle, K.; Aigner, K.: Recent results in cancer research, vol. 86: Vascular perfusion in cancer therapy (Springer, Berlin, Heidelberg 1983).

4 Aust, J. B.; Ausmann, R. K.: The technique of liver perfusion. Cancer Chemother. Rep. *10:* 23 (1960).

5 Biscoping, J.; Mikus, F.; Hempelmann, G.: Recent results in cancer research, vol. 86: Anesthesia for isolated liver perfusion in man (Springer, Berlin, Heidelberg 1983).

6 Deglin, S. M.; Deglin, J. M.; Chung, E. K.: Drug-induced cardiovascular diseases. Drugs *14:* 29 (1977).

7 Eisler, R.; Landauer, B.; Pfeiffer, H. G.; Lange, J.; Kolb, E.: Kardiozirkulatorische Veränderungen während therapeutischer Ganzkörperhyperthermie. Anaesthesist *31:* 505 (1982).

8 Ghione, M.: Cardiotoxic effects of antitumor agents. Cancer Chemother. Pharmacol. *1:* 25–34 (1978).

9 Hempelmann, G.; Müller, H.; Trentz, O. A.; Trentz, O.: Intensive care of patients with multiple injuries. Proteases-antiproteases in clinical practice; International Symposium, Cavtat/Dubrovnik, 9th and 10th May, 1980. Excerpta Medica (1980).

10 Kim, S. I.; Shoemaker, W. C.: The effect of acidosis on pulmonary vascular dynamics. Surgery *73:* 723 (1973).

11 Kluge, E.; Reinacher, S.; Rieder, W.; Aigner, K.; Hild, P.; Hempelmann, G.: Verhalten von Hämodynamik und Stoffwechselgrößen bei der hyperthermen Zytostatikaperfusion der unteren Extremität unter Neuroleptanästhesie (NLA) und Kombinationsnarkose (NLA + PDA). Vortrag Zentraleuropäischer Anästhesiekongreß, Berlin 15.–19. 9. 1981.

12 Kobayashi, T.; Nakayama, R.; Kimuva, K.: Positive chronotropic and inotropic action of new antitumor agent adriamycin and its cardiotoxicity. Jap. Circul. J. *36:* 259 (1972).

13 Lange, J.; Zänker, K. S.; Siewert, J. R.; Eisler, K.; Landauer, B.; Kolb, E.; Blümel, G.; Remy, W.: Extrakorporal induzierte Ganzkörperhyperthermie bei konventionell inkurablen Malignompatienten. Dt. med. Wschr. *108:* 504–509 (1983).

14 Marmor, J. B.: Interaction of hyperthermia and chemotherapy in animals. Cancer Res. *39:* 2269 (1979).

15 Moccetti, T.: Kardiotoxische Medikamente. Schweiz. med. Wschr. *103:* 621 (1973).

16 Mono, G.; Kuhn, E.: Kardiotoxische Wirkungen von Arzneimitteln und verschiedenen Substanzen. Fortschr. Med. *96:* 14 (1978).

17 Muggia, F. M.: Hyperkaliemia and chemotherapy. Lancet *i:* 602 (1973).

18 O'Connel, T. X.; Berenbaum, M. P.: Cardiac and pulmonary effects of high doses of cyclophosphamide and isophosphamide. Cancer Res. *34:* 1586 (1974).

19 Rinehart, J. J. et al.: Adriamycin cardiotoxicity in man. Ann. intern. Med. *81:* 475 (1974).

20 Stehlin, J. S., Jr.: Hyperthermia perfusion with chemotherapy for cancers of the extremities. Surgery Gynec. Obstet. *129:* 305 (1969).

21 Stevenson-Lang, D.; Mikhailidis, P.; Gillet, D. S.: Cardiotoxicity of 5-fluorouracil. Lancet *ii:* 406 (1977).

22 Strom, F. K.: Hyperthermia. Henry Ford Hosp. med. J. *29:* 5 (1981).

23 Trautwein, W.; Gauer, O. H.; Koepchen, H. P.: Physiologie des Menschen, vol. 3: Herz und Kreislauf (Urban & Schwarzenberg, München, Berlin, Wien 1972).

24 Thyrum, P. T.: Fluorinated hydrocarbons and the heart. Anaesthesiology *36:* 1P3 (1972).

25 Wenzel, D. G.: Drug-induced cardiomyopathies. J. pharm. Sci. *56:* 1209 (1967).

Dr. med. A. Brähler, Abt. für Anästhesiologie und operative Intensivmedizin, Chirurgische Klinik der Justus-Liebig-Universität, Klinikstraße 29, D-6300 Gießen (BRD)

Beitr. Onkol., vol. 21, pp. 132–146 (Karger, Basel 1985)

# Elektronenmikroskopische Ergebnisse nach isolierter Leberperfusion[1]

*H. J. Helling[a], G. Merker[b], K. R. Aigner[a]*

[a] Abt. Allgemeinchirurgie, Chirurgische Klinik der Justus-Liebig-Universität Gießen, BRD
[b] Physiologisches Institut der Justus-Liebig-Universität Gießen, BRD

Um in der von Metastasen oder primären Tumoren befallenen Leber möglichst hohe Konzentrationen der Zytostatika zu erreichen, wurden Techniken zur isolierten in-situ-Perfusion dieses Organs entwickelt [2, 9].

Die isolierte Leberperfusion bedeutet für die Parenchymzelle eine akut einsetzende Belastung. Präparationstechnisch bedingte Ischämie und der toxische Einfluß von Zytostatika schädigen die Parenchymzellen in unterschiedlichem Ausmaß. In den subzellulären Strukturveränderungen, die mit dem Transmissionselektronenmikroskop zu beobachten sind, zeigen sich die Reaktionen der Zellen auf eine akut einsetzende Schädigung ihrer metabolischen Funktionsfähigkeit und auf eine Schädigung ihrer morphologischen Intaktheit. So kann anhand der morphologischen Veränderungen das Ausmaß der akut einsetzenden Zellschädigung und die Überlebensfähigkeit der Parenchymzellen im isoliert perfundierten Organ beurteilt werden [3, 8].

## Material und Methode

An 14 Mischlingshunden wurde die von *Aigner* et al. [1] angegebene isolierte Leberperfusion in situ durchgeführt. Die Hunde wogen zwischen 25 und 40 kg und waren im Alter von 1–4 Jahren. Bei drei Hunden wurde eine 30–70minütige isolierte Perfusion ohne Zusatz

[1] Diese Arbeit wurde von *H. J. Helling* als Teil der erforderlichen Leistungen für den Erhalt eines Grades des Dr. med. der JLU Gießen durchgeführt.

von Zytostatika durchgeführt (Leerperfusionen). Bei den übrigen elf Tieren wurden die folgenden Zytostatika in den angegebenen Dosierungen zum Perfusionskreislauf zugesetzt: Methotrexat (MTX, n = 4, 100–1000 mg), Dacarbazin (DTIC, n = 4, 50–150 mg), 5-Fluorouracil (5-FU, n = 3, 100–400 mg). Zu folgenden Zeitpunkten wurden Biopsien entnommen: vor Beginn der Perfusion, nach Beendigung der Perfusion und Wiederherstellung normaler Kreislaufbedingungen (MTX, DTIC, 5-FU), bei einigen Tieren vier Wochen nach dem Zeitpunkt der Perfusion (DTIC, 5-FU).

Nach Zerkleinern und Fixierung in Glutaraldehyd wurden die Proben in Phosphat-Saccharose-Puffer ausgewaschen und in 1% $OsO_4$-Lösung zwei Stunden lang nachbehandelt. Es folgte die Entwässerung in aufsteigender Alkoholreihe und über Propylenoxid die Einbettung in Araldit ACM (Durcupan-Fluca, Buchs, S. G., Schweiz).

Die Ultra-Dünnschnitte wurden auf einem Ultramikroton OM-U2 (Reichert, Wien, Österreich) mit Glasmessern angefertigt. Sie wurden mit Uranylacetat und Bleicitrat nachkontrastiert. Die transmissionselektronenmikroskopischen Untersuchungen wurden mit dem Elektronenmikroskop EM 201 (Philips, Einthoven, Niederlande) des Instituts für Anatomie und Zytobiologie der Justus-Liebig-Universität Gießen, Strahlspannung 80 kV, durchgeführt.

*Resultate*

Vor Perfusion

Die vor Perfusion entnommenen Biopsien zeigen einheitlich das Bild intakter Leberparenchymzellen (Abb. 1a, b).

Die Kerne sind von einer Doppelmembran begrenzt, ihr Chromatin ist in lockeren netzig-flockigen Verdichtungen in den Kernflächen verteilt. Die Mitochondrien zeigen die typische Doppelmembranstruktur ihrer Hülle. Die Cristae sind kurz und eher gering in ihrer Anzahl. Die Mitochondrienmatrix ist feingranuliert und enthält als typischen Befund intakter Mitochondrien elektronendichte Granula in begrenzter Anzahl. Die Zisternen des rauhen endoplasmatischen Retikulums tragen einen dichten Polysomenbesatz. Sie liegen als schmale, lamelläre Profile in Kernnähe. In einzelnen Feldern findet man sie dicht parallel angeordnet oder an Mitochondrienprofile angeschmiegt. Das glatte endoplasmatische Retikulum wird in Längs- und Querschnitten als unregelmäßig verzweigte, tubuläre bis bläschenförmige Struktur angetroffen. Es zeigt bisweilen vereinzelte bläschenförmige Auftreibungen. Die typischen Glykogenrosetten (Alpha-Partikel) besetzen dicht alle übrigen Felder des Zellinnenraumes. Die tubulusähnlichen Strukturen des glatten endoplasmatischen Retikulums durchziehen diese Felder in unregelmäßigen Mustern.

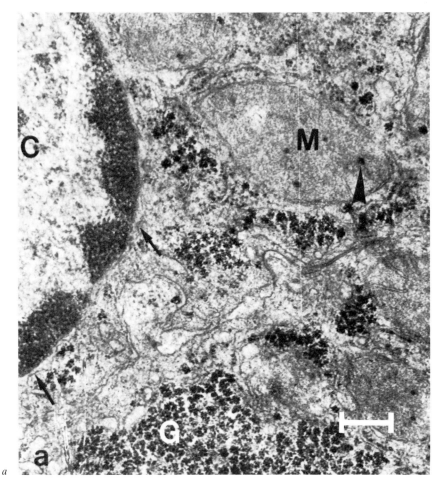

*Abb. 1a, b.* Vor Perfusion. Doppelmembran des Kerns ↑ und Chromatin C in lockerer Aggregation. Mitochondrien M mit typischer Doppelmembran, Cristae, Granula ▲. Glykogenrosetten G. Rauhes endoplasmatisches Retikulum R mit dichtem Polysomenbesatz. Glattes endoplasmatisches Retikulum E mit den vereinzelt beobachtbaren bläschenförmigen Auftreibungen ↑ (*a:* ——— 37 000fach; *b:* ——— 58 200fach).

## Nach Perfusion ohne Zytostatikazusatz

Nach bis zu 70minütiger Perfusion ohne Zusatz von Zytostatika finden sich keine Veränderungen der Zellkerne. Die Mitochondrien erschei-

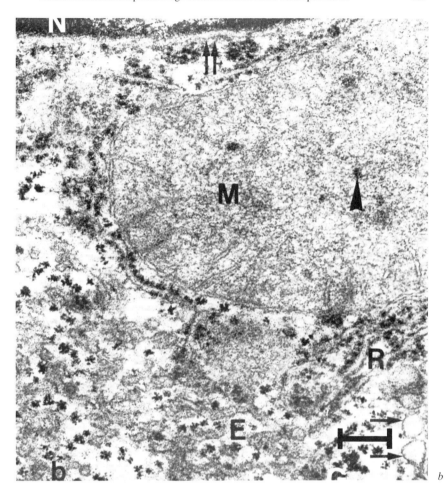

nen zum Teil geschwollen, ihre Matrix ist aufgehellt. Ein anderer Teil der Mitochondrien findet sich mit dunkler Matrix, diese Organellen kommen stets mit einem kleineren Durchmesser zur Abbildung. Die mitochondrialen Granula sind nicht mehr sichtbar, die Cristae unverändert. Das endoplasmatische Retikulum ist in seinen rauhen und glatten Anteilen in vielen Zonen erweitert und an den Enden vesikulär aufgetrieben. Glykogen wird an keiner Stelle mehr vorgefunden. Es haben sich membranumgrenzte Vakuolen gebildet. Sie sind bis auf spärliches, fädiges Material völlig elektronentransparent (Abb. 2a, b).

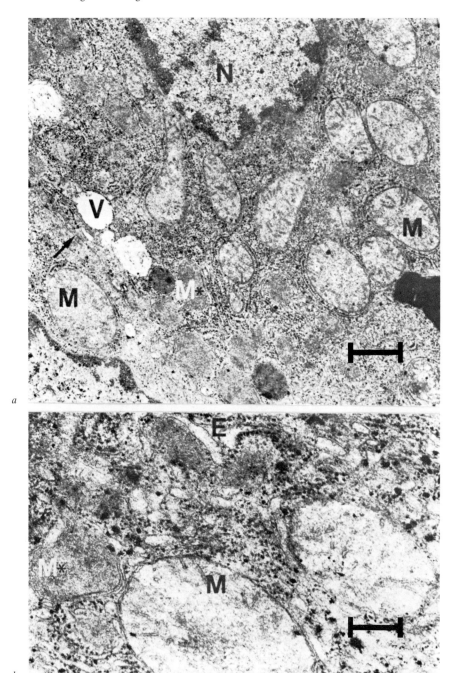

a

b

## Nach Dacarbazin-Zusatz

Nach Perfusion mit Zusatz von 150 mg DTIC zum Perfusat erscheint die Matrix der Mitochondrien hell. Ein kleinerer Teil der Mitochondrien tritt im Durchmesser offensichtlich verkleinert und mit elektronendichter Matrix auf. Typische mitochondriale Granula lassen sich nirgends mehr finden. Das endoplasmatische Retikulum ist in seinen glatten und rauhen Anteilen erweitert und vesikulär aufgetrieben. Glykogenrosetten finden sich nicht mehr. Es treten helltransparente Vakuolen auf (Abb. 3a).

Nach einer Überlebenszeit von vier Wochen nach Perfusion mit 150 mg DTIC zeigen die Zellen unauffällige Kernstrukturen. Die Mitochondrien besitzen ihre Granula in normaler Zahl und Dichte. Die Membranstrukturen des glatten endoplasmatischen Retikulums sind unauffällig. Der Ribosomenbesatz des rauhen endoplasmatischen Retikulums erscheint sehr dicht, die Ribosomen treten deutlich hervor, die Zisternen des rauhen endoplasmatischen Retikulums sind an vielen Stellen unregelmäßig aufgeweitet. Die Glykogenpartikel kommen wieder in Alpha-Form zur Abbildung. Sie füllen große Flächen des Zellinnenraumes aus (Abb. 3b).

## Nach Methotrexat-Zusatz

Nach Zusatz von 250 mg MTX zum Perfusat zeigen die Leberparenchymzellen eine ausgeprägte Vakuolisierung. Diese scheint bei Steigerung der Dosis noch zuzunehmen. Nach Zusatz von 1000 mg MTX sind große Anteile der Zellflächen von diesen elektronentransparenten Vakuolen eingenommen. Einzelne Zellorganellen wie Mitochondrien zeigen ganz irreguläre Membranausbuchtungen in diese Vakuolen hinein. Die Mitochondrien selber sind hell und angeschwollen, sie besitzen keine typischen Granula mehr. Das Glykogen ist völlig aus den Zellinnenräumen verschwunden. An den Zelloberflächen finden sich vielfach rupturierte Zellmembranen (Abb. 4).

---

*Abb. 2a, b.* Nach 70minütiger Leerperfusion. Geschwollene, helle Mitochondrien M und dunklere Mitochondrien kleineren Durchmessers M*, keine mitochondrialen Granula mehr sichtbar. Glykogendepots entleert, keine Glykogenrosette mehr sichtbar. Vakuolen V entlang der lateralen Zellmembran ↑. Erweitertes, vesikulär aufgetriebenes endoplasmatisches Retikulum E (*a:* ——— 18 400fach; *b:* ——— 43 100fach).

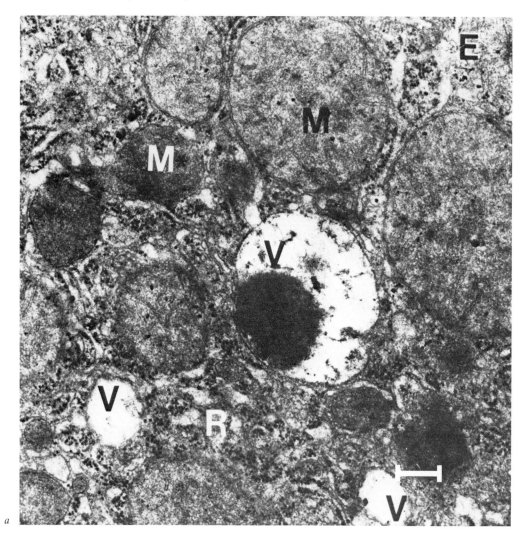

*a*

*Abb. 3. a* Nach Perfusion mit 150 mg DTIC. Helle Mitochondrien M neben dunkleren
M*, die stets mit kleinerem Durchmesser zur Abbildung kommen. Mitochondriale Granula
sind nicht mehr vorhanden. Glattes und rauhes endoplasmatisches Retikulum an vielen
Stellen leicht erweitert, sonst unauffällig. Keine sichtbaren Glykogendepots mehr. Verschie-
den große membranumgrenzte Vakuolen V (———— 27 700fach); *b* 4 Wochen nach Perfusion mit 150 mg DTIC. Normale Kernstruktur N. Unauffälliges glattes endoplasmatisches
Retikulum E. Rauhes endoplasmatisches Retikulum R unregelmäßig aufgeweitet, stark her-
vortretender Ribosomenbesatz. Glykogenrosetten G. Mitochondrien M mit Cristae ↑ und
zahlreichen Granula ▲(———— 43 100fach).

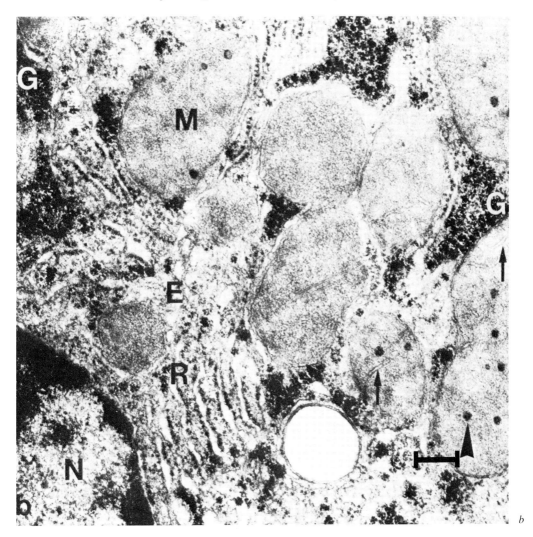

*b*

Nach 5-Fluorouracil-Zusatz

Nach Zusatz von 100 mg 5-FU zum Perfusat erscheinen die Leberparenchymzellen nur wenig gestört (Abb. 5a), während sich nach Perfusion mit 400 mg 5-FU deutliche Veränderungen zeigen (Abb. 5b). Hier
sind die Glykogenbestände wieder völlig aufgebraucht. Das glatte endoplasmatische Retikulum zeigt unregelmäßige kleinblasige Erweiterungen,
das rauhe endoplasmatische Retikulum ist zu kurzen Lamellenstücken

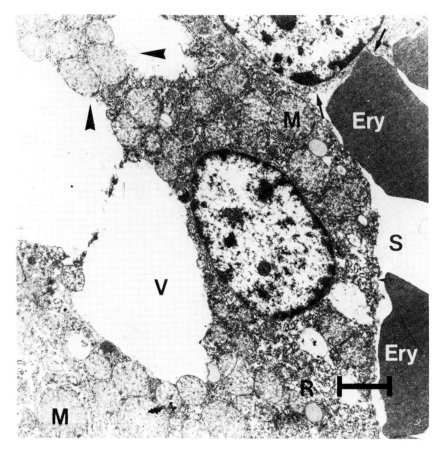

*Abb. 4.* Nach Perfusion mit 1000 mg MTX. Helle, geschwollene Mitochondrien M ohne mitochondriale Granula. Fragmentiertes, rauhes endoplasmatisches Retikulum R. Verlust aller Glykogenrosetten. Riesige Vakuolen V, in die sich Mitochondrienmembranen hineinstülpen ▲. Erythrozyten Ery in den Sinusoiden S. Rupturierte Zellmembranen ↑ (——— 9240fach).

fragmentiert. Die Mitochondrien besitzen keine Granula mehr, zeigen aber intakte Membranstrukturen.

Nach vier Wochen Überlebenszeit findet sich wieder das Bild normaler Leberzellen. Die Glykogendepots sind aufgefüllt. Es findet sich gut strukturiertes endoplasmatisches Retikulum. Die Mitochondrien zeigen unauffällige Membranstrukturen und typische mitochondriale Granula in normaler Zahl (Abb. 5c).

*Diskussion*

In den durchgeführten Perfusionsexperimenten wirken im wesentlichen zwei Mechanismen schädigend auf die hier untersuchten normalen Leberzellen ein: Ischämie (kurzfristiges Abklemmen der Gefäße während Präparation, Kanülierung und Dekanülierung) sowie Hypoxie (bedingt durch niedrige Hämoglobinwerte zwischen 4,0 g/dl und maximal 9,4 g/dl, Median 5,2 g/dl), als zweites schädigendes Prinzip sind toxische Wirkungen der zugesetzten Zytostatika selber anzunehmen.

Interessanterweise ist nun das Muster der Reaktionen der Leberzellen auf unterschiedlichste Schädigungen stets sehr ähnlich [11]. So finden sich bei Vergiftungen mit unterschiedlichen leberzelltoxischen Substanzen wie $CCl_4$ oder Amanitin sehr ähnliche Reaktionsmuster der Leberzellorganellen wie bei Ischämie, nämlich Desorganisation und Auftreibungen des endoplasmatischen Retikulums, Vakuolenbildung, Schwellung der Mitochondrien, Verlust des intrazellulären Glykogens [6, 7, 10, 11].

Wie im Falle des 5-FU demonstriert, sind allerdings mit höheren Zytostatikadosierungen auch deutlich stärker ausgeprägte Reaktionen an den einzelnen Zellbestandteilen ablesbar. Wir sehen in den in dieser Untersuchung beschriebenen Veränderungen also eher eine Wirkung der Pharmaka als eine Auswirkung der letztlich stets gleich gebliebenen $O_2$-Minderversorgung während der Perfusion.

*Trump* et al. [11] haben eine Abfolge von subzellularen Reaktionen auf akut einsetzende Schädigung beschrieben, anhand derer sich das Ausmaß einer Zellschädigung abschätzen läßt. *Cowley* et al. [4] haben durch eine klinische Studie an unmittelbar nach eingetretenem Tode autoptisch entnommenem Material diese Stadieneinteilung überprüfen können. Sie wird wie folgt mitgeteilt:

Wenn eine Zelle nach einer Schädigung ihre Homöostase beibehalten kann, so war die Schädigung subletal, alle Veränderungen sind noch reversibel. Im anderen Fall war die Schädigung letal, die entstandenen Veränderungen sind irreversibel.

Die Stadien der Veränderungen werden von 1 bis 5 numeriert. Stadium 1 bedeutet die normale Zelle, Stadium 5 die irreversibel geschädigte nekrotische Zelle. Im Stadium 2 läßt sich eine Dilatation des endoplasmatischen Retikulums feststellen, eine Verminderung des intrazellulären Glykogens beginnt. Die Zahl der mitochondrialen Granula vermindert sich. Im Stadium 3 treten Mitochondrien mit kondensierter Matrix auf, es bilden sich membranumgrenzte intrazelluläre Vakuolen. Im Stadium 4

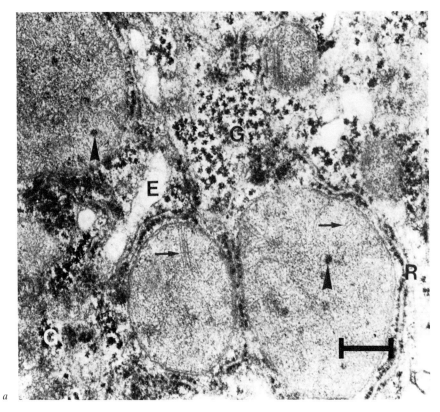

*a*

*Abb. 5. a* Nach Perfusion mit 100 mg 5-FU. Glykogenrosetten G in verminderter Anzahl. Aufgetriebens glattes endoplasmatisches Retikulum E. Unveränderte Mitochondrien mit gut sichtbarer Crista-Struktur und mitochondrialen Granula ▲. Rauhes endoplasmatisches Retikulum R (―――― 86240fach); *b* nach Perfusion mit 400 mg 5-FU. Reguläre Kernstrukturen N. Fragmentierte Anteile des rauhen endoplasmatischen Retikulum R. Blasig erweitertes, glattes endoplasmatisches Retikulum E. Mitochondrien M mit spärlichen Cristae ↑ ohne mitochondriale Granula (―――― 43120fach); *c* 4 Wochen nach Perfusion mit 400 mg 5-FU. Intakte Leberzellen. Kern N. Rauhes endoplasmatisches Retikulum R. Glykogen G. Mitochondrien mit Cristae     und Granula ▲(―――― 27720fach).

treten die oben genannten Veränderungen verstärkt auf, die Mitochondrien zeigen jetzt eine deutliche Schwellung. Ab Stadium 5 sind die Veränderungen irreversibel. Die Mitochondrien sind stark geschwollen, sie können amorphe Einlagerungen zeigen. An den zellulären Membransy-

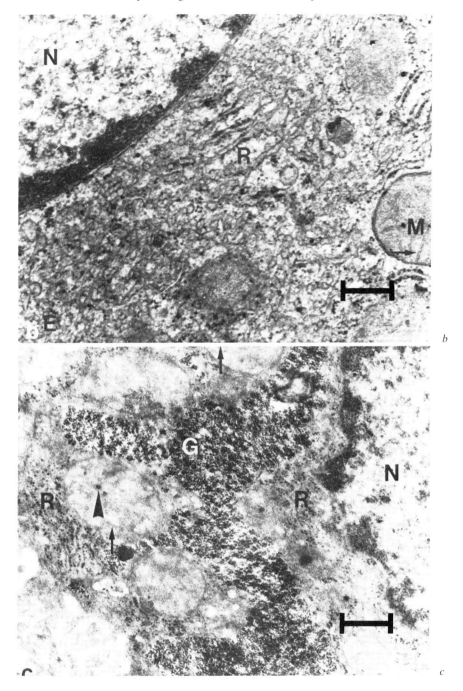

*b*

*c*

stemen zeigen sich Fragmentierungen und Rupturen. Die unbeeinflußten Zellen vor Perfusion entsprechen dem Stadium 1 (Abb. 1a, b).

Nach Leerperfusionen findet sich eine Erweiterung des endoplasmatischen Retikulums, geschwollene helle Mitochondrien finden sich neben kleineren mit dunklerer Matrix. Es haben sich einzelne Vakuolen gebildet. Die Glykogendepots sind entleert. Diese Veränderungen entsprechen dem Stadium 3 und sind reversibel (Abb. 2a, b).

Nach Zusatz von DTIC zum Perfusat lassen sich bei der höchsten Dosis von 150 mg DTIC die ausgeprägtesten Veränderungen feststellen. Dilatation des endoplasmatischen Retikulums, Vakuolenbildung und Schwellung der Mitochondrien entsprechen dem Stadium 4 und sind ebenfalls reversibel (Abb. 3a).

In den vier Wochen nach Perfusion entnommenen Biopsien finden sich normale Zellen des Stadiums 1. Die hier feststellbaren Erweiterungen des rauhen endoplasmatischen Retikulums mit sehr dichtem, vorspringendem Ribosomenbesatz lassen an eine verstärkte zelluläre Aktivität nach Perfusion mit DTIC denken [12] (Abb. 3b).

Nach Zusatz von 100–250 mg MTX zum Perfusat fällt besonders eine starke Vakuolenbildung auf. Die zellulären Membransysteme bleiben jedoch intakt, die Schädigungen sind noch reversibel (Stadium 3–4). In hohen Dosierungen (1000 mg MTX) tritt eine hochgradige Schwellung der Mitochondrien auf, an einzelnen Stellen lassen sich schwere Veränderungen ihrer äußeren Membran nachweisen. Die apikalen Zellmembranen sind an vielen Stellen zerrissen. Die Zellen sind irreversibel geschädigt (Stadium 5) (Abb. 4).

Die Zellreaktionen, die sich nach Zusatz von 100 mg 5-FU zum Perfusat finden, sind viel weniger ausgeprägt. Glykogenrosetten und mitochondriale Granula sind noch vorhanden, wenn auch in geringerer Anzahl. Die Reaktionen erreichen das Stadium 2 und sind reversibel (Abb. 5a). Stärkere Anschwellungen der Mitochondrien treten demgegenüber nach Perfusion mit 400 mg 5-FU auf. Sie besitzen keine Granula mehr. Die Glykogendepots sind entleert, das endoplasmatische Retikulum ist zum Teil fragmentiert und erweitert. Das stärkere Ausmaß der Schädigung ist sicher durch die höhere Dosis des Zytostatikums bedingt. Sie erreicht das oben definierte Stadium 4 (Abb. 5b), ist aber noch völlig reversibel, wie es auch in den vier Wochen nach Perfusion entnommenen Biopsien zum Ausdruck kommt. Hier finden sich wieder völlig normale intakte Leberparenchymzellen (Abb. 5c).

## Danksagung

Großer Dank gebührt Herrn Dr. *Syed Ali,* Institut für Anatomie und Zytobiologie der Justus-Liebig-Universität Gießen, für die technische Unterstützung und stimulierende und wichtige inhaltliche Anregungen. Weiterer Dank an Frau *I. Stei* für ihre exzellente technische Unterstützung.

## Literatur

1   Aigner, K. R.; Walther, H.; Tonn, J.; Wenzel, A.; Hechtel, R.; Merker, G.; Schwemmle, K.: First experimental and clinical results of isolated liver perfusion with cytotoxics in metastases from colorectal primary; in Schwemmle, Aigner (eds.), Vascular perfusion in cancer therapy. Recent results in cancer research, vol. 86, pp. 99–102 (Springer, Berlin, Heidelberg 1983).

2   Aust, J. B.; Ausman, R. K.: The technique of liver perfusion. Cancer Chemother. Rep. *10:* 23–33 (1960).

3   Belzer, F. R.; May, R.; Berg, M. N.; Lee, J. C.: Short term preservation of porcine livers. J. surg. Res. *10:* 55–66 (1970).

4   Cowley, R. A.; Mergner, W. J.; Fisher, R. S.; Jons, R. T.; Trump, B. F.: The subcellular pathology of shock in trauma patients: Studies using the immediate autopsy. Am. Surg. *45:* 255–269 (1979).

5   Hirner, A.; Häring, R.; Stallkamp, B.; Tung, L. S.; Waldschmidt, J.: Elektronenmikroskopische Untersuchungen zur Morphologie von Schweinelebern nach Langzeitperfusion. Z. exp. Chir. *7:* 169–178 (1974).

6   Hübner, G.: Elektronenmikroskopische Untersuchungen bei Durchblutungssperre der Leber. H. Dtsch. Ges. Path. *45:* 286–290 (1961).

7   Josza, L.; Reffy, A.; Demel, S.; Szilagyi, I.: Ultrastructural changes in human liver cells due to reversible acute hypoxia. Hepatogastroenterology *28:* 23–26 (1981).

8   Otto, G.: Electronmicroscopic findings during hyperthermic storage preservation of the liver I, II. Arch. klin. Chir. *344:* 117–131 (1980).

9   Skibba, J. L.; Condon, R. E.: Hyperthermic isolation-perfusion in vivo of the canine liver. Cancer *51:* 1303–1309 (1983).

10  Smuckler, E. A.: Structural and functional changes in acute liver injury. Environ. Health Perspect. *15:* 13–25 (1976).

11  Trump, B. F.; Laiho, K. A.; Mergner, W. J.: Studies on the subcellular pathophysiology of acute lethal cell injury. Beitr. Pathol. *173:* 243–271 (1974).

12  Merker, G.; Helling, H. J.; Krahl, K. M.; Aigner, K. R.: Ultrastructural changes in the dog liver cell after isolated liver perfusion with various cytotoxins; in Schwemmle, Aigner (eds.), Vascular perfusion in cancer therapy. Recent results in cancer research, vol. 86, pp. 103–109 (Springer, Berlin, Heidelberg 1983).

H. J. Helling, Abteilung für Allgemeinchirurgie, Chirurgische Klinik der Justus-Liebig-Universität Gießen, Klinikstr. 29, D-6300 Gießen (BRD)

Beitr. Onkol., vol. 21, pp. 147–163 (Karger, Basel 1985)

# Proliferationskinetik von Lebermetastasen kolorektaler Karzinome nach isolierter Leberperfusion

*K. H. Muhrer, K. R. Aigner*

Klinik für Allgemein- und Thoraxchirurgie, Zentrum für Chirurgie, Justus-Liebig-Universität, Gießen, BRD

Das Prinzip der isolierten regionalen Leberperfusion mit Zytostatika besteht darin, möglichst hohe, tumortoxische Konzentrationen des Chemotherapeutikums an den Ort der Wirkung zu bringen [1]. Durch die intraarterielle Applikation werden gegenüber einer systemischen Therapie bis zu 20mal höhere Zytostatikaspiegel im Tumorgewebe erreicht [13]. Durch die arterielle Doppelkanülierung, d. h. vorübergehende «Arterialisierung» der Pfortader, wird auch der primäre Metastasierungsweg kolorektaler Karzinome zytostatikadurchströmt. Man erhofft sich, auch frisch abgeschwemmte Mikrometastasen im Lebergewebe zu erfassen [1].

Zum Nachweis eines Therapieeffektes auf das proliferierende Geschwulstgewebe werden «indirekte» Parameter herangezogen: Sonographische oder computertomographische Strukturänderungen der Metastasen, Änderungen eines pathologischen Leberenzymmusters, Verlauf des Tumormarkers CEA, Wertung des klinischen Allgemeinzustandes und die Beeinflussung der Überlebenszeit.

Eine direkte Beurteilung des zytostatischen Effektes ist durch die histopathologische Untersuchung von Metastasengewebe im Rahmen einer «Second-look»-Operation möglich. Die Wertung morphologischer Veränderungen, wie die Einschätzung einer Tumorregression, sind von der subjektiven Interpretation des Pathologen abhängig. Auch bei exakt definierten Kriterien eines Therapieeffektes gehen in die Beurteilung eines derartigen Befundes Intuition und die erfahrungsabhängige Wertung des Pathologen ein. Ein meßtechnisches Verfahren zur Beurteilung der

Tumorregression verspricht dagegen, den zytostatischen Therapieeffekt objektiv zu beurteilen.

Die Impulszytophotometrie bietet die Möglichkeit einer derartigen «meßbaren» Therapiekontrolle. Das Prinzip der Methode beruht auf der quantitativen Bestimmung des DNS-Gehaltes von Zellkernen. Mit der Entwicklung von Fluorochromen [5–7, 10–12], die sich durch eine spezifische Bindung an Zellkernsubstanzen auszeichnen, kann der Gehalt an nuklearer DNS in einzelnen Zellen bestimmt werden. Das Fluorochrom Ethidiumbromid hat die Eigenschaft, sich vorwiegend in die hydrophobe Region zwischen den Strängen der Doppelhelix einzulagern [16]. Die Fluoreszenz verhält sich dann proportional zur Menge doppelsträngiger Nukleinsäuren [10, 15].

Die quantitative Bestimmung des DNS-Gehaltes von Einzelzellen einer bestimmten Zellpopulation erlaubt somit die Zuordnung der Zellen zu definierten Zellzyklusphasen.

Der Zellzyklus wird in die Phasen $G_0$, $G_1$, $SG_2$ und M eingeteilt [9]. Zellkerne von Normalgewebe in der Ruhe- und Generationsphase ($G_0$-Phase, $G_1$-Phase) weisen einen definierten DNS-Gehalt auf, dem diploiden Chromosomensatz entsprechend. Während der Synthesephase der Zellen steigt der Gehalt an Nukleinsäuren kontinuierlich an, bis die Kon-

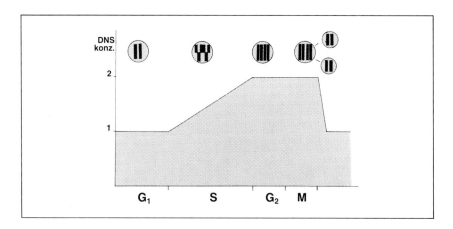

Abb. 1. Schematische Darstellung der DNS-Konzentrationen während des Zellzyklus: Entspricht dem DNS-Gehalt eines diploiden Zellkerns vor der Teilung der Konzentration «1», steigt er während der Synthesephase kontinuierlich an und hat sich in der prämitotischen Phase auf «2» verdoppelt.

zentration in der prämitotischen Phase verdoppelt ist (G₂-Phase, M-Pha-
se) [2] (Abb. 1).

Werden aus Normalgewebe (z. B. gesunder Dickdarmschleimhaut)
Einzelzellsuspensionen hergestellt und deren Gehalt an Zellkern-DNS
bestimmt, kann somit die Zellkinetik und das Proliferationsverhalten auf-
geschlüsselt werden [8].

Mit der Automatisierung der Impulszytophotometrie im Durchfluß-
verfahren [4] ist die Messung einer sehr großen Zellzahl möglich, und man
erhält aus einer Suspension fluorochromierter Einzelzellen eine charakteristische Intensitätsverteilung, ein sogenanntes DNS-Histogramm
(Abb. 2).

Die weit überwiegende Anzahl der Zellen zeigt einen diploiden
Chromosomensatz und befindet sich in der Ruhe- und Generationsphase,
repräsentiert im 2C-Peak des DNS-Histogramms. Ein wesentlich geringerer Teil der Zellen befindet sich in der Synthesephase, prämitotischen
Phase und Mitosephase (SG₂M-Phase). Der 4C-Peak entspricht Zellen
mit doppeltem Chromosomensatz.

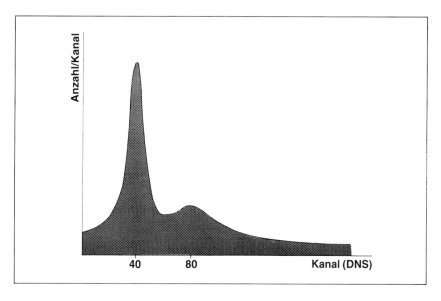

*Abb. 2.* Charakteristisches DNS-Histogramm normaler Kolonmukosa. Die Mehrzahl
der Zellen zeigt einen diploiden Chromosomensatz (Ruhe- und Generationsphase, 2C-Peak
bei Kanal 40). Ein geringerer Anteil der Zellen befindet sich in der Synthesephase, prämitotischen Phase und Mitosephase.

Gut differenziertes Tumorgewebe ohne starke Proliferationstendenz kann im DNS-Histogramm durchaus ein diploides Verteilungsmuster, «euploidem» Normalgewebe entsprechend, aufweisen. *Heitland* stellte bei 226 untersuchten Kolonkarzinomen 74mal ein derartiges euploides Verteilungsmuster fest. Eine Differenzierung zwischen Tumorgewebe und Normalgewebe ist aufgrund des DNS-Gehaltes dann nicht möglich [8].

In rasch proliferierendem Gewebe, z. B. Tumoren mit gesteigerter Mitosefrequenz, ist der Anteil der Zellen in der Synthesephase, prämitotischen Phase und der Mitosephase erhöht. Dementsprechend zeigen Zellpopulationen maligner Tumoren mit hoher Mitoserate bei entsprechender Zellzyklusanalyse quantitativ mehr Zellen in der Synthese- und Teilungsphase. Das Histogramm ist durch eine Anhebung des $SG_2M$-Plateaus charakterisiert (Abb. 3).

Als Maß der Proliferationskinetik einer Zellpopulation kann daher das Verhältnis der Zellzahl in der Proliferationsphase (4C) zur Zellzahl in der Ruhephase (2C) herangezogen werden. Übersteigt dieser Quotient den Wert 0,1, d. h. befinden sich mehr als 10 % der Zellen einer Zellpopulation in der Synthese- und Teilungsphase, ist hinter einem derart atypi-

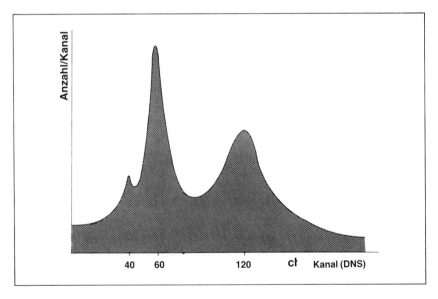

*Abb. 3.* Charakteristisches DNS-Histogramm eines rasch proliferierenden Tumors: Tumorzellen in der Ruhe- und Generationsphase bei Kanal 60. Eine Anhebung des $SG_2M$-Plateaus und ein hoher 4C-Peak sprechen für eine hohe Mitoserate.

schen Histogramm eine Zellwucherung von Tumorcharakter zu vermuten [17].

Entdifferenzierte Tumoren mit rascher Proliferation zeigen oft eine hohe Syntheserate mit «pathologischen» Mitosen, oder die Zellteilung unterbleibt. Es resultieren Zellkerne mit tetra- oder oktoploidem Chromosomensatz. Derartige «aneuploide» Tumoren sind im DNS-Histogramm durch ein 3- bis 4gipfeliges Verteilungsmuster charakterisiert.

Die Impulszytophotometrie erlaubt weiterhin, einen objektiven Einblick in die Zellzyklusverteilung einer Zellpopulation zu gewinnen, wenn durch chemische Noxen in den Zellzyklus eingegriffen wird [2, 3].

Der Ansatzpunkt zytostatischer Therapie beruht auf einer Blockierung der Zellproliferation zu verschiedenen Zellzyklusphasen [2]. Werden Zellen in der Synthese- bzw. der prämitotischen Phase blockiert, sind entsprechende Veränderungen in der Proliferationskinetik zu erwarten, die im DNS-Histogramm meßbar sind. Blockaden der S-Phase und der Mitosephase sind z. B. in einer Anhebung des $SG_2M$-Plateaus zu erkennen [2, 3, 14]. Als repräsentativ für einen Zell- und Kernzerfall, d. h. zytozide Effekte, gelten Signale, die im DNS-Histogramm links vom 2C-Peak zu liegen kommen. Derartige «Vorsignale» deuten auf das Vorliegen von Zellfragmenten hin, da sie auf DNS-Konzentrationen zurückzuführen sind, die niedriger sind, als dem diploiden Chromosomensatz einer intakten Zelle entspricht [3].

Ziel unserer Studie war es, den Therapieeffekt intraarterieller Zytostasen durch impulszytophotometrische DNS-Bestimmung und Analyse der Zellkinetik des Metastasengewebes zu untersuchen.

## Methodik

Solides Gewebe von Lebermetastasen wurde vor der Durchführung der isolierten Leberperfusion bzw. im Rahmen einer «Second-look»-Operation zur Therapiekontrolle entnommen. Vor der Verarbeitung zur impulszytophotometrischen Messung wurde von einer neu gesetzten Tumorschnittfläche ein zytologisches Abstrichpräparat angefertigt und in 96%igem Alkohol fixiert.

### Herstellung der Einzelzellsuspension

Zur DNS-Bestimmung im Impulszytophotometer wurde solides Tumorgewebe zu Einzelzellsuspensionen verarbeitet. Hierzu wurde das Tumormaterial mechanisch mit Schere oder Skalpell zerkleinert und die Gewebsfragmente in Hanksscher Lösung mit einem Magnetrührer weiter aufgeschwemmt. Eine weitere Fraktionierung wurde durch Aufziehen der Gewebssuspension in Spritzen und Auspressen durch dünne Kanülen erreicht. Gröbere Zellverbände und Tumorstroma wurden durch Abfiltrieren der Suspension durch einen Gazefilter entfernt. Das Filtrat wurde über 5 min bei 1500–1700 U/min zentrifugiert, der zellfreie Überstand verworfen. Das Sediment wurde in 2,5 ml Hanksscher Lösung zu Einzelzellsuspensionen aufgeschwemmt. 500 µl dieser Suspension wurden zur zytologischen Beurteilung, 20 µl zur Zellzählung entnommen.

### Fluorochromierung und Messung im Impulszytophotometer

Nach erneuter Zentrifugation (1500 U/min, 5 min) wurde das Sediment der Einzelzellen weiter aufgearbeitet: Um eine zytoplasmatische Fluoreszenz durch Ribonukleinsäure auszuschalten, wurde der Zytoplasmasaum der Zellen durch Zugabe von 10 Tropfen Pepsin-HCL (Merck, Darmstadt) «verdaut», d. h. nackte Zellkerne isoliert (5minütige Einwirkungszeit). Die Ribonukleinsäure wurde mit 1 %iger Ribonuklease-Lösung (Serva, Heidelberg) bei 37 °C und einer Einwirkungszeit von 1 min hydrolisiert. Anschließend wurden die Zellkerne 30 min bei Zimmertemperatur mit Ethidiumbromid gefärbt. Vor der Messung wurde die Zellkernsuspension durch ein Trichternetz mit 70 µm Maschenweite filtriert. Als Meßgerät diente das Durchflußimpulszytophotometer der Firma Phywe (Göttingen). Nach der stöchiometrischen Fluorochromierung mit Ethidiumbromid ist die Fluoreszenzintensität proportional der DNS-Menge.

## Ergebnisse

Bei 6 Patienten mit Lebermetastasen kolorektaler Karzinome konnten DNS-Histogramme des Tumorgewebes vor und nach isolierter Leberperfusion angefertigt und verglichen werden. Als Zytostatika wurden 1000 mg 5-Fluorouracil verwendet, die Perfusionszeit betrug 1 h. Das Zeitintervall bis zur Therapiekontrolle betrug 22–127 Tage (Mittel: 75 Tage) nach Durchführung der Leberperfusion.

Im folgenden werden die DNS-Histogramme des Metastasengewebes vor und nach der Leberperufsion gegenübergestellt und analysiert.

### Fall 1: K. U., 59 Jahre, weiblich, Krankenblattnr.: 07/30 820

Das DNS-Histogramm zeigt einen aneuploiden Tumor. Auffällig sind bereits prätherapeutisch tumoreigene Nekrosen, so daß bezüglich der Proliferationsintensität keine sichere Aussage gemacht werden kann (Abb. 4a).

95 Tage nach isolierter Leberperfusion ist weiterhin ein aneuploides Zellprofil mit starken Nekrosen festzustellen. Die nachweisbaren Veränderungen im DNS-Histogramm sind gering (Abb. 4b). Zytologisch wurde das Ausstrichpräparat nach Therapie mit «positiv, Pap V» befundet.

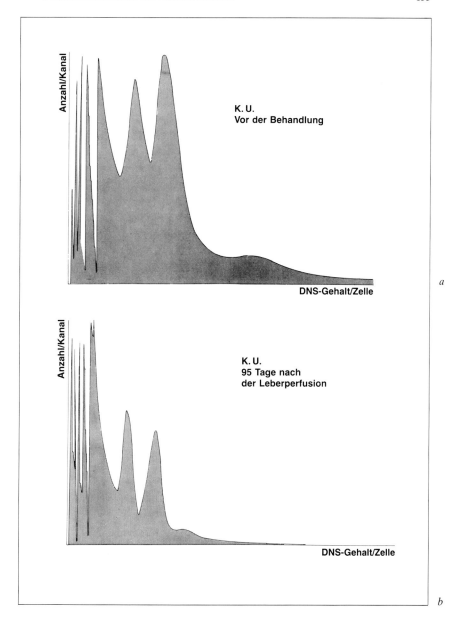

*Abb. 4.* DNS-Histogramm eines aneuploiden Tumors vor (*a*) und nach (*b*) isolierter Leberperfusion. Die Veränderungen sind gering.

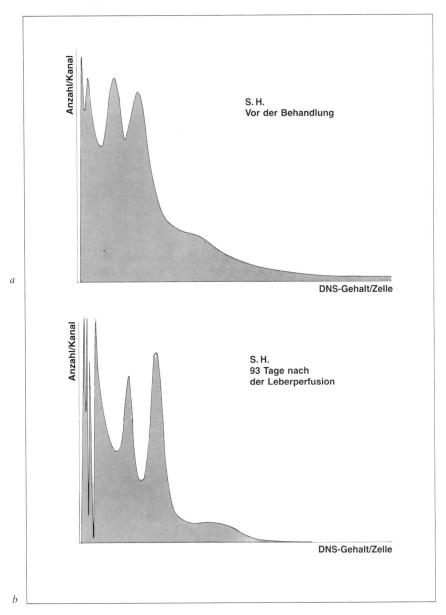

*Abb. 5.* DNS-Histogramm einer aneuploiden Metastase vor (*a*) und nach (*b*) isolierter Leberperfusion. Wesentliche Veränderungen in der Proliferationskinetik sind nicht erkennbar.

Fall 2: S. H., 38 Jahre, männlich, Krankenblattnr.: 07/0 281 131

Das DNS-Histogramm der Lebermetastasen zeigt vor der Therapie das Bild eines aneuploiden Tumors mit erheblichen Nekroseanteilen. Das relativ flache $SG_2M$-Plateau kann im Sinne eines langsamen Wachstums interpretiert werden (Abb. 5 a). Das Zeitintervall zur «Second-look»-Operation betrug 93 Tage. Die ICP-Histogramme zeigen weiterhin eine aneuploide Tumorzellpopulation. Die Zellzahl in der Synthesephase erscheint erhöht und kann als Blockierung der S-Phase mit entsprechender Akkumulation der Zellen interpretiert werden. Der Nekroseanteil der Probe ist geringer als vor der Perfusion. Im DNS-Histogramm sind keine eindeutigen Zeichen einer Tumorregression erkennbar (Abb. 5 b).

Fall 3: S. M., 58 Jahre, weiblich, Krankenblattnr.: 07/0 256 684

Entsprechend dem DNS-Histogramm könnte ein aneuploider Tumor vorliegen, da ein dreigipfeliger Kurvenverlauf zu erkennen ist. Die Anhebung des $SG_2M$-Plateaus spricht für ein rasches Tumorwachstum (Verhältnis der Zellzahl 4C/2C = 0,4) (Abb. 6 a).

Die Gewebsentnahme zur Therapiekontrolle nach Leberperfusion erfolgte 70 Tage postoperativ. Im Histogramm herrscht weiterhin ein Zellzyklusbild eines aneuploiden Tumors vor. Der Zellanteil in der Proliferationsphase ist eher erhöht (4C/2C = 0,6) und kann als Arretierung der Zellen in der prämitotischen Phase, aber auch als gesteigertes Tumorwachstum interpretiert werden (Abb. 6 b).

Fall 4: H. M., weiblich, 46 Jahre, Krankenblattnr.: 07/30 009

Vor der Durchführung der zytostatischen Therapie zeigt das Metastasengewebe die charakteristische Verteilung eines euploiden Tumors mit einer erheblichen Proliferationskinetik (4C/2C = 0,7). Entsprechende Vorsignale belegen das Vorliegen tumoreigener Nekrosen (Abb. 7 a).

Bereits am 22. postoperativen Tag wurde unter der Verdachtsdiagnose einer intrahepatischen Abszedierung auf dem Boden einer Metastaseneinschmelzung relaparotomiert. Die untersuchte Gewebsprobe dieser Metastase belegt im DNS-Histogramm die totale Nekrotisierung: Euploide Tumorzellen sind nicht mehr erkennbar. Histopathologisch handelte es sich um die weitgehend nekrotische Metastase eines Adenokarzinoms (Abb. 7 b).

Fall 5: D. G., männlich, 49 Jahre, Krankenblattnr.: 07/0 275 050

Prätherapeutisch zeigt das DNS-Histogramm der Lebermetastasen Zellpopulationen eines euploiden Tumors mit starker Mitosefrequenz (4C/2C = 0,3) und einen hohen Nekroseanteil (Abb. 8 a).

Die Gewebsentnahme zur Therapiekontrolle erfolgte nach einem Zeitintervall von 98 Tagen. Die Proliferationskinetik erscheint etwas reduziert, da das Verhältnis 4C/2C nur mehr 0,2 beträgt.

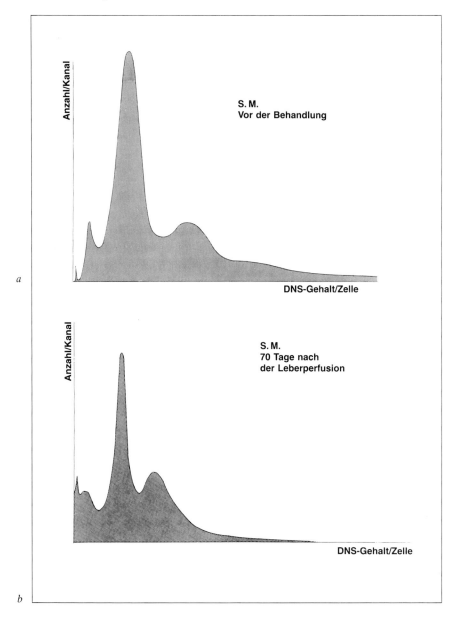

*Abb. 6.* DNS-Histogramme von Lebermetastasen vor (*a*) und nach (*b*) isolierter Leber-perfusion. Der relativ hohe 4C-Peak in beiden Histogrammen spricht für ein rasches Tumor-wachstum.

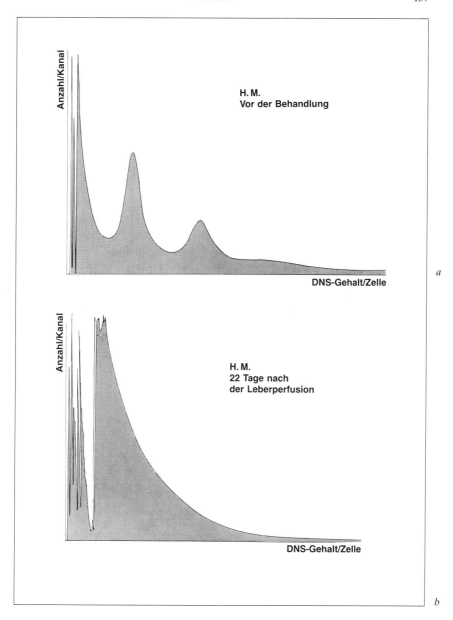

*Abb. 7.* DNS-Histogramm eines euploiden Tumors mit erheblicher Proliferationskinetik (*a*). Nach der isolierten Leberperfusion (*b*) sind keine vitalen Zellen erkennbar, sondern das Bild einer Totalnekrose.

Die Veränderungen im DNS-Histogramm sind jedoch allenfalls als geringfügig zu beurteilen. Zytologisch wurde das Ausstrichpräparat nach der Perfusion als «positiv, Pap V» befundet (Abb. 8b).

Fall 6: P. A., weiblich, 44 Jahre, Krankenblattnr.: 07/29 456

Die prätherapeutisch entnommene Biopsie aus einer Lebermetastase erlaubt wegen des hohen Nekroseanteils keine Beurteilung der Tumorzellkinetik (Abb. 9a).

127 Tage nach isolierter Leberperfusion zeigt das entnommene Metastasengewebe wiederum einen hohen Nekroseanteil, die ausgeprägten Peaks bei 4C und 8C deuten auf das Vorliegen eines aneuploiden Tumors mit stark erhöhtem Wachstum hin (4C/2C = 0,9). Ein Therapieeffekt ist nicht erkennbar (Abb. 9b).

## Diskussion

Untersuchungen der Zellkinetik und des Proliferationsverhaltens maligner Tumoren ermöglichen eine Einschätzung malignen Wachstums, die die histopathologische Klassifikation eines Tumors erweitert. Morphologische Kriterien wie «Grad der Tumordifferenzierung» und «Mitosereichtum» werden meßbar und quantifizierbar. Damit erscheint eine genauere Charakterisierung und individuelle Typisierung eines Tumors möglich.

Dementsprechend ließen Zellzyklusanalysen isolierter Tumorzellen aus Lebermetastasen kolorektaler Karzinome prätherapeutisch eine unterschiedliche Tumortypisierung und Proliferationskinetik erkennen: Während bei zwei Patienten Metastasen mit einem diploiden Verteilungsmuster vorlagen, zeigten 4 Metastasen ein hyperdiploides (aneuploides) Histogramm.

Alle Tumorexzidate wiesen in unterschiedlichem Ausmaß bereits vor der zytostatischen Therapie tumoreigene Nekrosen auf. Diese Zellzerfallsprodukte, im Histogramm als «Zerfallshyperbel» erkennbar, interferierten mit dem weiteren Kurvenverlauf, so daß Mischkurven resultierten. Eine quantitative Analyse und zahlenmäßige Aufschlüsselung der einzelnen Zellzyklusphasen durch Flächenintegration war deshalb nicht möglich.

Der Effekt zytostatischer Therapie wurde deshalb anhand von Veränderungen der DNS-Histogramme und mittels eines Vergleichs der Proliferationskinetik (Verhältnis 4C/2C) beurteilt.

Legt man diese Kriterien zur Beurteilung eines Therapieeffektes zugrunde, war bei 4 Patienten keine eindeutige Tumorregression festzustel-

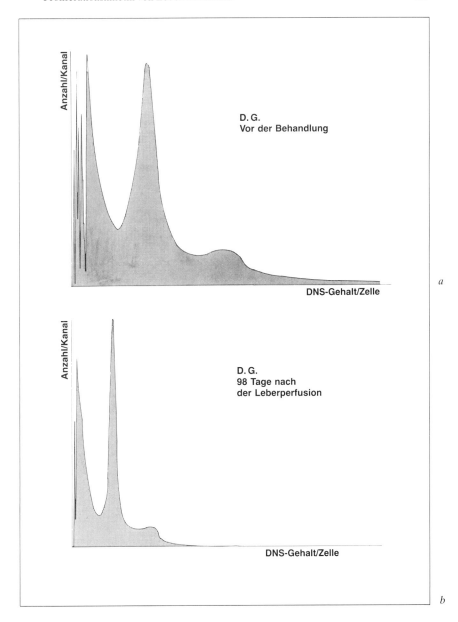

*Abb. 8.* DNS-Histogramm eines euploiden Tumors vor (*a*) und nach (*b*) isolierter Leberperfusion. Nach der Perfusion geringgradige Abnahme des 4C-Peaks.

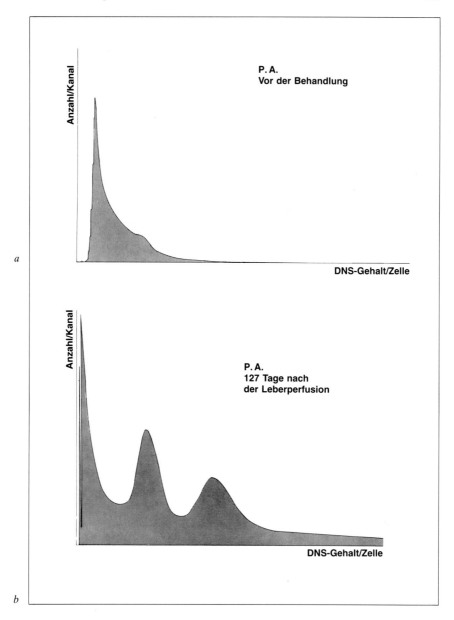

*Abb. 9.* Das DNS-Histogramm einer Lebermetastase zeigt vor der isolierten Perfusion (*a*) starke Nekroseanteile. Postoperativ (*b*) jedoch das Bild eines rasch proliferierenden Tumors.

len, auch nach der Perfusion ließ das DNS-Histogramm auf rasch prolife-
rierendes Tumorgewebe schließen. Bei einem Patienten war der therapeutische Effekt geringfügig, da der Proliferationsquotient von 0,3 auf 0,2
abgefallen war. Bei einer Patientin war ein deutlicher zytozider Effekt
nachweisbar: Nach der Perfusion zeigte das DNS-Histogramm das Bild
einer totalen Nekrotisierung ohne Nachweis proliferierender Zellen.

Entsprechend dem Wirkungsprinzip zytostatischer Substanzen sollten
besonders Tumoren mit hoher Proliferationsrate, d. h. mit einem hohen
prätherapeutischen SG$_2$M-Plateau, auf eine Chemotherapie ansprechen
[8].

Der deutlichste Therapieeffekt trat bei einer Patientin mit einem diploiden Verteilungsmuster und hohem Proliferationsindex ein – nachweisbar durch eine völlige Nekrotisierung der Metastase. Aneuploide Tumoren änderten ihre Proliferationskinetik nach Leberperfusion mit 5-FU
kaum, bei einem Patienten war sogar eine Zunahme festzustellen.

Diese Ergebnisse – allerdings eingeschränkt durch die geringe Fall-
zahl – stehen in einem gewissen Widerspruch zu der Erfahrung, daß
die Remissionsquote bei gut differenzierten Adenokarzinomen geringer
ist als bei enddifferenzierten Karzinomen mit hoher Proliferationskinetik [8].

Aus einer quantitativen Zunahme der «Vorsignale» (Kernfragmente,
Nekrosen) auf einen günstigen zytoziden Therapieeffekt zu schließen, ist
problematisch. Der Nekroseanteil des Metastasenexzidates ist abhängig
von der «Tiefe» der Exzision, da zentrale Bezirke der Metastasen oft
regressive Veränderungen und Nekrosen aufweisen. Obwohl die Exzisio-
nen bewußt aus dem Randbereich der Metastasen entnommen wurden, ist
die Vitalität des Gewebes makroskopisch nicht abschätzbar.

Proliferationskinetische Effekte zytostatischer Therapie mit 5-Fluoro-
uracil, wie Akkumulation und Arretierung der Zellen im Bereich der
Synthesephase, d. h. entsprechende Plateauanhebung bzw. Extragipfelbil-
dung im DNS-Histogramm, treten bereits 12–72 h nach der 5-FU-Be-
handlung auf [14]. Sie sind zum Zeitpunkt unserer Therapiekontrolle
nicht mehr zu erwarten. Um derartige Veränderungen nachzuweisen,
müßte die Gewebsentnahme zu einem wesentlich früheren Zeitpunkt
durchgeführt werden – dies ist jedoch aus ethischen Gründen nicht ver-
tretbar. Der Nachweis proliferierenden Tumorgewebes zu einem späteren
Zeitpunkt läßt jedoch schließen, daß der isolierten Leberperfusion, mit
5-FU bei der Mehrzahl der Patienten, lediglich ein palliativer Effekt zu-
kommen dürfte.

Wir haben daraus die Konsequenz gezogen, sowohl andere Zytostatika einzusetzen als auch nach der isolierten Leberperfusion weitere Zyklen intraarterieller Chemotherapie anzuschließen.

## *Literatur*

1   Aigner, K.; Walther, H.; Tonn, J. C.; Krahl, M.; Wenzl, A.; Merker, G.; Schwemmle, K.: Die isolierte Leberperfusion mit 5-Fluorouracil (5-FU) beim Menschen. Chirurg *53:* 571–573 (1982).

2   Andreeff, M.: Impulscytophotometrische DNS-Bestimmung proliferierender Systeme; in Andreeff (ed.), Impulscytophotometrie, pp. 73–76 (Springer, Berlin, Heidelberg, New York 1975).

3   Büchner, Th.; Göhde, W.; Schneider, R.; Hiddemann, W.; Kamanabroo, D.: Zellsynchronisation und cytocide Effekte durch Chemotherapie der Leukämie in der Klinik anhand der Impulscytophotometrie; in Andreeff (ed.), Impulscytophotometrie, pp. 77–86 (Springer, Berlin, Heidelberg, New York 1975).

4   Dilla, M. A. van; Trujillo, T. T.; Mullaney, P. F.; Coulter, J. R.: Cell microfluorometry: A method for rapid fluorescence measurement. Science *163:* 1213–1218 (1969).

5   Dittrich, W.; Göhde, W.: Impulscytophotometrie bei Einzelzellen in Suspension. Z. Naturf. *24b:* 360 (1969).

6   Göhde, W.; Dittrich, W.: Die cytostatische Wirkung von Daunomycin im Impulscytophotometrie-Test. Arzneimittel-Forsch. *21:* 1656 (1971).

7   Göhde, W.: Zellzyklusanalysen mit dem Impulscytophotometer. Habschr. Münster (1973).

8   Heitland, W.; Kummer, D.: Zur Zellkinetik gastrointestinaler Karzinome. Methodik und Wertung; in Heitland (ed.), Ergebnisse der Chirurgischen Onkologie 5, pp. 96–98 (Ferdinand Enke, Stuttgart 1983).

9   Howard, A.; Pelc, S. R.: Synthesis of deoxyribonucleic acid in normal and irradiated cells and its relation to chromosome breakage. Suppl. «Symposium on Chromosome Breakage» Heredity *6:* 261 (1953).

10  LePecq, J. B.; Paoletti, C.: A new fluorometric method for RNA and DNA determination. Ann. clin. Biochem. *17:* 100 (1966).

11  LePecq, J. B.; Paoletti, C.: A fluorescent complex between ethidium bromide and nucleic acids. J. molec. Biol. *27:* 87 (1967).

12  LePecq, J. B.: Use of ethidium bromide for separation and determination of nucleic acids of various conformational forms and measurement of their associated enzymes. Meth. biochem. Analysis *20:* 41 (1971).

13  Reed, M. L.; Vaitkevicius, V. K.; Al-Sarraf, M.; Vaughn, C. B.; Singhakowinta, A.; Sexon-Port, M.; Szbicki, R.; Baker, L.; Straalsma, G. W.: The practicality of chronic hepatic artery infusion therapy of primary and metastatic hepatic malignancies. Cancer *47:* 402 (1981).

14  Schumann, J.; Hattori, S.: Impulscytophotometrie der DNS bei soliden Tumoren unter Cytostaticawirkung in vivo und in vitro; in Andreeff (ed.), Impulscytophotometrie, pp. 103–107 (Springer, Berlin, Heidelberg, New York 1975).

15 Sela, J.: Fluorescence of nucleic acids with ethidium bromide: An indication of the configurative state of nucleic acids. Biochim. biophys. Acta *190:* 216 (1969).

16 Severin, E.: Zum Problem der Selektivität von Ethidiumbromid in der Cytofluorometrie cellulärer DNS; in Andreeff (ed.), Impulscytophotometrie, pp. 20–30 (Springer, Berlin, Heidelberg, New York 1975).

17 Sprenger, E.: Der Einfluß der Färbemethode auf die Ergebnisse automatischer Zellkern-DNS-Bestimmung; in Andreeff (ed.), Impulscytophotometrie, pp. 3–6 (Springer, Berlin, Heidelberg, New York 1975).

PD Dr. med. K. H. Muhrer, Klinik für Allgemeinchirurgie, Klinikstr. 29, D-6300 Gießen (BRD)

Beitr. Onkol., vol. 21, pp. 164–180 (Karger, Basel 1985)

# Morphologische Regressionsanalyse von Lebermetastasen nach regionärer Chemotherapie

*H.-P. Fischer*

Zentrum für Pathologie der Justus-Liebig-Universität, Gießen, BRD

## *Einleitung*

Die Chemotherapie maligner Tumoren ist in kontinuierlichem Wandel begriffen. Neue Verfahren bedürfen neben der Überwachung durch klinische Parameter einer morphologischen Wirkungskontrolle, wie sie in Form spezieller Regressionsgradings für Prostatakarzinome und Tumoren des Skelettsystems schon praktiziert wird [2, 10, 14]. Ihr obliegen drei Aufgaben: 1. Quantifizierung der Tumorregression, 2. Bestimmung des Therapieeffektes, 3. Erfassung therapiebedingter Nebenwirkungen [15].

Die folgende Darstellung konzentriert sich auf die histologische, zytologische und morphometrische Auswertung spontaner und therapieinduzierter regressiver Veränderungen in primären Lebertumoren und Lebermetastasen. Maligne Leberneoplasmen sind begünstigt durch die homogene Struktur des Wirtsorgans, meist kugelig oder aus Konglomeraten kugeliger Tumoren aufgebaut, und neigen zentralwärts zunehmend zu Spontannekrosen. Diese Formkonstanz, die allseits gleichmäßige Blutversorgung und das häufig multiple Auftreten der Geschwülste sind wichtige Bedingungen für die vergleichende Auswertung der spontanen und therapiebedingten Tumorregression. Diese Bedingungen sind insbesondere für große Tumoren gleichermaßen in keinem anderen Organ gegeben [8].

Im folgenden wird die charakteristische Verteilung von vitalem Geschwulstgewebe und Spontannekrosen in Lebermetastasen kolorektaler Adenokarzinome beschrieben und vom Geschwulstaufbau anderer Lebertumoren unterschieden. Therapieinduzierte morphologische Befunde werden abgegrenzt. Ein Regressionsgrading wird dargestellt, auf dem eine semiquantitative Abschätzung des Therapieeffektes aufbaut. Wichtige morphologische Befunde für Therapie und Prognose werden hervorgehoben. Probleme und Grenzen der morphologischen Regressionsanalyse werden diskutiert.

## Material und Methoden

Das Untersuchungsgut umfaßt unbehandelte (m) und zytostatisch behandelte (n) maligne Lebertumoren. Es gliedert sich auf in Metastasen kolorektaler Adenokarzinome (m=44/n=43) von 34 Patienten, Metastasen maligner Karzinoidtumoren (m=9/n=3) von 4 Patienten, Metastasen eines undifferenzierten, soliden Ovarialkarzinoms (m=1/n=4), eines undifferenzierten Nebennierenrindenkarzinoms (m=1/n=1), eines Adenokarzinoms des Magens (m=4/n=4) sowie eines kleinzelligen Bronchialkarzinoms (n=3). Primäre Lebertumoren sind ein Hämangio-Endothel-Sarkom (m=1/n=1), ein embryonales Sarkom (m=1/n=1) und ein Hepatoblastom (m=2/n=1). Von 21 Patienten wird Geschwulstgewebe vor und nach Therapie ausgewertet. Das Material besteht aus kompletten Tumoren oder repräsentativ großen Tumorbiopsaten. Der Geschwulstdurchmesser liegt zwischen 0,5 und 5 cm.

Als Therapieverfahren wurden die isolierte Leberperfusion via A. hepatica und V. portae [1], die Zytostatikainfusion durch einen A.-hepatica-Katheter, die Kombination beider Methoden sowie die Chemoembolisation angewandt. Als Zytostatikum wurde zumeist 5-Fluorouracil appliziert, welches bei der Leberinfusion mit Mitomycin kombiniert wurde. Die Dosierungen betrugen 500–1000 mg 5-Fluorouracil bei einer Perfusionsdauer von maximal 1 h; die kumulative Gesamtdosis bei Kombination von Perfusion und Infusion betrug bis 6000 mg 5-Fluorouracil und 15 mg Mitomycin. Zytostatikum bei Chemoembolisation (Hepatoblastom) war Adriamycin. Vor und in einem durchschnittlichen Abstand von 10 Wochen nach Perfusion wurden Tumorbiopsate oder komplette Metastasen entnommen. Die maximale Zeitspanne nach Therapie betrug 29 Wochen, die kürzeste umfaßte 1½ Wochen. Bei 7 Patienten erfolgte die Second-look-Auswertung am Obduktionsmaterial.

Alle Tumoren werden morphometrisch ausgewertet. Hierzu wurde ein auf komplette rundliche Tumoren ausgerichtetes Meßverfahren entwickelt [7]: Die vitalen Anteile des auf einen Meßschirm projizierten Tumorquerschnitts werden auf Meßradien abgetragen, und auf diese werden konzentrische Linien im definierten Abstand überlagert. Aus der Anzahl der Kreuzpunkte der Meßradien mit einer konzentrischen Linie läßt sich der prozentuale Anteil und die Verteilung des vitalen Tumorgewebes für jeden Abstand vom Tumorrand bestimmen. Inkomplette Tumorbiopsate werden mit einem Punktzähl-Verfahren auf ihren Nekroseanteil vermessen.

Neben dem Ausmaß und der Verteilung der Geschwulstnekrosen werden Veränderungen vitaler, perikapillärer Tumorsäume (Tumorcord) [11, 17], degenerative Zellveränderungen und Reaktionen des benachbarten Lebergewebes vor und nach Behandlung beurteilt.

Diese Befunde werden in einem fünfstufigen Regressionsgrading zusammengefaßt. Aus der Differenz des Regressionsgrades vor und nach Therapie wird der Therapieeffekt in einer vierstufigen Skala abgeschätzt.

*Ergebnisse*

Tumorregression – Qualitative morphologische Befunde

*Morphologie der Nekrose*
Unorganisierte Nekrosen finden sich als ausgedehnte Kolliquationsnekrosen oder als vitalem Tumorgewebe benachbarte Koagulationsnekrosen, die häufig noch pyknotische Kernreste enthalten. Sofern die Nekrosen nicht über längere Zeit bestehen bleiben, werden sie durch Granulationsgewebe organisiert, schließlich durch lockeres Bindegewebe oder zellarmes Narbengewebe ersetzt. Komplett eingeschmolzene Tumoren bestehen häufig aus einer narbig begrenzten Kolliquationsnekrose und imponieren, ihre rundliche Form beibehaltend, als Zyste. Sind Tumoren vollständig durch lockeres Bindegewebe ersetzt, wird dieses durch das umgebende, regenerierende Lebergewebe langsam zurückgedrängt.

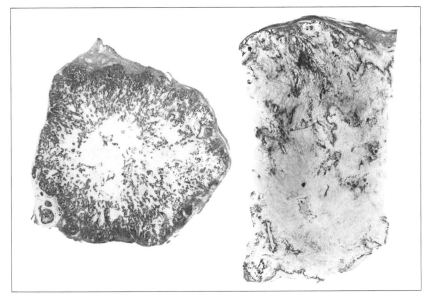

*Abb. 1.* Lebermetastasen eines mittelgradig differenzierten kolorektalen Adenokarzinoms: *a* vor regionaler Chemotherapie (HE, × 3,2); *b* nach isolierter Leberperfusion (HE, × 3,2).

*Verteilung der Nekrosen*

Die Verteilung spontaner und therapieinduzierter Nekrosen wird vom histologischen Typ und dem Infiltrationsmuster des Tumors mitbestimmt. Rundliche, drüsig differenzierte Neoplasmen enthalten in etwa radiärsymmetrisch verteilte, zentralwärts zunehmende Nekrosen. In Therapierespondern sind die zerstörten Geschwulstbezirke ausgedehnter als bei Spontannekrosen, wobei die Geschwulstperipherie am längsten erhalten bleibt (Abb. 1a, b).

Die soliden, stromaarmen Neoplasmen (Hepatoblastom, embryonales Sarkom der Leber, undifferenziertes Ovarialkarzinom, undifferenziertes Nebennierenrindenkarzinom) sind von unregelmäßig verteilten Nekrosen durchsetzt, die sich jedoch auch zentralwärts ausdehnen. Die vier Tumoren sind nach Therapie weitgehend oder komplett zerstört, zumeist in Form abgekapselter Kolliquationsnekrosen.

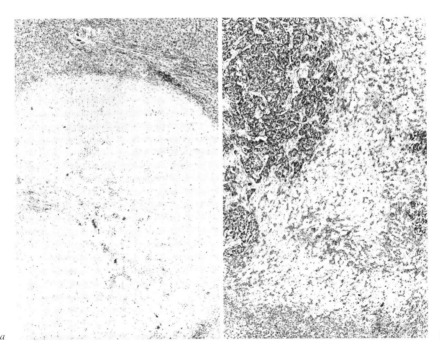

*a*                                                                                          *b*

*Abb. 2.* Lebermetastasen eines kleinzelligen Bronchialkarzinoms nach Zytostatikainfusion via Arteria-hepatica-Katheter: *a* Tumorzellfreie rundliche Narbe (HE, × 32); *b* atrophische Leberzellbalken in ödematösem Stroma neben diffus infiltrierenden Tumorresten (HE, × 32).

Ein teils solides, teils sich diffus intrasinusoidal ausbreitendes Neoplasma (kleinzelliges Bronchialkarzinom) zeigt in therapiesensiblen Anteilen ein charakteristisches Regressionsmuster: Knotige Anteile werden in rundliche, tumorzellfreie Narben umgewandelt (Abb. 2a). Nach Untergang diffus infiltrierender Bezirke durch Zytostase bleiben atrophische, von ödematösem, später hyalinisiertem Stroma umgebene Leberzellbalken zurück (Abb. 2b).

### Tumorcord

Mit zunehmendem Gewebsuntergang verschmälern sich die vitalen perikapillären Tumorsäume. In drüsig differenzierten Karzinomen löst sich die alveoläre Struktur des gefäßbenachbarten Tumorgewebes zu einem schmalen, einreihigen, degenerierenden Geschwulstepithel auf, das schließlich auch abstirbt (Abb. 3a, b). Dieses Regressionsmuster erfaßt nach wirksamer Behandlung vermehrt die Tumorrandzone.

### Degenerative Zellveränderungen

Als Zeichen zellulärer Degeneration finden sich Pyknosen, starke Pleomorphie, unregelmäßige Chromatinverteilung, Vakuolisierung der Zellkerne, Schrumpfung, vermehrte Eosinophilie, Vakuolisierung des Zytoplasmas, extreme blasige Auftreibung schleimproduzierender Zellen. In diesen geschädigten Arealen fehlen Mitosen. Die zelluläre Regression kann Mesenchymzellen und nicht tumoreigene Epithelien mitbetreffen (Abb. 3c, d).

### Reaktionen tumorbenachbarten Lebergewebes

In dem an den Tumor angrenzenden Lebergewebe sieht man nach Therapie häufig vermehrte Proliferate von Mesenchymzellen, seltener auch von Gallengängen und Hepatozyten, verbunden mit einer zuneh-

---

*Abb. 3.* Degenerative Zellveränderungen nach regionaler zytostatischer Therapie: *a* Lebermetastase eines mittelgradig differenzierten Adenokarzinoms des Magens vor Therapie: cribriformes Drüsenmuster und zentrale Nekrose (HE, × 80); *b* gleicher Fall nach Zytostatikainfusion via A.-hepatica-Katheter: Auflösung perikapillärer Drüsen (HE, × 80); *c* Lebermetastase eines Karzinoid des Rektums vor Therapie mit Gallengangsproliferaten (links oben) (HE, × 200); *d* gleicher Fall nach isolierter Leberperfusion: ausgeprägte degenerative Zellpleomorphie von Tumor und Gallengangsproliferaten (links oben) (HE, × 200).

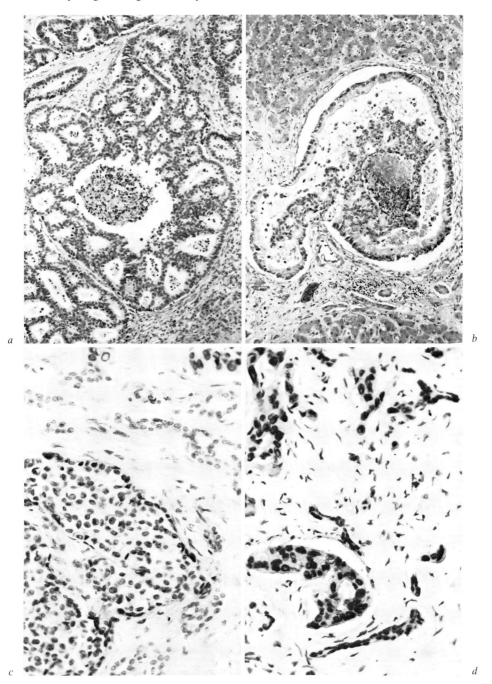

a

b

c

d

menden, vorwiegend lymphozytären Infiltration. In der Umgebung von durch lockeres Granulationsgewebe organisierten Nekrosen können ausgedehnte pseudolobuläre Leberparenchymregenerate auftreten, die nicht mit einem zirrhotischen Umbau verwechselt werden dürfen, da tumorfernes Lebergewebe unauffällig gestaltet ist.

Tumorregression – Morphometrische Befunde

*Kolorektale Adenokarzinome*
In unbehandelten Metastasen kolorektaler Adenokarzinome fällt der prozentuale Anteil vitalen Tumorgewebes in der Geschwulstperipherie sehr rasch ab. Die Metastasen weisen eine ausgedehnte zentrale Nekrosezone auf. Die gemittelte prozentuale Verteilung des vitalen Tumorgewebes von peripher nach zentral ergibt in einfach logarithmischer Skalierung eine abfallende Gerade und entspricht demnach einer abklingenden e-Funktion (Abb. 4). Im Mittel schon 1,9 cm innerhalb des Tumorrandes, beträgt der relative Gehalt vitalen Tumorgewebes 50 %. Dieser Abstand

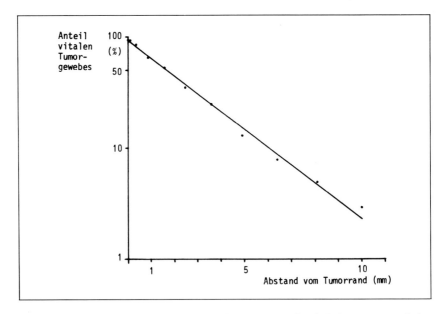

*Abb. 4.* Prozentuale Verteilung des vitalen Tumorgewebes in Lebermetastasen kolorektaler Adenokarzinome mit Durchmesser größer 1 cm, keine Zytostase (m=23).

von der Geschwulstperipherie bei 50 % vitalem Tumoranteil, in der Folge
$S_{50rel}$-Wert genannt, liegt bei den Metastasen kolorektaler Adenokarzinome unter 3,5 mm und ist bei Metastasen mit einem Radius größer als
0,5 cm unabhängig vom Geschwulstdurchmesser (Abb. 5). In den 29 zytostatisch behandelten Lebermetastasen kolorektaler Adenokarzinome
verläuft die den gemittelten prozentualen, vitalen Tumoranteil von peri-

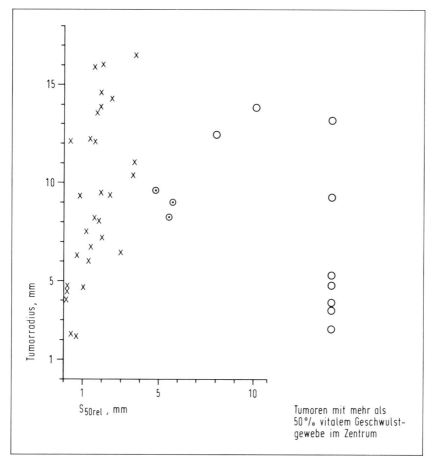

*Abb. 5.* Abstand von der Tumorperipherie bei 50 % vitalem Tumoranteil ($S_{50rel}$-Wert)
in Beziehung zum Tumorradius in Lebermetastasen unterschiedlichen Geschwulsttyps:
× kolorektale Adenokarzinome          (m=29)
⊙ Adenokarzinom des Endometriums   (m=3)
○ Karzinoidtumoren                    (m=9).

pher nach zentral wiedergebende Kurve etwas unterhalb der unbehandelten Tumoren, ohne sich jedoch wesentlich zu unterscheiden (Abb. 6 a). Das Ausmaß eines eventuellen Therapieeffektes kann aus der Differenz dieser abklingenden Kurvenzüge vor und nach Therapie errechnet werden. Dieser Unterschied ist in durch Primary-look-Biopsien und Second-look-Biopsien dokumentierten Einzelfällen so ausgeprägt, daß er als Therapiefolge zu werten ist (Abb. 6 b).

### Karzinoidtumoren

Eine andere Verteilung des vitalen Geschwulstgewebes findet sich in den unbehandelten Lebermetastasen der Karzinoidtumoren. Der relative vitale Tumoranteil sinkt im Durchschnitt erst 10,9 mm innerhalb des Tumorrandes unter 50%. Diese Tumoren kennzeichnet eine breite, vitale Geschwulstzone, die relativ plötzlich in eine organisierte Nekrose übergeht (Abb. 7). Die $S_{50rel}$-Werte der einzelnen Karzinoidmetastasen liegen ohne Überschneidungen deutlich getrennt von den $S_{50rel}$-Werten der Metastasen kolorektaler Adenokarzinome. Beide Gruppen unterscheiden sich also deutlich in Ausmaß und Verteilung der Geschwulstnekrosen (Abb. 5). Eine Metastase eines Karzinoidtumors nach isolierter Leberperfusion hebt sich durch einen schon in der Peripherie einsetzenden starken Nekrosezuwachs deutlich ab gegenüber den unbehandelten Karzinoidtumormetastasen (Abb. 7). Auch hier ist die Differenz der vitalen Tumoranteile vor und nach Therapie als Folge der Zytostase anzusehen.

### Solide, stromaarme Neoplasmen

Der mittlere Gehalt vitalen Geschwulstgewebes der in Primary-look- und Second-look-Biopsien ausgewerteten Tumoren beträgt vor Therapie 85%, nach Therapie 16%.

## Regressionsgrading und Therapieeffekt

Die vielfältigen morphologischen Einzelbefunde, die als Folge der Tumorzerstörung zu beobachten sind, werden erst dann einer vergleichenden Interpretation zugänglich, wenn sie in sinnvoller Weise zusammengefaßt werden. Dies wird in einem fünfstufigen Regressionsschema versucht. Das Regressionsgrading richtet sich vorrangig an dem Anteil zerstörten Tumorgewebes aus. Zusätzliche Verschmälerung der Tumorcords oder degenerative Zellveränderungen erhöhen jeweils den am Nekroseanteil

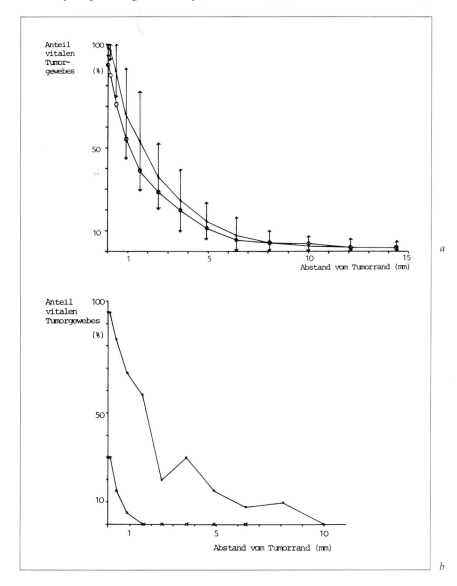

*Abb. 6.* Prozentuale Verteilung des vitalen Tumorgewebes in Lebermetastasen kolorektaler Adenokarzinome ohne und nach regionaler Zytostase: *a* obere Kurve mit einfacher
Standardabweichung, ohne Zytostase (n=29), untere Kurve: nach regionaler Zytostase
(m=29); *b* obere Kurve: Primary-look-Biopsie (m=1), untere Kurve: Second-look-Biopsie
nach isolierter Perfusion mit Mitomycin (n=1).

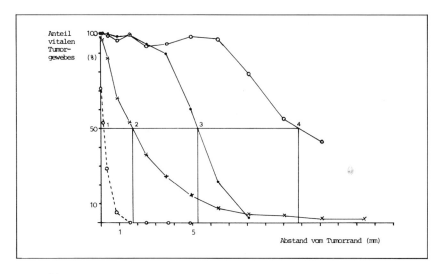

*Abb. 7.* Prozentuale Verteilung des vitalen Tumorgewebes in Lebermetastasen unterschiedlichen Geschwulsttyps: 1) Karzinoidtumor nach Zytostase (n=1); 2) kolorektale Adenokarzinome (m=29); 3) Adenokarzinome des Endometriums (m=3); 4) Karzinoidtumoren (m=9), jeweils ohne Therapie.

bestimmten Regressionsgrad um eine Stufe. Komplette Zerstörung vitalen Tumorgewebes wird als Grad 4 bewertet (Tab. I).

Da viele Tumoren, insbesondere kolorektale Karzinome, schon zu ausgeprägter Spontanregression neigen, ist das Regressionsgrading alleine nicht genügend aussagekräftig, um die Wirkung der Therapie abzuschätzen. Erst aus der Differenz des Regressionsgrades vor und nach Therapie läßt sich der Therapieeffekt ermessen. Dieser wurde in einer Therapieeffekt-Skala als «fehlend», «möglich», «wahrscheinlich» und «sicher» eingestuft (Tab. II).

Stellt man Therapieeffekt und Tumortyp gegenüber (Tab. III), so ist bei fast der Hälfte der durch Primary-look- und Second-look-Biopsien dokumentierten Fälle von Lebermetastasen kolorektaler Karzinome keine therapeutische Wirkung der Zytostatika und in einem Drittel der Fälle ein wahrscheinlicher oder sicherer Therapieeffekt ablesbar. Die Wirksamkeit der Zytostase ist bei der gesondert ausgewerteten Gruppe von Tumoren unterschiedlichen histologischen Typs wesentlich deutlicher ausgeprägt. Sechs von sieben Fällen zeigen einen wahrscheinlichen oder sicheren Therapieeffekt.

*Tabelle I.* Morphologisches Grading der Tumorregression

| Regressionsgrad | 0 | 1 | 2 | 3 | 4 |
|---|---|---|---|---|---|
| Tumornekrose % | 20 | 20–49 | 50–74 | 75–99 | 100 |
| Tumornekrose % | | 20 | 20–49 | 50–74 | |
| Schmale Tumorcords und/oder zelluläre Regression | | + | + | + | |

*Tabelle II.* Beziehung zwischen Tumorregression und Therapieeffekt

| Therapieeffekt | Differenz zwischen Regressionsgrad vor und nach Therapie |
|---|---|
| Fehlt | 0 |
| Möglich | 1 |
| Wahrscheinlich | 2 |
| Sicher | 3/4 |
| | oder Regressionsgrad 4 |

## Folgerungen

### Rückschlüsse auf die Wertigkeit der regionalen Chemotherapie maligner Lebertumoren

Die voranstehenden vergleichenden morphologischen Befunde bestätigen die in klinischen Studien nachgewiesene Wirksamkeit der lokalen palliativen Chemotherapie primärer und sekundärer Lebertumoren [4, 9, 13]. Ein morphologisch erfaßbarer Therapieeffekt korreliert zumeist mit einer klinischen Befundbesserung. Allerdings müssen die Ergebnisse differenziert bewertet werden: Die undifferenzierten soliden Tumoren erwiesen sich gegenüber der zytostatischen Therapie als besonders sensibel. Ein embryonales Sarkom der Leber konnte sogar vollständig zerstört werden. Gerade bei primär inoperablen embryonalen Lebertumoren besteht die Chance einer effektiven Geschwulstverkleinerung, die sekundär eine operative Entfernung ermöglicht.

Bei den Metastasen kolorektaler Adenokarzinome war ein eindeutiger Therapieeffekt nur in einzelnen Fällen morphologisch nachweisbar.

*Tabelle III.* Therapieeffekt in Lebermetastasen und Primärtumoren der Leber nach regionaler Chemotherapie. Vergleich des prä- und posttherapeutischen Regressionsgradings

| Therapieeffekt | Fallzahl | Tumortyp | Lokalisation des Primärtumors |
|---|---|---|---|
| Fehlt | 7 | Adenokarzinom, G1 oder G2 | kolorektal |
| Möglich | 4 | Adenokarzinom, G1 oder G2 | kolorektal |
| | 1 | Solides Karzinom, G3 | Nebennierenrinde |
| Wahrscheinlich | 2 | Adenokarzinom, G2 | kolorektal |
| | 1 | Karzinoid | Rektum |
| | 1 | Solides Karzinom G3 | Ovar |
| Sicher | 3 | Adenokarzinom, G2 oder G2–3 | kolorektal |
| | 1 | Adenokarzinom, G2 | Magen |
| | 1 | Hämangioperizytom | Leber |
| | 1 | Embryonales Sarkom | Leber |
| | 1 | Hepatoblastom | Leber |

Diese Tumoren wurden zumeist hochdosiert mit 5-Fluorouracil behandelt. Die starke Regression in Lebermetastasen eines kolorektalen Adenokarzinoms nach hochdosierter, regionaler Behandlung mit Mitomycin läßt eine bessere Wirksamkeit dieses Zytostatikums vermuten. Auch wenn regionale Therapieverfahren eine hohe Remissionsrate in Lebermetastasen kolorektaler Adenokarzinome erzielen sollten, dürfen wegen des häufigen gleichzeitigen Vorliegens extrahepatischer Fernmetastasen die Chancen dieser Behandlungsform nicht überschätzt werden.

Nicht nur der Zunahme der Geschwulstnekrosen, sondern auch deren Verteilung kommt bei der Bewertung der Tumorregression große Bedeutung zu. So nimmt der Tumorrand, die Wachstumsfront des Neoplasmas, bei der Bewertung des Therapieeffektes eine Schlüsselstellung ein: Sein posttherapeutischer Zustand bestimmt unabhängig von der Ausdehnung zentraler Nekrosen die weitere Ausbreitung der Geschwulst [8]. In den untersuchten Tumoren erweist sich die Peripherie gegenüber der Zytostase am meisten resistent. Die Randbezirke von Lebermetastasen werden im Gegensatz zum rein arteriell versorgten Zentrum von Mischblut aus A. hepatica und V. portae durchflutet [3]. Hiernach ist eine unterschiedliche Wirkung der regionalen Chemotherapie, je nach rein arterieller oder kombinierter Applikation durch A. hepatica und V. portae, zu erwarten. Sie bedarf einer morphometrischen Überprüfung.

## Möglichkeiten und Grenzen morphologischer Therapiekontrolle

### *Repräsentativität des Tumorgewebes*
Die Aussagekraft der morphologischen Therapiekontrolle wird durch die Repräsentativität des Tumorbiopsats wesentlich bestimmt. Die Zyto-statika-Sensibilität variiert schon innerhalb eines Tumors [5, 12, 16]. Gerade bei multiplen Metastasen oder heterogen differenzierten Tumoren erfassen kleine Biopsien möglicherweise nicht das ganze Spektrum therapieresistenter oder -sensibler Strukturen. Für eine optimale histopathologische Befundung wird deshalb die Übersendung kompletter Metastasen oder – falls dies nicht möglich ist – eines großen Biopsates empfohlen, in dem unbedingt periphere Geschwulstanteile enthalten sein sollten.

### *Abgrenzung therapieinduzierter regressiver Veränderungen von Spontannekrosen*
Maligne Tumoren neigen bei Mißverhältnis von Tumorproliferation und Vaskularisation zu Spontannekrosen [18]. Therapieinduzierte regressive Veränderungen lassen sich hiervon nur schwer unterscheiden, insbesondere, wenn vor Behandlung entnommenes Vergleichsmaterial fehlt. In diesen Fällen sind Aussagen über einen Therapieeffekt nur dann möglich, wenn Gesetzmäßigkeiten über Art und Ausdehnung der Spontannekrosen des untersuchten Tumors bekannt sind. In der homogen aufgebauten Gruppe unbehandelter Lebermetastasen kolorektaler Adenokarzinome ließ sich eine charakteristische Verteilung des vitalen Geschwulstgewebes aufdecken, die, eine abfallende e-Funktion beschreibend, sich deutlich von der Anordnung vitaler Anteile anderer Tumoren, insbesondere von Lebermetastasen von Karzinoidtumoren unterscheidet [6]. Diese Ergebnisse können als Grundlage zur Bewertung therapieinduzierter Nekrosen dienen. So ist eine hohe Nekroserate nach Zytostase bei Metastasen eines Karzinoidtumors mit großer Wahrscheinlichkeit als Behandlungsfolge zu werten, bei Metastasen eines kolorektalen Adenokarzinoms hingegen nur mit Zurückhaltung als Therapieeffekt aufzufassen, da diese Tumoren zu

ausgedehnten Spontannekrosen neigen. Diese morphologischen Befunde werden durch qualitative morphologische Regressionsmuster ergänzt, die auf eine Einwirkung der Zytostase hinweisen (Tab. IV).

*Erfassung der Dynamik von Geschwulstwachstum und Tumorregression*

Entstehung, Resorption, Organisation der induzierten Nekrose und erneute Proliferation des vitalen Geschwulstgewebes bestimmen als gegenläufige dynamische Prozesse den morphologischen Aufbau des Tumors. In Abhängigkeit von der Zeitspanne nach Therapie verändern sich sowohl das quantitative Verhältnis von vitalem Tumorgewebe und Nekrose als auch deren Verteilung. Das Biopsat liefert nur eine Momentaufnahme in diesem Umwandlungsprozeß. Um eine Therapieeinwirkung nicht zu verkennen, müssen histologische, klinische und radiologische Befunde korreliert werden. So kann nach Resorption einer ausgedehnten zentralen Nekrose und Neuproliferation der Geschwulstperipherie eine Verkleinerung des Tumors morphologisch unerkannt bleiben, auch wenn die Rückbildung in einer computertomographischen Verlaufsbeobachtung dokumentiert ist. Hiernach erscheint es erforderlich, in klinisch-pathologischen Therapiekontrollstudien Biopsate in gleichem zeitlichem Abstand nach Behandlung zu gewinnen.

Die Untersuchungen verdeutlichen: Nur in enger interdisziplinärer Zusammenarbeit läßt sich die Wirkung der zytostatischen Therapie in ausreichendem Maße quantifizieren und hierauf aufbauend neue Therapieformen kontrolliert verbessern.

*Tabelle IV*. Therapieinduzierte Regressionsmuster in primären malignen Lebertumoren und Lebermetastasen nach hochdosierter regionaler Chemotherapie [8]

– Ausgedehnte Tumornekrosen bei geringer Spontannekroseneigung
– Isolierte, narbig begrenzte Kolliquationsnekrosen
– Devitale Tumorperipherie
– Zerstörung oder Verschmälerung peripherer Tumorcords
– Atrophische Leberzellbalken in ödematösem oder hyalinisiertem Stroma nach selektiver Tumorzelleradikation diffus invasiver Neoplasmen
– Starke degenerative Tumorzellpleomorphie ohne Mitosen
– Degenerative Pleomorphie von Mesenchymzellen und nicht neoplastischer Epithelien

## Literatur

1   Aigner, K.; Walther, H.; Tonn, J.; Wenzl, A.; Hechtel, R.; Merker, G.; Schwemmle, K.: First experimental and clinical results of isolated liver perfusion with cytostatics in metastases from colorectal primary; in Schwemmle, Aigner (eds.), Recent results in cancer research. Vascular perfusion in cancer therapy (Springer, Berlin, Heidelberg, New York, Tokyo 1983).

2   Alken, C.; Dhom, G.; Strauber, W.; Braun, J.; Kopper, B.; Rehker, H.: Therapie des Prostatacarcinoms und Verlaufskontrolle. Urologe A *14:* 112 (1975).

3   Breedis, C.; Young, G.: The blood supply of neoplasms in the liver. Am. J. Path. *30:* 969–985 (1954).

4   Cohen, A.; Greenfield, A.; Wood, W.; Waltman, A.; Novelline, R.; Athanasoulis, C.; Schaeffer, N.: Treatment of hepatic metastases by transaxillary hepatic artery chemotherapy using an implanted drug pump. Cancer *51:* 2013–2019 (1983).

5   Fischer, H.-P.; Schulz, A.: Die histologische Differenzierung von Metastasen im Vergleich zum Primärtumor bei Osteosarkomen unter hochdosierter Methotrexat-Monotherapie. Verh. dt. Ges. Path. *66:* 523 (1982).

6   Fischer, H.-P.; Schulz, A.; Kracht, J.; Aigner, K.: Perfusionstherapie von Lebermetastasen – Morphometrische Auswertung der spontanen und therapiebedingten Tumorregression. Verh. dt. Ges. Path. *67:* (im Druck, 1984).

7   Fischer, H.-P.: Histomorphometry of spherical tumors using holoptical cross-sections. Virchows Arch. Abt. A. Path. Anat. (im Druck).

8   Fischer, H.-P.: Therapieinduzierte Tumorregression. Morphologische Befunde an malignen primären und sekundären Lebertumoren nach hochdosierter regionaler Zytostase. Pathologe (im Druck, 1985).

9   Hinterberger, R.; Fischer, J.; Preiß, J.; Weigand, H.: Entrahepatic chemotherapy in isolated liver metastases; in Schwemmle, Aigner (eds.), Recent results in cancer research. Vascular perfusion in cancer therapy (Springer, Berlin, Heidelberg, New York, Tokyo 1983).

10  Mavligit, G.; Benjamin, R.; Patt, Y.; Jaffe, N.; Chuang, V.; Wallace, S.; Murray, J.; Ayala, A.; Johnston, S.; Hersh, E.; Calvo, D.: Intraarterial cis-platinum for patients with inoperable skeletal tumors. Cancer *48:* 1–4 (1981).

11  Moore, J.: Cytotoxic injury to cell populations of solid tumours; in Potten, Hendry, Livingstone (eds.), Cytotoxic insult to tissue. Effects on cell lineages (Edinburgh, London, Melbourne, New York 1983).

12  Oosterhuis, J.; Suurmeyer, A.; Sleyfer, D.; Koops, H.; Oldhoff, J.; Fleuren, G.: Effects of multiple-drug chemotherapy (cis-diammine-dichloroplatinum, bleomycin, and vinblastine) on the maturation of retroperitoneal lymph node metastases of nonseminomatous germ cell tumors of the testis. Cancer *51:* 408–416 (1983).

13  Pettavel, J.: Arterial infusion chemotherapy for hepatic metastases; in Schwemmle, Aigner (eds.), Recent results in cancer research. Vascular perfusion in cancer therapy (Springer, Berlin, Heidelberg, New York, Tokyo 1983).

14  Salzer-Kuntschik, M.; Brand, G.; Delling, G.: Bestimmung des morphologischen Regressionsgrades nach Chemotherapie bei malignen Knochentumoren. Pathologe *4:* 135–141 (1983).

15  Schulz, A.; Kracht, J.: First histologic findings in metastases of colorectal carcinoma

following isolated liver perfusion with cytostatics; in Schwemmle, Aigner (eds.), Recent results in cancer research. Vascular perfusion in cancer therapy (Springer, Berlin, Heidelberg, New York, Tokyo 1983).

16 Schulz, A.; Fischer, H.-P.; Breithaupt, H.; Pralle, H.: Therapie-Response verschiedener histologischer Subtypen des Osteosarkoms unter hochdosierter Methotrexat-Behandlung. Onkologie 6: 296–304 (1983).

17 Thomlinson, R.; Gray, L.: The Histological structure of some human lung cancers and the possible implications for radiotherapy. Br. J. Cancer 9: 539–549 (1955).

18 Vaupel, P.: Oxygen supply to malignant tumors; in Petersen (ed.), Tumor blood circulation (H. CRC Press, Boca Raton 1979).

Dr. med. H.-P. Fischer, Zentrum für Pathologie, Justus-Liebig-Universität, Langhansstraße 10, D-6300 Gießen (BRD)

Beitr. Onkol., vol. 21, pp. 181–200 (Karger, Basel 1985)

# Zytostatika-Sensitivitätstestung perioperativ und im Tumorzell-Kolonien-Test (TKT) in vitro bei hochdosierter intraarterieller Chemotherapie (HDIAC) von Lebermetastasen[1]

*K. H. Link, K. R. Aigner, W. Kühn, N. Roetering*

Abteilung für Allgemeinchirurgie, Justus-Liebig-Universität, Gießen, BRD

## Einleitung

Neue Formen hochdosierter systemischer [13] oder regionaler [24] Chemotherapie sind entwickelt worden, um die Resistenz gegenüber konventioneller systemischer Chemotherapie zu überwinden. Unter der Anwendung hoher Zytostatikakonzentrationen kann sich das Sensitivitätsspektrum der Tumoren gegenüber verschiedenen Zytostatika ändern, wie am Beispiel des Mitomycin C demonstriert werden konnte [17, 26]. Da technische Neuerungen wiederholte hochdosierte Zytostatikainfusionen zur Behandlung von Tumoren unterschiedlicher Lokalisationen zulassen, müssen neue Behandlungsprotokolle mit neuen Zytostatika oder deren Kombinationen entwickelt werden.

Im Falle der systemischen Chemotherapie wurden die meisten Behandlungsprotokolle auf empirischer Basis entwickelt. Um diesen langwierigen Prozeß zur Bestimmung der höchst effektiven Zytostatika oder Zytostatikakombinationen zu vermeiden, untersuchten wir, inwieweit die in-vitro-Zytostatikatestung zur Auswahl der Medikamente bei regionaler Chemotherapie von Lebertumoren herangezogen werden kann. Hierzu wurde ein Tumorzell-Kolonien-Test (TKT) in einer Modifikation nach der ursprünglich von *Hamburger* und *Salmon* beschriebenen Methode [11] eingesetzt.

[1] gefördert durch DFG-Sachbeihilfe LI 316/3–1

Bei Zytostatikatestkonzentrationen, die für die systemische Chemotherapie relevant sind, erweist sich die in-vitro-Sensitivität solider Tumoren, wie z. B. kolorektaler Karzinome, im TKT als niedrig. Mit ansteigenden Testkonzentrationen ist jedoch eine deutliche Dosis-Wirkungs-Beziehung in der Zytostatika-Sensitivität erkennbar. Bis jetzt wurde noch über keine größere Serie berichtet, die die TKT-Ergebnisse im Hochdosisbereich mit den Behandlungsergebnissen einer klinischen Methode vergleicht, in der entsprechend hohe Dosen in vivo erzielt werden, und es war bis jetzt unklar, ob die in-vitro-Methode als ein verläßliches Testsystem bei regionaler Chemotherapie Anwendung finden kann.

Um die Aussagefähigkeit des TKT bei hochdosierter regionaler Chemotherapie zu bestimmen, unternahmen wir zwei Untersuchungsschritte. Zum ersten wurde bei einer Gruppe von Patienten mit kolorektalen Lebermetastasen ein perioperativer direkter Zytostatika-Sensitivitätstest (POT) durchgeführt. Dabei wurde das direkte Ansprechen der Metastasen auf hochdosierte intraarterielle Chemotherapie (HDIAC) mit Mitomycin C (M) oder 4-Epidoxorubicin (E) gemessen. Zusätzlich wurde bei diesen Patienten im TKT untersucht, ob das direkte Ansprechen auf HDIAC vorauszubestimmen ist. Wir stellten im POT fest, daß Lebermetastasen auf eine einmalige intraoperative HDIAC ansprechen können, und daß das Ergebnis des POT richtig im TKT vorausgesagt werden kann.

In einem zweiten Schritt wurde in einer prospektiv-korrelativen Studie (prospektiv-korrelativer Zytostatika-Sensitivitätstest, PKT) bei einem größeren Kollektiv von Patienten mit überwiegend kolorektalen Lebermetastasen die klinischen Langzeitergebnisse wiederholter HDIAC-Zyklen mit den TKT-Ergebnissen verglichen. Auch in dieser Langzeituntersuchung konnten wir zeigen, daß das klinische Behandlungsergebnis im TKT verläßlich vorauszubestimmen ist.

## Material und Methode

### Klinische Behandlung

Auf die klinische Behandlung soll im folgenden nur kurz eingegangen werden, da die Methode der hochdosierten intraarteriellen Chemotherapie (HDIAC) in anderen Kapiteln bereits ausführlich dargestellt wurde. Zusammengefaßt beginnt die chirurgisch-onkologische Behandlung mit der operativen Insertion des sogenannten Implantofix-Katheters (Fa. B. Braun, Melsungen, BRD) über die gastroduodenale Arterie mit der Spitze in die A.hepatica. Gefäßvariationen müssen gesondert beachtet werden. Die HDIAC wurde auf die Dauer von bis zu sechs Behandlungskursen mit einer Kombination entweder aus Mitomycin C (M, 8 mg/m$^2$) und 5-Fluorouracil (F, 550 mg/m$^2$) oder aus 4-Epidoxorubicin (E, 30 mg/m$^2$) und 5-FU (F, 550 mg/m$^2$) durchgeführt. Die Behandlung mit diesen Protokollen (M, 5 × F oder E, 5 × F) erfolgte bei Patienten mit kolorektalen Lebermetastasen an sechs aufeinanderfolgenden Tagen. Täglich wurden die Zytostatika mit einer externen Pumpe (Infusomat, Fa. B. Braun, Melsungen, BRD) über eine Stunde intraarteriell infundiert. Hierzu wurde der abführende Schlauch der Pumpe mit dem subkutanen Anspritzdepot des Implantofix-Katheters über eine 0,7 × 30 mm-Injektionsnadel konnektiert. Die intraarteriellen Spiegel lagen in der A.hepatica, je nach Infusionszeit und arteriellem Blutfluß, für Mitomycin C zwischen 0,5–4 µg/ml, für 4-Epidoxorubicin 1–10 µg/ml und für 5-FU 5–100 µg/ml [2].

Das klinische Ansprechen der HDIAC wurde anläßlich jeden stationären Aufenthaltes neben anderen Parametern anhand der Serum-CEA-Werte beurteilt. Ein Abfall des Serum-CEA (karzinoembryonales Antigen) unter 50 % der Werte vor Behandlungsbeginn wurde als ein Marker für zumindest partielles Ansprechen gewertet (S, sensitiv); blieb der Wert über 50 %, wurde das Behandlungsergebnis als resistent (R) bezeichnet. Die Verlaufsbestimmung des Serum-CEA wurde bei kolorektalen Karzinomen zur Feststellung der klinischen Ansprechrate auf systemische Chemotherapie, Radiotherapie und Langzeit-intraarterielle-Infusions-Chemotherapie wiederholt und relevant eingesetzt [5, 12, 16, 27]. Unsere eigenen klinischen Nachuntersuchungen haben ergeben, daß bei Lebermetastasen das konsekutiv bestimmte Serum-CEA der objektivste Marker ist und eine eindeutige Korrelation zum klinischen Ansprechen bzw. zur Überlebensrate besteht. Die klinische Untersuchung (Leberrand) und bildgebende Verfahren (Sonographie, routinemäßige Computertomographie) ergaben keine verläßliche Auskunft über das klinische Ansprechen. Lediglich die technisch aufwendige, computergesteuerte Tumorvolumetrie erwies sich als ein verläßlicher Marker, wie am Beispiel einer Serie von Patienten gezeigt werden konnte, die durch isolierte Leberperfusion und nachfolgende HDIAC behandelt wurden [23]. Bei CEA-negativen Tumoren bzw. bei Tumoren anderer Histopathogenese wurden die computertomographischen und laborchemischen Werte zur Auswertung des klinischen Ergebnisses herangezogen. Die zytostatische Behandlung und Nachsorge wurde an unserer Klinik durchgeführt.

Studiengliederung, Patienten, Tumormaterial und Zytostatikatestung (Abb. 1)

Im TKT wurden an den unbehandelten Biopsien der Patienten im POT und PKT die zur HDIAC verwendeten Zytostatika in Anlehnung an die ursprünglich von *Hamburger und Salmon* beschriebene Methode [10, 11] getestet. Der Test wurde eingesetzt, um zum einen die Ergebnisse der intraoperativen HDIAC und zum anderen der wiederholten HDIAC im Rahmen der Langzeitbehandlung vorauszubestimmen.

Zur perioperativen direkten Sensitivitätstestung (POT) wurde bei acht Patienten mit kolorektalen Lebermetastasen das in-vitro-Tumorzellwachstum in Weichagar vor und nach der intraoperativen Zytostatikainfusion bestimmt, um das Ansprechen der infundierten Metastasen auf die Zytostatika zu messen. Das Tumorgewebe wurde aus Metastasen unmittelbar vor und nach der intraoperativen Zytostatikainfusion, die über den neu eingelegten Implantofix-Katheter verabreicht wurde, entnommen. Vier Patienten erhielten intraoperativ 4-Epidoxorubicin und vier Patienten Mitomycin C. Die gepaarten Biopsien (vor und nach intraoperativer HDIAC) waren identisch bezüglich ihrer Histologie, des histologischen Gra-

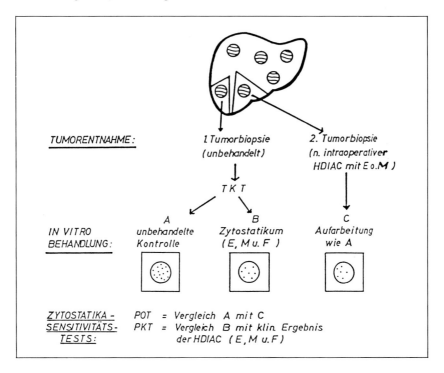

*Abb. 1.* Schematische Darstellung des POT und PKT. POT: Wachstumsvergleich der unbehandelten und der behandelten Biopsie nach intraoperativer HDIAC. PKT: TKT mit einer unbehandelten Biopsie und Vergleich der TKT-Ergebnisse in vitro mit dem klinischen Ansprechen auf wiederholte HDIAC in vivo.

dings, der Relation zwischen vitalem und nekrotischem Tumor im histologischen Schnitt und der Vitalität der Zellsuspension.[2]

In der prospektiv-korrelativen Untersuchung (PKT) wurde bei 16 Patienten mit nicht resezierbaren kolorektalen Lebermetastasen, bei einer Patientin mit Lebermetastasen eines Mamma-Karzinoms und einer Patientin mit Karzinoid-Lebermetastasen die Zytostatika-Sensitivität im TKT bestimmt und mit den klinischen Langzeitergebnissen der HDIAC verglichen. Die klinische Behandlung erfolgte unabhängig vom Testergebnis entsprechend Routineprotokollen.

Das Tumormaterial wurde unmittelbar nach Exzision in Hank's balancierter Salzlösung (HBSS) bei Raumtemperatur in das Zellkulturlabor transportiert und innerhalb einer Stunde mit sterilen Standardtechniken aufgearbeitet. Nach Entfernen des makroskopisch nicht malignen und des nekrotischen Gewebes wurde der Tumor mit Scheren in 1–2 mm große

---

[2] Die pathologischen Untersuchungen wurden von Dr. *Fischer*, Zentrum für Pathologie der Justus-Liebig-Universität, Gießen, vorgenommen.

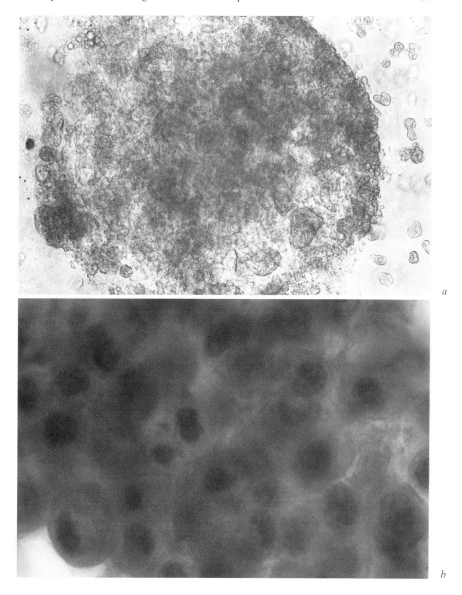

*a*

*b*

Abb. 2. *a* Vitale Tumorzellkolonie eines kolorektalen Karzinoms in Weichagar. Am Kolonienrand liegen, zum Größenvergleich, nicht gewachsene Einzelzellen. *b* Hämatoxylin-Eosin-gefärbte Weichagarkolonie einer kolorektalen Lebermetastase. Die Karzinomzellen zeigen tumortypische Merkmale wie Anisomorphie, Anisonukleose, verschobene Kern-Plasmarelation.

Stückchen geschnitten und anschließend über Nacht (10–12 h) bei 4°C mit dem Magnetrührer in einer Lösung aus HBSS mit 0,03% DNase und 0,14% Kollagenase enzymatisch verdaut. Es wurden 10–20 ml/g Gewebe zur Andauung verwendet. Jeweils ein kleines Stück der Tumorbiopsie wurde in 5% gepuffertem Formaldeyhd für histologische Untersuchungszwecke fixiert. Nach Beendigung der Disaggregation wurde die Zellsuspension durch zwölf Lagen einer sterilen Kompresse filtriert, das Enzymmedium 10 min bei 200 × g abzentrifugiert und anschließend zweimal in Mc Coy's 5A-Medium mit 10% fetalem Kälberserum (FBS) gewaschen. Die vom Tumor gewonnene Zellsuspension wurde nach der Vitalitätsfärbung mit Trypan-Blau und der zytologischen Untersuchung auf eine Konzentration von $3 \times 10^6$ vitalen Tumorzellen/ml eingestellt. Die Zytostatikaexposition in vitro erfolgte beim TKT mit $1,5 \times 10^6$ vitalen Tumorzellen über eine Stunde bei 37°C in 1,5 ml Medium (Mc Coy's 5A, 10% FBS). Die unbehandelte Kontrolle wurde ohne Zytostatikum unter gleichen Bedingungen inkubiert. Die Zytostatika M und E wurden bei einer Konzentration von 1 µg/ml und 100 µg/ml, F bei 10 µg/ml und 1000 µg/ml getestet, wobei der niedrigere Testspiegel repräsentativ für die klinisch erreichbaren Konzentrationen [2] ist.

Im POT wurde die zweite Biopsie nach der intraoperativen Zytostatikaexposition in vivo ebenfalls wie beschrieben verarbeitet, jedoch wurden an der Zellsuspension keine zusätzlichen Zytostatika in vitro getestet. Dieses Material wurde somit genauso behandelt wie die unbehandelte Kontrolle der ersten Biopsie im TKT. Das in-vitro-Wachstum dieser unbehandelten Kontrolle wurde mit dem Wachstum der Biopsie nach intraoperativer HDIAC verglichen und das Ergebnis nach unten angeführten Kriterien entweder als positives Ansprechen (S) oder als Resistenz (R) auf die intraoperative HDIAC gewertet.

Nach der 60minütigen Inkubation bei 37°C in vitro und den nachfolgenden Waschschritten wurden die Zellen in einer 0,3%igen Agarlage über einem 0,5%igen Agarboden mit einer Konzentration von $5 \times 10^5$ vitalen Tumorzellen/35 mm Schale ausgesät. Im Gegensatz zu der von *Hamburger* und *Salmon* beschriebenen Methode waren unsere Medien nicht Milz-konditioniert und enthielten weder Mercaptoaethanol, Kalziumchlorid noch Dextran. Pferdeserum wurde durch zusätzliches FBS ersetzt. Die Kulturen wurden in einem Gemisch von 5% $CO_2$ mit Wasserdampf-gesättigter Luft inkubiert und alle zwei Wochen mit Agarmedium gefüttert.

Die Auswertung erfolgte im umgekehrten Lichtmikroskop am Tag nach der Aussaat, um Aggregate zu identifizieren, und in wöchentlichen Abständen, um Kolonien zu zählen. Eine Kolonie wurde definiert als ein Wachstum von mehr als 30 Zellen, und das Wachstum war ausreichend zur Auswertung des Testansatzes, wenn in der unbehandelten Kontrolle mehr als 30 Kolonien gewachsen waren. Der Zeitraum bis zur abschließenden Kolonienzählung dauerte vier bis maximal zwölf Wochen. Am Testende wurde die Hemmung der Koloniewachstumsrate (H-KWR) behandelter Testansätze im Vergleich zur unbehandelten Kontrolle prozentual errechnet. Die Abbildungen 2a und 2b zeigen eine vitale und eine histologisch Hämatoxylin-Eosin-gefärbte Kolonie eines kolorektalen Karzinoms. Nach Kriterien, die von *Bertelsen* et al. [7] ausgearbeitet wurden, zählte das TKT-Ergebnis als in-vitrosensitiv (S), wenn die H-KWR mehr als 50% der unbehandelten Kontrolle betrug. Betrug die H-KWR dagegen weniger als 50%, galten die Tumorzellen gegenüber dem Testzytostatikum als resistent (R). Die in-vitro-Ergebnisse des TKT bei der Testkonzentration von 1 µg/ml (5-FU 10 µg/ml) wurden mit der in-vivo-Ansprechrate, gemessen am Abfall der CEA-Serumspiegel nach mehreren HDIAC-Behandlungszyklen verglichen. Bei Sensitivität in vivo wurde die im TKT aktivste Substanz zum Vergleich herangezogen.

## Ergebnisse

Insgesamt wurden in unserem Labor bisher 50 Tumoren verschiedener Histologie, vornehmlich kolorektale Karzinome, im TKT getestet (Tab. I). Bei 33 Tumoren war das Wachstum ausreichend für zumindest eine Zytostatikatestung und insgesamt wurden 78 Tests mit verschiedenen Medikamenten, unter anderem mit Mitomycin C, 4-Epidoxorubicin und 5-FU durchgeführt. Bei der Testkonzentration von 1 µg/ml (5-FU 10 µg/ml) waren 30 Tests als in-vitro-sensitiv (S) zu bewerten, 48 Tests waren resistent (R). In Abbildung 3 ist das Testergebnis am Beispiel eines Melanoms (Tumor 67/84) dargestellt. Bei der unbehandelten Kontrolle zeichnen sich zahlreiche schwarzpigmentierte Melanomkolonien gegenüber dem Hintergrund nicht gewachsener Zellen ab (Abb. 3a). In Abbildung 3b ist das extrem verminderte Kolonienwachstum nach Behandlung mit 1 µg/ml Cis-Platinum (Cis-DDP) über 1 h in vitro wiedergegeben.

In Abbildung 4 ist das mittlere Dosis-Wirkungs-Verhalten von fünf kolorektalen Tumoren nach in-vitro-Behandlung entweder mit 4-Epidoxorubicin (E) oder mit Mitomycin C (M) wiedergegeben. Es zeigt sich, daß bei der Dosiserhöhung auf 100 µg/ml die Ansprechrate beider Zytostatika entscheidend ansteigt. Zusätzlich ist zu erkennen, daß bei unterschiedlichen Expositionszeiten von 15 oder 60 min nur bei 4-Epidoxorubicin in der niedrigeren Testkonzentration von 1 µg/ml nach 15 min Inku-

*Tabelle I.* Zusammenfassung der TKT-Ergebnisse der im Zeitraum 1/84 bis 9/84 verarbeiteten Tumorproben. Die Testergebnisse beziehen sich auf die klinisch relevante Testkonzentration

| Tumortyp | Erhalten | Ausgesät | Gewachsen | Getestet | Zytostatika | Empfindlich | Resistent |
|---|---|---|---|---|---|---|---|
| Kolorektale LM | 31 | 30 | 23 | 22 | 48 | 16 | 32 |
| Mamma LM | 4 | 4 | 3 | 3 | 7 | 4 | 3 |
| Karzinoid LM | 4 | 4 | 2 | 2 | 6 | 3 | 3 |
| Hepatozellulärer P | 2 | 2 | 2 | 2 | 4 | 2 | 2 |
| Kolorektaler P | 4 | 4 | 1 | 1 | 4 | 0 | 4 |
| Melanom LM | 3 | 2 | 2 | 2 | 6 | 3 | 3 |
| Sarkom M | 1 | 0 | | | | | |
| Ovar M | 1 | 1 | 1 | 1 | 3 | 2 | 1 |
| Zusammen | 50 | 47 | 34 | 33 | 78 | 30 | 48 |

LM = Lebermetastase   M = Metastase   P = Primärtumor

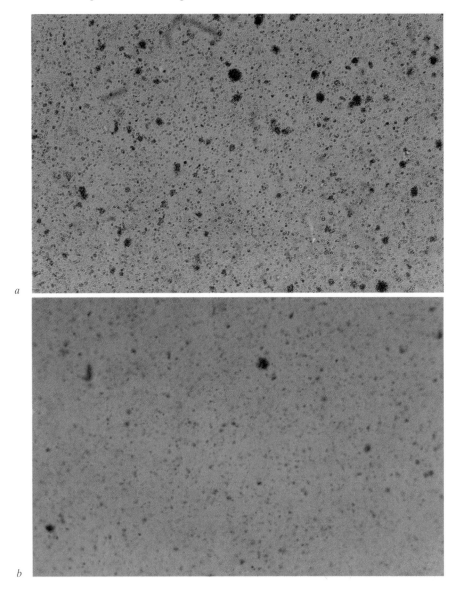

*Abb. 3. a* Unbehandelte Kontrolle einer Melanomlebermetastase im Weichagaransatz. Vor dem Hintergrund nicht gewachsener Einzelzellen sind ca. 40–45 melaninpigmentierte Kolonien aus mehr als 30 Zellen gewachsen. *b* Weichagaransatz der im TKT mit Cis-DDP behandelten Zellen der Melanommetastase aus Abbildung 3a. Das Wachstum ist auf 4–5 Kolonien reduziert.

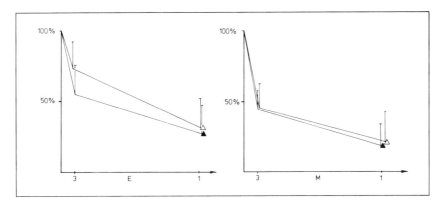

*Abb. 4.* Dosis-Wirkungsbeziehung bei der Austestung von fünf kolorektalen Lebermetastasen im TKT mit 4-Epidoxorubicin (E) und Mitomycin C (M). Dargestellt sind die
Überlebensraten der behandelten Zellen in % der unbehandelten Kontrolle (Mittelwert aus
drei Testschalen mit Standardabweichung) bei den Testkonzentrationen 1 μg/ml (3) und 100
μg/ml (1). Die Zytostatikaexpositionsdauer betrug entweder 60 min (▲) oder 15 min (△).

bation die Wirkung abgeschwächt ist. Eine ähnliche Dosis-Wirkungs-Beziehung war bei insgesamt 22 kolorektalen Metastasen nach Exposition
mit Mitomycin C (M), 4-Epidoxorubicin (E) und 5-FU (F) zu erkennen.
Bei der Testkonzentration von 1 μg/ml (F 10 μg/ml) betrug die durchschnittliche H-KWR für M 53 ± 13%, für E 45 ± 15% und für F 23 ±
17%. Bei Erhöhung der Testkonzentration auf 100 μg/ml (F 1000 μg/ml)
stieg die Zytostatikatoxizität an, und die H-KWR erhöhte sich bei M auf
82 ± 17%, bei E auf 81 ± 18% und bei F auf 54 ± 21%. Die Zytotoxi-
zitätsraten von M und E waren annähernd vergleichbar, wobei die von E
etwas geringer war. Die geringste Zytotoxizität war mit F zu erzielen, in
keinem Fall war F wirksamer als E oder M.

Die oben angedeutete Sensitivitätsdifferenz zwischen M und E bestä-
tigte sich in der POT-Gruppe mit intraoperativer HDIAC. In Abbildung 5
ist die Wachstumshemmung nach intraoperativer Infusion mit Mitomycin
C am Beispiel einer kolorektalen Metastase (Tumor 28/84) dargestellt.
Abbildung 5a zeigt das Kolonienwachstum der Biopsie, die vor Beginn
der intraoperativen HDIAC entnommen wurde, und Abbildung 5b das
verminderte Kolonienwachstum der Biopsie, die unmittelbar nach Beendigung der intraoperativen HDIAC exzidiert wurde. Bei fünf der acht im
POT getesteten Tumoren ist zu erkennen, daß nach einmaliger in-vivo-
Zytostatikaexposition ein direktes Ansprechen induzierbar ist (Abb. 6).

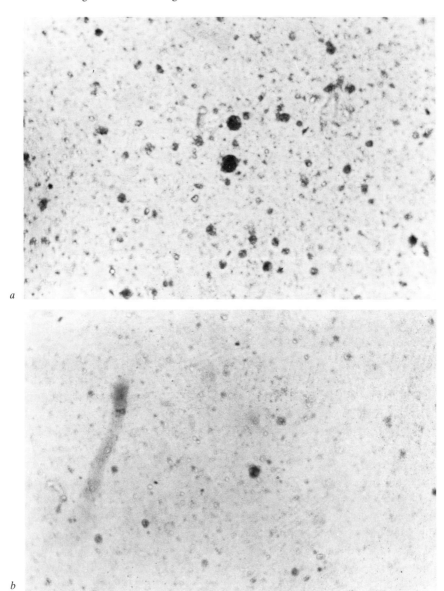

*Abb. 5.* Perioperativer Zytostatika-Sensitivitätstest (POT). Weichagarwachstum der Biopsie vor und nach intraoperativer Infusion mit Mitomycin C. *a* Vor Infusion (30–40 Kolonien aus mehr als 30 Zellen); *b* nach Infusion (5–8 Kolonien).

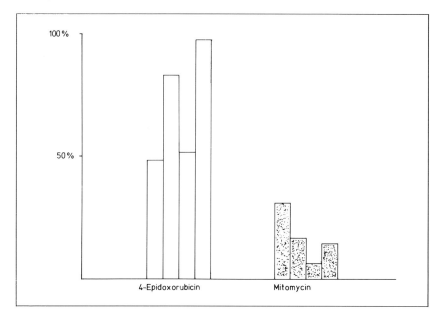

*Abb. 6.* Ergebnisse des POT nach intraoperativer Infusion von je vier kolorektalen Lebermetastasen mit 4-Epidoxorubicin und Mitomycin C. Dargestellt sind die Koloniewachstumsraten der infundierten Biopsien in % der unbehandelten Biopsien.

Die H-KWR war nach Behandlung mit E geringer ausgeprägt als mit M. Das Ansprechen auf intraoperative HDIAC war im in-vitro-TKT mit dem zur intraoperativen HDIAC verwendeten Zytostatikum bei 100% vorauszubestimmen. Beim Vergleich der POT-Ergebnisse mit dem klinischen Ansprechen nach HDIAC stellte sich heraus, daß vier Tumoren, die entsprechend dem Ergebnis des POT auf intraoperative HDIAC ansprachen, auch klinisch signifikant reagierten. Die drei im POT gegen E resistenten Tumoren waren im Langzeitverlauf auch in vivo auf die HDIAC-Behandlung mit E + 5 × F resistent. Bei einem Tumor, der nach intraoperativer HDIAC als sensitiv zu bewerten war, lagen uns zum Zeitpunkt der Auswertung keine klinischen Daten vor. Die Ergebnisse des TKT am unbehandelten Tumor korrelierten demzufolge signifikant mit dem Ansprechen des Tumors sowohl im POT als auch auf die wiederholte HDIAC.

Die angedeutete gute Vorhersagbarkeit auch der klinischen Langzeitergebnisse wurde bei der Korrelation des Langzeiteffekts wiederholter HDIAC-Zyklen zu den TKT-Ergebnissen an dem erweiterten Kollektiv von insgesamt 18 Patienten mit Lebermetastasen im PKT bestätigt. Bei diesem Patientenkollektiv waren ausreichende Daten zur Bestimmung der klinischen Ansprechrate vorhanden. Bei 16 Patienten mit kolorektalen Metastasen korrelierte der Serum-CEA-Verlauf gut mit den TKT-Ergebnissen. Bei einer quantitativen Analyse stellten wir eine signifikante Korrelation zwischen dem Ausmaß des Serum-CEA-Abfalls nach HDIAC und der H-KWR fest (r = 0,8), d. h. je höher die H-KWR in vitro war, desto stärker war der klinische CEA-Abfall nach HDIAC. Diese enge Korrelation deutet an, daß die TKT-Ergebnisse in vitro die HDIAC-Ergebnisse in vivo verläßlich voraussagen können. Mit dem TKT konnte nach den unter dem Kapitel Material und Methode beschriebenen in-vitro- und in-vivo-Sensitivitätskriterien die klinische Zytostatika-Sensitivität in 11 Fällen (S/S) und Resistenz bei 6 Patienten (R/R) richtig vorausbestimmt werden. Ein Patient war resistent in vitro, erwies sich aber sensitiv in vivo (R/S). Wir fanden keinen Patienten, der in vitro sensitiv, aber in vivo resistent (S/R) war.

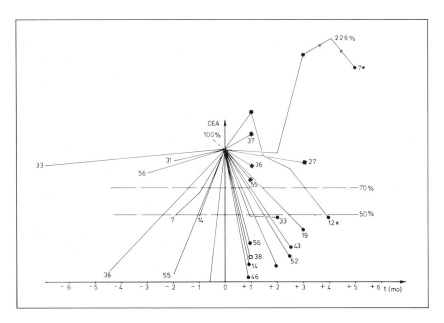

*Abb. 7.* Serum-CEA-Spiegel im Verlauf der hochdosierten intraarteriellen Chemotherapie (HDIAC) von 16 kolorektalen Lebermetastasen. Die Werte vor und nach HDIAC sind in % der Spiegel am Beginn des ersten HDIAC-Zyklus dargestellt. Ein CEA-Abfall um mehr als 50 % wird als klinisches Ansprechen gewertet. Die Serum-CEA-Verläufe sind mit den korrespondierenden TKT-Ergebnissen gekennzeichnet: S/S ●, R/S □, R/R ■.

Somit war in dieser Serie die in-vitro-Sensitivität zu 100% ($\frac{S/S}{S/S + S/R}$) mit der in-vivo-Sensitivität assoziiert, für Resistenz in vitro betrug dieser Wert 86% ($\frac{R/R}{R/R + R/S}$). Das klinische Ansprechen konnte mit dem TKT bei 92% der Patienten ($\frac{S/S}{S/S + R/S}$) und die klinische Resistenz bei 100% der Patienten ($\frac{R/R}{R/R + S/R}$) richtig vorausgesagt werden.

Die Ergebnisse der PKT-Studie sind an 16 CEA-positiven Patienten in Tabelle II und Abbildung 7 zusammengefaßt. Hier zeigt sich das individuell unterschiedliche Ansprechen histologisch identischer Tumoren auf

*Tabelle II.* Ergebnis des prospektiv-korrelativen Zytostatika-Sensitivitätstests (PKT) mit 16 kolorektalen Lebermetastasen

| Tumor | Histologie[1] | KWR Kontrolle[2] (x ± s) | H-KWR (%)[3] | CEA nach HDIAC (%)[4] | Medikament[5] |
|-------|---------------|--------------------------|--------------|-----------------------|---------------|
| 7[6]  | 2   | 79 ± 15     | 13 | 226 | E |
| 7     | 2   | 79 ± 15     | 54 | 64  | M |
| 37    | 2–3 | 275 ± 30    | 5  | 110 | E |
| 27    | 2   | 236 ± 20    | 24 | 90  | M |
| 36    | 2   | 53 ± 12     | 28 | 88  | M |
| 55    | 2   | 151 ± 20    | 40 | 80  | M |
| 33    | 2   | 154 ± 65    | 65 | 48  | M |
| 12[6] | 2   | 38 ± 3      | 0  | 125 | E |
| 12    | 2   | 38 ± 3      | 55 | 48  | M |
| 19    | 3   | 122 ± 31    | 70 | 40  | M |
| 43    | 2   | 77 ± 8      | 54 | 27  | M |
| 52    | 2   | 301 ± 42    | 65 | 20  | M |
| 31    | 2   | 358 ± 98    | 80 | 14  | M |
| 56    | 2   | 73 ± 9      | 72 | 27  | M |
| 14    | 3   | 89 ± 19     | 57 | 14  | E |
| 46    | 2   | 258 ± 20    | 66 | 4   | M |
| 38    | 2   | 335 ± 30    | 21 | 20  | E |
| 28    | 2   | 1059 ± 115  | 54 | 48  | M |

Korrelation zwischen dem Ergebnis des Tumorzellkultur-Tests in vitro und dem Ergebnis der HDIAC in vivo
1 = Differenzierungsgrad der kolorektalen Lebermetastasen
2 = Kolonie-Wachstumsrate (KWR) der unbehandelten Kontrolle im Weichagar
3 = Hemmung der Kolonie-Wachstumsrate (H-KWR) der Zellsuspension nach Behandlung mit Mitomycin (M, 1 µg/ml) oder 4-Epidoxorubicin (E, 1 µg/ml) in vitro, angegeben in % der unbehandelten Kontrolle
4 = CEA-Serumspiegel (% des Spiegels vor Behandlung) nach HDIAC
5 = Zytostatika, die zur jeweiligen HDIAC verwendet wurden
6 = Tumor war resistent, und das Zytostatikum wurde gewechselt

dieselben Zytostatika, sowohl im TKT in vitro als auch nach HDIAC in vivo. Lag die Hemmung der Koloniewachstumsrate über 50%, so war auch in den meisten Fällen der CEA-Serumspiegel im Vergleich zu dem Spiegel vor Behandlungsbeginn um mehr als 50% gesunken. Besonders zu beachten sind die Testergebnisse bei den Tumoren 7 und 12, die die potentielle Wertigkeit des TKT bestätigen. Die Tumoren, die zunächst mit der Kombination E + 5 × F behandelt wurden, erwiesen sich entsprechend dem CEA-Anstieg auf 226% bzw. 125% des Ausgangswertes als resistent. Bei diesen Patienten wurde wegen des fehlenden Ansprechens die HDIAC auf die Kombination M + 5 × F umgestellt. Nach der Protokolländerung fiel der CEA-Serumwert um 36% bzw. um 52%. Damit deutete sich die Sensitivität auf die Kombination M + 5 × F an bzw. wurde bestätigt. Bei diesen Tumoren wurde im TKT in vitro die Resistenz gegenüber E und die Sensitivität gegenüber M in vivo richtig vorausgesagt.

### Diskussion

Die anhand unserer 22 getesteten kolorektalen Tumoren und auch bei anderen Tumoren zu findende individuelle Heterogenität der Zytostatika-Sensitivität, unabhängig von vorliegender identischer Histopathologie, bestätigt den Bedarf für ein Testsystem, das diese individuelle Sensitivität auf verschiedene Zytostatika vorausbestimmen kann. Die kolorektalen Metastasen variieren individuell erheblich in ihrer Sensitivität gegenüber Mitomycin C, 4-Epidoxorubicin und 5-FU, sowohl in vitro als auch in vivo. In der Literatur sind bisher noch keine Aussagen über die Potenz des TKT bei regionaler hochdosierter Chemotherapie zu finden. Nur Einzelbeobachtungen deuten darauf hin, daß bei Therapiespiegeln im Hochdosisbereich die in-vitro-Ergebnisse das klinische Ansprechen vorausbestimmen können [4]. In zahlreichen Arbeiten wurde berichtet, daß bei der systemischen Chemotherapie das klinische Ansprechen mit dem TKT bei 50–80% und die klinische Resistenz bei über 90% richtig vorausbestimmt werden können [3, 14, 15, 19, 20, 21, 29]. Die Ergebnisse stammen überwiegend aus der Chemosensitivitätstestung bei menschlichen Tumoren wie dem multiplen Myelom, Ovarialkarzinom und Melanom unter systemischer Behandlung. Insgesamt waren die anfangs berichteten Ergebnisse sehr vielversprechend. Der für die systemische Chemotherapie nutzbringende Wert des TKT konnte jedoch, selbst in großen Untersuchungsserien, nicht eindeutig belegt werden und wurde als enttäuschend niedrig angesehen [25, 28, 29].

Dies zeigt sich auch beim kolorektalen Karzinom, einem der häufigsten Malignome. *Bertelsen* et al. [7] berichteten in einer großen Serie von 258 in-vitro/in-vivo-Korrelationen von 39 Zytostatikatests mit kolorektalen Karzinomen. 62% davon waren resistent und nur 38% sensitiv in vitro. Bei 23% der getesteten Tumoren wurde die in-vivo-Sensitivität korrekt bestimmt. Die Richtigkeit der Vorhersage bezüglich des klinischen Behandlungsergebnisses lag für Sensitivität bei 60% und für Resistenz bei 92%. Die von *Agrez* und *Lieber* [1] mitgeteilte Frequenz der in-vitro-Sensitivität kolorektaler Karzinome lag mit 6–20% erheblich niedriger. Schon im Hinblick auf die reduzierte in-vitro-Sensitivität kolorektaler Karzinome kann bei maximal 40% der Patienten erwartet werden, daß die systemische Chemotherapie durch das TKT-Ergebnis verbessert wird.

Inwieweit hierzu alternative Zytostatika beitragen könnten, die nicht routinemäßig in den etablierten Protokollen eingesetzt werden, muß offen bleiben, denn randomisierte Studien, bei denen einerseits mit Routineprotokollen, andererseits nach dem Ergebnis des TKT behandelt wird, sind zwar vorgeschlagen, bisher jedoch nur in wenigen Fällen durchgeführt worden.

Der praktische Nutzeffekt des TKT wird weiterhin durch die niedrige Wachstumsrate von 50–70% der eingesandten Proben reduziert. Zusätzlich wird der potentielle Wert des TKT bei systemischer Chemotherapie durch methodische Probleme geschmälert, und die aus diesen Differenzen resultierende Schwankung der richtigen Vorhersage zwischen 50 und 80% hat zur Folge, daß der erwünschte Nutzen des TKT bei der in-vitro-Vorausbestimmung der klinischen Ansprechrate auf systemische Chemotherapie soweit herabgesetzt wird, daß im Endeffekt nur wenige Patienten wirklich von der Testung profitieren könnten.

Eine der potentiellen Fehlerquellen ist die Entnahme des Tumormaterials. Wird bei metastasierten Tumoren das Tumormaterial aus einer beliebigen von multiplen Metastasen genommen, so stellt sich die Frage, ob dieses Gewebe repräsentativ ist, da bekannt ist, daß die Ansprechrate metastatischer Klone heterogen einzuschätzen ist [6, 22]. Unser Tumormaterial aus Lebermetastasen ist beim POT und PKT in der HDIAC als höchst repräsentativ anzusehen, da die zytostatische Behandlung direkt über die arterielle Blutversorgung auf den getesteten Tumor zielt. Bezüglich der Angehrate nach Aussaat in die Kulturschalen liegen unsere Ergebnisse mit 71% zur Testung ausreichendem Wachstum vergleichbar hoch. Die kritische Frage bei der Verwendung des TKT in der systemischen Chemotherapie liegt darin, ob die in-vitro-Zytostatikaspiegel, die Expositionszeit und das Kultursystem selbst repräsentativ für die in-vivo-Situation sind [4, 7, 19, 25, 28]. Größere pharmakokinetische Unterschiede zwischen den Bedingungen der in-vitro- und in-vivo-Zytostatikaexposition im Falle der systemischen Chemotherapie tragen möglicherweise zur beobachteten in-vitro-/in-vivo-Diskrepanz der Testergebnisse bei. Werden die TKT-Resultate der in-vitro-Konzentrationen im höheren Dosisbereich mit dem Ansprechen auf die übliche systemische Chemotherapie verglichen, so kann die Resistenz unter in-vitro-Testspiegeln, die die empfohlenen 10 % der Plasmaspitzenkonzentration oder des Konzentrations-Zeitprodukts in systemischer Chemotherapie übersteigen, mit Sicherheit vorausbestimmt werden. Allerdings steigt die Rate der falsch positiven Voraussagen [4]. Diese Überschätzung der Sensitivität bei hohen in-vitro-Konzentrationen kann dadurch erklärt werden, daß die maximal erreichbaren systemischen Spiegel zu niedrig sind, um die in vitro angezeigte Zytotoxizität zu erzielen.

Im Hinblick auf die Tatsache, daß die Dosis am Wirkort einen kritischen Parameter bei der klinischen und experimentellen Chemotherapie darstellt [9], ist zu erwarten, daß bei vergleichbar hohen Zytostatikaspiegeln auch höhere Sensitivitätsraten induziert werden können. *Drewinko* et al. [8] konnten in einer Experimentserie mit kolorektalen Karzinomzelllinien aufzeigen, daß verschiedene chemotherapeutische Mittel nach 60 min Inkubation in vitro die ursprüngliche Resistenz proliferierender und nicht proliferierender Tumorzellen unter Dosiserhöhung überwinden konnten. Diese Ergebnisse wurden bei unseren kolorektalen Tumoren durch eindeutige Dosis-Wirkungs-Beziehungen zwischen der Zytotoxizität und Erhöhung der Zytostatikatestkonzentrationen im TKT in vitro und in der HDIAC in vivo bestätigt.

Die örtlichen Zytostatikaspiegel bei der intraarteriellen Chemotherapie der Lebertumoren übersteigen bekannterweise diejenigen durch systemische Applikation erreichbaren Spiegel um das 10- bis 100fache. Die Ansprechraten der lokoregionären Therapie übertreffen ebenfalls diejenigen der systemischen Chemotherapie, wie von *Hubermann* [12] in einer Übersichtsarbeit zusammengefaßt und durch unsere eigenen HDIAC-Ergebnisse [2] bestätigt wurde. Unsere Austestung der Zytostatika, mit denen klinisch in der HDIAC behandelt wurde, erfolgte in vitro unter vergleichbaren Bedingungen wie in vivo in bezug auf die Zytostatikatestspiegel und die Expositionszeit. Unsere in-vitro-Testkonzentrationen lagen im

Bereich der in vivo erzielbaren intraarteriellen Spiegel und nicht im Bereich der niedrigen Werte, die für den TKT bei systemischer Chemotherapie empfohlen sind [4, 19]. Die einstündige Expositionszeit in vitro korrespondierte mit der einstündigen Infusionszeit in vivo. Diese pharmakokinetischen Testparameter waren dementsprechend in unserem System vergleichbarer als im TKT bei systemischer Chemotherapie.

Die Relevanz des TKT bei HDIAC wird durch die signifikanten Korrelationen der TKT-Ergebnisse in vitro mit den Resultaten sowohl im POT als auch im PKT belegt. Die gleichen Zytostatikaeffekte wurden an identischem Tumormaterial sowohl nach der in-vivo-Zytostatikaexposition im POT als auch nach der in-vitro-Zytostatikainkubation im TKT erzielt. Die einstündige in-vitro-Inkubation war somit für die in-vivo-Bedingungen der HDIAC repräsentativ. Darüber hinaus konnte das Behandlungsergebnis der HDIAC richtig im TKT vorausbestimmt werden. Mit unseren TKT-Experimenten zur Vorherbestimmung des direkten Behandlungseffektes auf eine intraoperative Behandlung im POT und zur Voraussage der Ansprechrate bei Langzeitbehandlung mit wiederholter HDIAC im PKT belegten wir, daß im TKT bei HDIAC aktive Zytostatika selektiert werden können, und daß die Tumoren in vivo auf diese in vitro aktiven Zytostatika reagieren. Zusätzlich belegen die POT-Ergebnisse die Effektivität der HDIAC. Ähnliche Beobachtungen wurden von *Possinger* [18] berichtet, der Ansprechen auf systemische Chemotherapie dadurch überwachte, daß er eine signifikante Korrelation zwischen $H_3$-TdR- und $H_3$-UdR-Aufnahmehemmung behandelter Tumoren in vitro und der therapeutischen Effektivität bei malignen Effusionen untersuchte.

Die Wertigkeit eines Zytostatika-Sensitivitätstestsystems in vitro, Langzeitergebnisse sicher vorherzubestimmen, wurde mit den erzielten Ergebnissen bei 16 kolorektalen, einer Mamma-Karzinom- und einer Karzinoid-Lebermetastase unterstrichen. Mit unseren Testkriterien war die richtige Vorhersage des TKT bei HDIAC bezüglich der klinischen Sensitivität mit 92 % und der Resistenz mit 100 % sehr hoch. Im Hinblick auf die Frequenz der in-vitro-Sensitivität war zu erwarten, daß die klinische Behandlung mit Mitomycin C erfolgreicher sein würde als mit 4-Epidoxorubicin. Diese Annahme wurde in unseren klinischen Ergebnissen weitgehend dadurch bestätigt, daß mit Mitomycin C eine höhere Ansprechrate erzielbar war als mit 4-Epidoxorubicin. Bei 5-FU war die Zytotoxizitätsrate und Dosis-Wirkungs-Beziehung in vitro am schwächsten ausgeprägt. Unter Berücksichtigung des komplizierten 5-FU-Anabolismus, der

Exkretion und Wiederverteilung der Grundsubstanz und seiner Metaboliten nach einstündiger Behandlung über die Leber, muß offen bleiben, ob die in-vitro-Ergebnisse mit 5-FU für die klinische Behandlung relevant sind.

Unsere Testergebnisse deuten darauf hin, daß die mit HDIAC behandelten Patienten von der Aussage des TKT profitieren können. Immerhin erwiesen sich 33% der Zytostatikatests bei kolorektalen Tumoren als in vitro sensitiv. Mitomycin C induzierte in 53% der getesteten Fälle in-vitro-Sensitivität und war damit die aktivste Substanz. Bei Erweiterung des Zytostatika-Testspektrums kann diese vergleichbar hohe Rate noch verbessert werden.

Zusammengefaßt haben wir deutlich aufgezeigt, daß der TKT eine hilfreiche Methode darstellt, um das klinische Ansprechen der HDIAC bei kolorektalen Lebertumoren und, wie in Einzelbeispielen angedeutet, auch bei anderen Lebertumoren vorauszusagen. Pharmakokinetisch sind die Bedingungen im TKT hinsichtlich der Testkonzentration, der Expositionszeit und auch des Auswaschens der Zytostatika am Behandlungsende vergleichbar mit den HDIAC-Bedingungen in vivo. Die biologische Relevanz des Testsystems wurde dadurch unter Beweis gestellt, daß die Tumorzellen bzw. der Tumor auf dasselbe Zytostatikum gleich ansprechen, unabhängig davon, ob die Zytostatikabehandlung in vitro oder in vivo erfolgte. War nach intraoperativer HDIAC das Tumorzellwachstum signifikant in vitro gehemmt, so traten auch im Verlauf der klinischen Behandlung durch wiederholte HDIAC regressive Tumorveränderungen in der Leber auf. Dieses klinische Ansprechen konnte im TKT an den unbehandelten Biopsien vorhergesagt werden. Die Relevanz des TKT im HDIAC wird dadurch unterstrichen, daß die Langzeitergebnisse bezüglich der klinischen Sensitivität bei 92% und der klinischen Resistenz bei 100% vorausgesagt werden können. Es erscheint uns daher angebracht, den TKT in Zukunft dazu zu verwenden, Zytostatika zweiter Wahl zu identifizieren, die eingesetzt werden, sobald der Tumor gegenüber der herkömmlichen Kombination unter HDIAC resistent ist.

Abschließend ist anzuführen, daß die nach 1 h in-vitro-Inkubation erzielbaren zytotoxischen Effekte und, mit größerer biologischer Relevanz, die durch kurzzeitliche intraoperative HDIAC erzielbare Wachstumshemmung von Tumorzellen unser klinisches Behandlungskonzept, über eine kurze Zeit hohe Dosen zu verabreichen, bestärken. Der POT ist bei dieser klinischen Methode als verläßlicher Response-Parameter zu verwerten.

## Literatur

1 Agrez, M. V.; Lieber, M. M.: In vitro chemosensitivity testing of primary human colorectal carcinomas. J. surg. Oncol. *22:* 269–272 (1983).

2 Aigner, K. R.; Link, K. H.; Walther, H.: Intraarterielle Infusion, experimentelle und pharmakokinetische Grundlagen – Klinik; in Aigner (ed.), Regionale Chemotherapie der Leber. Beitr. Onkol., vol. 21, pp. 84–107 (Karger, Basel 1985).

3 Alberts, D. S.; Chen, H. S. G.; Soehnlen, B.; Surwit, E. A.; Young, L.; Moon, T. E.: In vitro clonogenic assay for predicting response of ovarian cancer to chemotherapy. Lancet *ii:* 340–342 (1980).

4 Alberts, D. S.; Salmon, S. E.; Chen, H. S. G.; Moon, T. E.; Young, L.; Surwit, E. A.: Pharmacologic studies of anticancer drugs with the human tumor stem cell assay. Cancer Chemother. Pharmacol. *6:* 253–264 (1981).

5 Al-Sarraf, M.; Baker, L.; Talley, R. W.; Kithier, K.; Vaitkevicius, V. K.: The value of serial carcinoembryonic antigen (CEA) in predicting response rate and survival of patients with gastrointestinal cancer treated with chemotherapy. Cancer *44:* 1222–1225 (1979).

6 Bertelsen, C. A.; Korn, E. L.; Morton, D. L.; Kern, D. H.: Heterogeneity of human metastatic clones by in vitro chemosensitivity testing. Implications for the clinical application of the clonogenic assay. Archs Surg. *118:* 1406–1409 (1983).

7 Bertelsen, C. A.; Sondak, V. K.; Mann, B. D.; Korn, E. L.; Kern, D. H.: Chemosensitivity testing of human solid tumors. A review of 1582 assays with 258 clinical correlations. Cancer *53:* 1240–1245 (1984).

8 Drewinko, B.; Patchen, M.; Yang, L. Y.; Barlogie, B.: Differential killing effect of twenty antitumor drugs on proliferating and nonproliferating human tumor cells. Cancer Res. *41:* 2328–2333 (1981).

9 Frei, E. III; Canellos, G. P.: Dose: A critical factor in cancer chemotherapy. Am. J. Med. *69:* 585–594 (1980).

10 Hamburger, A. W.; Salmon, S. E.: Primary bioassay of human myeloma stem cells. J. clin. Invest. *60:* 846–854 (1977).

11 Hamburger, A. W.; Salmon, S. E.: Primary bioassay of human tumor stem cells. Science *197:* 461–463 (1977).

12 Hubermann, M. S.: Comparison of systemic chemotherapy with hepatic arterial infusion in metastatic colorectal carcinoma. Sem. Oncol. *10:* 238–248 (1983).

13 Israel, L.; Breau, J. L.; Aguilera, J.: High-dose cyclophosphamide and high-dose 5-Fluorouracil. A new first-line regiment for advanced breast cancer. Cancer *53:* 1655–1659 (1984).

14 Kern, D. H.; Bertelsen, C. A.; Mann, B. D.; Campell, M. A.; Morton, D. L.; Cochran, A. J.: Clinical application of the clonogenic assay. Ann. clin. Lab. Sci. *13:* 10–15 (1983).

15 Mann, B. D.; Kern, D. H.; Giuliano, A. E.; Burk, M. W.; Campbell, M. A.; Morton, D. L.: Clinical correlations with drug sensitivities in the clonogenic assay. Archs Surg. *117:* 33–36 (1982).

16 Niederhuber, J. E.; Ensminger, W. E.; Gyves, J.; Thrall, J.; Walker, S.; Cozzi, E.: Regional chemotherapy of colorectal cancer metastatic to the liver. Cancer *53:* 1336–1343 (1984).

17   Van Oosterom, A. T.; de Bruijn, E. A.; Langenbaerg, J. P.; Kothuis, B. J. L.; Over-
     bosch, E. H.; Sleeboom, H. P.; van de Velde, C. J. H.; Tjaden, U. R.: Intraarterial
     hepatic infusion of mitomycin: clinical data and pharmacokinetic profiles; in Ogawa,
     Rozencweig, Staquet (eds.), Mitomycin C, current impact on cancer chemotherapy, p.
     30 (Exerpta Medica, Amsterdam, Princetown, Geneva, Tokyo 1982).

18   Possinger, K.: Antimetabolic assays and their value as pretherapeutic parameter of
     sensitivity or only of resistance – experimental and clinical findings; in Spitzy, Karrer
     (eds.), Proceedings of the 13th International Congress of Chemotherapy (Egermann,
     Vienna 1983).

19   Salmon, S. E. (ed.): Cloning of human tumor stem cells; in Prog. clin. biol. Res. 48
     (Liss, New York 1980).

20   Salmon, S. E.; Alberts, D. S.; Meyskens, F. L. et al.: Clinical correlations of in vitro
     drug sensitivity. Prog. clin. biol. Res. *48:* 223–245 (1980).

21   Salmon, S. E.; Hamburger, A. W.; Soehnlen, B.; Durie, B. G.; Alberts, D. S.; Moon,
     T. E.: Quantitation of differential sensitivity of human tumor stem cells to anticancer
     drugs. New Engl. J. Med. *298:* 1321–1327 (1978).

22   Schlag, P.; Schreml, W.: Heterogeneity in growth pattern and drug sensitivity of prima-
     ry tumor and metastases in the human tumor colony-forming assay. Cancer Res. *42:*
     4086–4089 (1982).

23   Schoch, P.; Aigner, K. R.; Schumacher, F.; Akengin, Z.; Link, K. H.; Bayindir, S.:
     Volumetry of liver metastases in CAT-Scan before and after regional liver perfusion
     and infusion; in Spitzy, Karrer (eds.), Proceedings of the 13th International Congress
     of Chemotherapy (Egermann, Vienna 1983).

24   Schwemmle, K.; Aigner, K. R. (eds.): Vascular perfusion in cancer therapy. Recent
     results in cancer research 86 (Springer, Berlin, Heidelberg, New York, Tokyo 1983).

25   Selby, P.; Buick, R. N.; Tannock, I.: A critical appraisal of the human tumor stem-cell
     assay. New Engl. J. Med. *308:* 129–134 (1983).

26   Soloway, M. S.; Murphy, W. M.; DeFuria, M. D.; Crooke, S.; Finebaum, P.: The effect
     of Mitomycin C on superficial bladder cancer. J. Urol. *125:* 646 (1981).

27   Sugarbaker, P. H.; Bloomer, W. D.; Corbett, E. D.; Chaffey, J. T.: Carcinoembryonic
     antigen (CEA): Its role as a monitor of radiation therapy for colorectal cancer. Cancer
     *42:* 1434–1436 (1978).

28   Von Hoff, D. D.: Send this patients tumor for culture and sensitivity: Editorial. New
     Engl. J. Med. *308:* 154–155 (1983).

29   Von Hoff, D. D.; Casper, J.; Bradley, E.; Sandbach, J.; Jones, D.; Makuch, R.: Asso-
     ciation between human tumor colony-forming assay results and response of an indivi-
     dual patient's tumor to chemotherapy. Am. J. Med. *70:* 1027–1041 (1981).

Dr. med. K. H. Link, Abt. für Allgemeinchirurgie, Justus-Liebig-Universität,
Klinikstr. 29, D-6300 Gießen (BRD)

Beitr. Onkol., vol. 21, pp. 201–228 (Karger, Basel 1985)

# Embolisation – Chemoembolisation

Zur Behandlung maligner primärer und sekundärer Lebertumoren

*K. H. Schultheis*

Chirurgische Klinik der Justus-Liebig-Universität, Gießen, BRD

Eine weitere Form der palliativen regionalen Therapie von primären und sekundären Lebertumoren stellt die Embolisation der A. hepatica dar. Erstmals 1973 von *Doyon* und *Regensberg* bei Lebertumoren durchgeführt, gewinnt sie in den letzten Jahren wegen der hohen Effizienz bei minimalem Aufwand zunehmend an Bedeutung (Tab. I).

## Embolisationsmaterialien

Bei der Tumorembolisation unterscheiden wir zwischen zentralen und peripheren sowie Langzeit- und Kurzzeit-Embolisationsmaterialien (Abb. 1).

Bei der Wahl des Gefäßverschlusses stellt nur die weit periphere Embolisation eine echte Alternative zur Arterienligatur dar und vermag dadurch die frühzeitige Kollateralgefäßbildung zu verhindern [11, 34]. Diese Kollateralgefäßbildung muß neben der Revaskularisation der Arterie eine wesentliche Ursache für einen begrenzten Therapieeffekt durch zentrale Embolisationssubstanzen sein.

Aus diesem Grunde verwenden wir an unserer Klinik beim Entschluß zur Embolisation eine alkoholische Prolaminlösung (Ethibloc®, Ethicon, Hamburg-Norderstedt), die nach Vorinjektion von hochprozentiger Glukoselösung (40–50%ig) im Tumorgefäßbett präzipitiert und einen langfristigen weit peripheren Verschluß garantiert (Abb. 2, 3a, b). Erste Re-

*Tabelle I.* Literaturübersicht

|      |              | Tumoren | Davon | | | | |
|------|--------------|---------|------|------------------|------|------------------|
| 1974 | *Doyon*      | 5       | 2×   | primär. Lebertu. | 3×   | sekund. Lebertu. |
| 1976 | *Goldstein*  | 5       | 2×   | primär. Lebertu. | 3×   | sekund. Lebertu. |
| 1977 | *Allison*    | 2       |      | sekund. Lebertu. |      |                  |
|      | *Parc*       | 4       |      | sekund. Lebertu. |      |                  |
| 1978 | *Pueyo*      | 1       |      | sekund. Lebertu. |      |                  |
|      | *Roche*      | 31      | 5×   | primär. Lebertu. | 24×  | sekund. Lebertu. |
|      |              |         |      |                  | 2×   | Hämangiome       |
|      | *Shermata*   | 1       |      | primär. Lebertu. |      |                  |
| 1979 | *Wheeler*    | 3       |      | primär. Lebertu. |      |                  |
|      | *Yamada*     | 15      |      | primär. Lebertu. |      |                  |
|      | *Formanek*   | 2       |      | primär. Lebertu. |      | Adenome          |
| 1980 | *Wheeler*    | 10      | 7×   | primär. Lebertu. | 3×   |                  |
|      | *Taylor*     | 1       |      | sekund. Lebertu. |      |                  |
|      | *Vogel*      | 1       |      | primär. Lebertu. |      |                  |
|      | *Henry*      | 1       |      | primär. Lebertu. |      |                  |
| 1981 | *Kato*       | 5       |      | primär. + sekund. Lebertu. | |        |
|      | *Chuang*     | 47      |      | primär. + sekund. Lebertu. | |        |
|      | *Bell*       | 1       |      | primär. Lebertu. |      |                  |
|      | *Yamada*     | 41      |      | primär. Lebertu. |      |                  |
| 1982 | *Chuang*     | 50      |      | primär. + sekund. Lebertu. | |        |
|      | *Monna (Yamada)* | 19  |      | primär. Lebertu. |      |                  |
|      | *Okamura*    | 68      | 62×  | primär. Lebertu. | 6×   | sekund. Lebertu. |
|      | *Sako*       | 1       |      | primär. Lebertu. |      |                  |
|      | *Kooka*      | 1       |      | primär. Lebertu. |      |                  |
|      | *Heyes*      | 2       |      | sekund. Lebertu. |      |                  |
|      | *Lunderquist*| 5       |      | sekund. Lebertu. |      |                  |
| 1983 | *Blumgart*   | 29      | 21×  | sekund. Lebertu. | 8×   | primär. Lebertu. |
|      | *Lin*        | 13      |      | primär. Lebertu. |      |                  |
|      | *Onodera*    | 1       |      | primär. Lebertu. |      |                  |
|      | *Takashima*  | 80      |      | primär. Lebertu. |      |                  |
|      | *Yamada*     | 120     |      | primär. Lebertu. |      |                  |
|      | *Itoh (Kato)*| 26      | 17×  | sekund. Lebertu. | 9×   | primär. Lebertu. |
|      | *Kabayashi*  | 26      |      | primär. Lebertu. |      |                  |
|      | *Stanley*    | 2       |      | Hämangiome       |      |                  |
|      | *Maton*      | 12      |      | sekund. Lebertu. |      |                  |
|      | *Schuster*   | 6       |      | sekund. Lebertu. |      |                  |
|      | *Charnsangavej* | 11   |      | primär. Lebertu. |      |                  |
|      | *Carasco*    | 18      |      | sekund. Lebertu. |      |                  |
|      | *Clouse*     | 18      |      | sekund. Lebertu. |      |                  |
|      | *Fujimoto*   | 11      | 8×   | sekund. Lebertu. | 3×   | primär. Lebertu. |
|      | *Ichida*     | 40      |      | primär. Lebertu. |      |                  |
|      | *Soo (Chuang)* | 29    | 25×  | sekund. Lebertu. | 4×   | primär. Lebertu. |
| 1984 | *Uchida*     | 100     |      | primär. Lebertu. |      |                  |
|      | *Jian*       | 1       |      | sekund. Lebertu. |      |                  |
|      | *Johnson*    | 2       |      | Hämangioendotheliom | |                |
|      | *Kato*       | 67      |      | primär. Lebertu. |      |                  |
|      | *Nakamura*   | 235     | 23×  | sekund. Lebertu. | 212× | primär. Lebertu. |
|      | *(Okamura 1982)* | |          |      |                  |      |                  |
|      | *Powell Tuck*| 14      | 12×  | sekund. Lebertu. | 2×   | primär. Lebertu. |
|      | *Okuda*      | 77      |      | primär. Lebertu. |      |                  |
|      | *Stöckmann*  | 6       |      | sekund. Lebertu. |      |                  |
|      | *(Schuster 1983)* | |         |      | primär. + sekund. Lebertu. | |        |
|      | *Wallace*    | >350    |      |                  |      |                  |

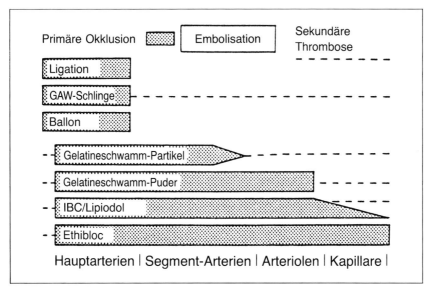

*Abb. 1.* Die derzeit gebräuchlichsten Embolisationsmaterialien und ihr Embolisationseffekt im Gefäßsystem (nach [18]).

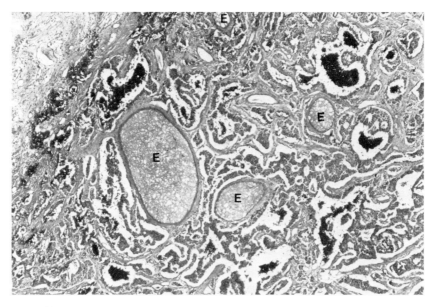

*Abb. 2.* Lebermetastasen nach Chemoembolisation mit Ethibloc. In den Metastasengefäßen Ethibloc (E) nachweisbar.

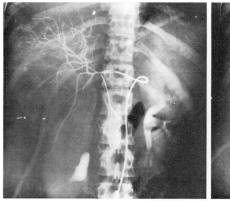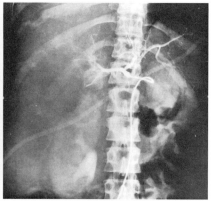

*a*                                                                                                                  *b*

*Abb. 3. a* Angiographie eines primären Leberzelltumors vor Chemoembolisation; *b* angiographische Darstellung nach Chemoembolisation mit Verschluß der Tumorperipherie und offener Hauptstamm der A. hepatica.

kanalisationen wurden bei unseren Patienten drei Monate nach Chemoembolisation beobachtet.

Ein weiterer Vorteil dieser Substanz ist, daß sich verschiedenste pulverisierte und lyophylisierte Chemotherapeutika alleine oder in Kombination leicht beimischen lassen und protrahiert abgegeben werden [27, 29, 30] (Abb. 4a–c). Blutflußunterbrechung und protrahierte Freigabe führen zu hohen Chemotherapeutika-Gewebespiegeln bei geringer systemischer Belastung (Abb. 5). Diese Form von Embolisation wird *Chemoembolisation* genannt und soll zur Wirkungsverstärkung des palliativen Therapieverfahrens führen. Erste derartige Chemoembolisationen hat *Kato* publiziert [17]. Er benutzt dabei Aethylzellulose-Mitomycin-C-Kapseln mit einem Durchmesser von 224 ± 55 µm. Das Herstellungsverfahren dieser Kapseln ist schwierig [16]. Ein dauerhafter Gefäßverschluß wird erst durch einen «Gelatineschwamm» gewährleistet [17].

---

*Abb. 4. a* links Ethibloc, in der Mitte Mitomycin C, rechts Ethibloc gemischt mit Mitomycin C; *b* in-vitro-Freisetzungskinetik von 10 mg Mitomycin C, gemischt mit 2 ml Ethibloc (n = 3). Elutionsmedium: 10 ml Phosphatpuffer (pH = 7,34), Temperatur: 37 °C, Nachweismethode: Agarblättchendiffusionstest; *c* in-vitro-Freisetzungskinetik von 10 mg Adriamycin, gemischt mit 1 ml Ethibloc (n = 2). Elutionsmedium: 10 ml Phosphatpuffer (pH = 7,34), Temperatur: 37 °C, Nachweismethode: HPLC.

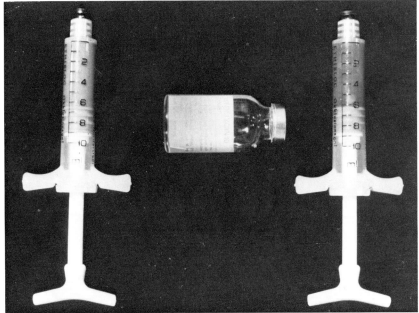

*a*

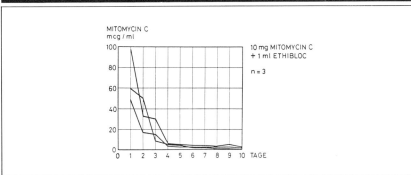

MITOMYCIN C
mcg / ml

10 mg MITOMYCIN C
+ 1 ml ETHIBLOC

n = 3

*b*

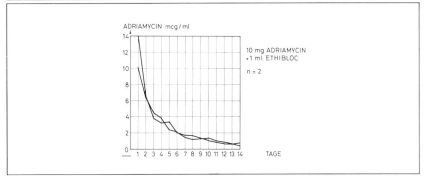

ADRIAMYCIN mcg / ml

10 mg ADRIAMYCIN
+ 1 ml ETHIBLOC

n = 2

*c*

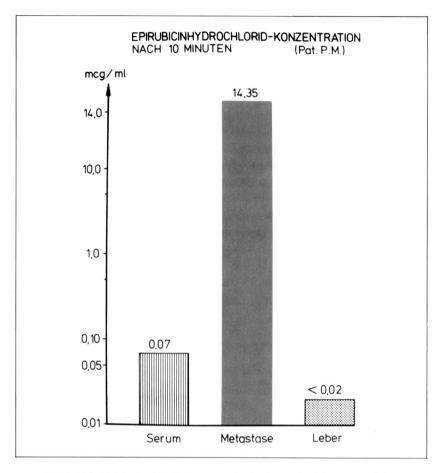

Abb. 5. Epirubicinhydrochlorid-Konzentration im Serum der Metastase und der gesunden Leber nach operativer Chemoembolisation der A. hepatica mit 4 ml Ethibloc + 40 mg Epirubicinhydrochlorid (vgl. Abb. 2).

Die Zytostatikakonzentrationen im Tumor können ebenfalls durch kurzfristig (15–30 min) den Blutfluß drosselnde Mikrosphären erhöht werden [4] (siehe *Aigner* et al. [2]). Sie sind somit vergleichbar mit der intermittierenden Okklusion der A. hepatica mit Hilfe von Ballonkathetern oder externen Verschlußmechanismen im Sinne von Tourniquet-Infusionen [2]; unserer Ansicht nach kann ihnen kein therapeutischer Embolisationseffekt wegen des begrenzten Okklusionszeitraumes zugeschrieben werden.

*Technisches Vorgehen*

Die Chemoembolisation der A. hepatica ist prinzipiell auf zwei Wegen möglich.

### Angiographischer Weg nach selektiver Darstellung der A. hepatica

Hierbei ist jedoch zunächst radiologisch zu klären, welcher Gefäßversorgungstyp vorliegt. Nur in 41 % der Fälle wird die Leber durch eine linke und rechte A. hepatica, die aus einem gemeinsamen Ast der A. hepatica propria entspringt, versorgt [7, 23].

### Operativer Weg

Bei therapeutisch durch wiederholte intraarterielle Infusionen bedingtem zentralem Verschluß der A. hepatica kann nach operativer Rekanalisation eine periphere Chemoembolisation mit Hilfe des Prolamin-Zytostatika-Gemisches durchgeführt werden. Zur Erleichterung verwenden wir bei der operativen Chemoembolisation einen besonders von uns dazu entwickelten Katheter (Fa. PfM, Köln).

### Herstellung des Chemoembolisationsgemisches

Die von uns verwendete Prolamin-Lösung (Ethibloc®) wird mit dem tumorspezifischen Zytostatikum (Zytostatika) gemischt. Diese werden in pulverisierter oder lyophilisierter Form der Prolamin-Lösung zugemischt (Abb. 4a). Die Gesamtmenge, die im Tumorgefäßbett freigesetzt werden soll, entspricht der einer einmalig verabreichten Tagesdosis des entsprechenden Zytostatikums bzw. der Zytostatikakombination und wird individuell vor jeder Chemoembolisation festgelegt. Die dabei zu erwartenden systemischen Konzentrationsspiegel sind im Gegensatz zu den im Tumor vorhandenen Konzentrationen so niedrig (Abb. 5, 6), daß sie vernachlässigt werden können. Eine gleichzeitig unterstützende regionale oder systemische Chemotherapie – für den portal-venös versorgten Tumorrandsaum – wird dadurch ermöglicht und sollte unbedingt im Anschluß an die Chemoembolisation durchgeführt werden.

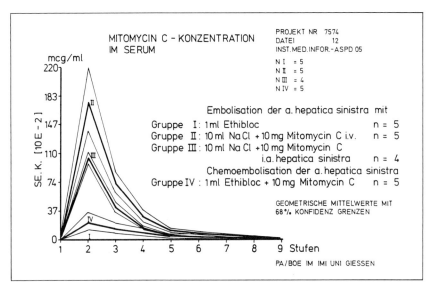

*Abb. 6.* Mitomycin-C-Serumspiegel beim Göttinger Minischwein nach verschiedener Applikation von Mitomycin C in die A. hepatica.

Stufe 1 = Leerwert vor Therapie

Stufe 2–9 = Mitomycin-C-Serumkonzentrationen nach 5, 10, 20, 30, 40, 50, 60, 120 min.


Chemoembolisationsvorgang

Das Prolamin-Zytostatika-Gemisch wird nach Vorinjektion von 40–50%iger Glukoselösung über einen Katheter in die A. hepatica injiziert. Für einen peripheren Tumorgefäßverschluß reichen 2–4 ml der viskösen Embolisationssubstanz aus. Die Vorinjektion der hochprozentigen Glukoselösung ist notwendig, um die Präzipitation des Embolisationsgemisches in der wäßrigen Phase des Blutes zu verzögern, so daß im Idealfall eine kapilläre Embolisation resultiert [25], wobei wir jedoch in unseren tierexperimentellen Untersuchungen bei der Leber lediglich einen Gefäßverschluß bis in einen Gefäßgrößenbereich von 50 μm beobachten konnten.


*Komplikationen*

Nach Chemoembolisation ist mit einem sogenannten Postembolisationssyndrom zu rechnen [35]. Passagere Übelkeit, Temperaturanstieg,

Subileuserscheinung sowie Oberbauchschmerzen sind durch spezifisch wirkende Pharmaka zu beherrschen, wobei sich zur Schmerzausschaltung bei uns die hohe Periduralanästhesie bewährt hat. Weiterhin führen wir zur Vermeidung einer Infektion der durch Tumorzerstörung zu erwartenden Nekrosen eine Periembolisationsantibiose durch. Ein «hepatorenales Syndrom» kann durch Kontrolle der Urinmenge frühzeitig erkannt werden. Forcierte Diurese und Cortisongaben (1 g Hydrocortison bei der Chemoembolisation) sollen diese schwerwiegende Komplikation verhindern.

Bei der Chemoembolisation hormonaktiver Tumoren ist mit einem kurzfristigen Anstieg der von dem Tumor gebildeten Hormone zu rechnen (Tab. II, Abb. 7). Dies kann als Zeichen des Tumorzellzerfalls gedeutet werden. Gegenregulatorische Maßnahmen sind vor bzw. nach Chemoembolisation durchzuführen.

Laborchemisch ist aufgrund der Therapie mit einem passageren Anstieg der Transaminasen (Abb. 8a) und Leukozyten (Abb. 8b) bei Abfall

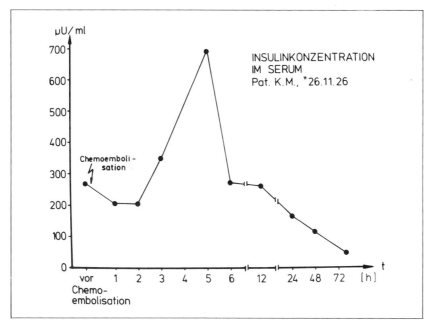

*Abb. 7.* Insulinanstieg nach Chemoembolisation der A. hepatica bei einem metastasierenden Insulinom.

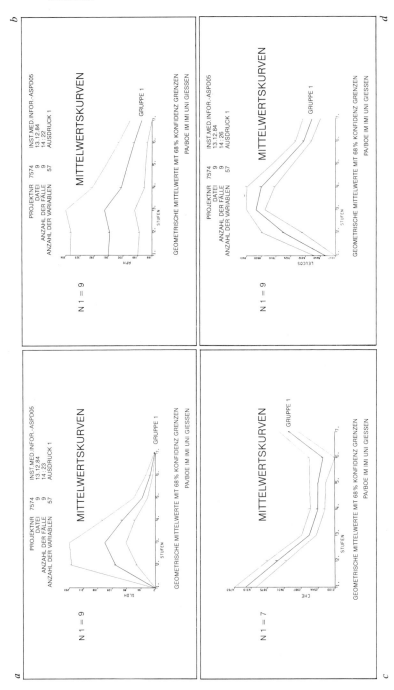

*Abb. 8.* Serumkonzentration vor (1. Stufe), 1 (2. Stufe), 2 (3. Stufe), 3 (4. Stufe), 4 (5. Stufe) und 5 (6. Stufe) Tage nach Chemoembolisation sowie nach Entlassung oder Wiederaufnahme der Patienten (Langzeitwert = 7. Stufe); *a* GLDH-Verlaufskurve; *b* alkalische Phosphatase-Verlaufskurve; *c* Cholinesterase-Verlaufskurve; *d* Leukozyten-Verlaufskurve.

der Cholinesterase (Abb. 8c) zu rechnen, die sich jedoch in komplikationslosen Verläufen normalisieren.

*Indikationen*

Die Indikation zur Embolisation ist nach *Wallace* [35] gegeben:
a. präoperativ zur Operationserleichterung bei resektablen Tumoren,
b. beim Versagen der systemischen oder intraarteriellen Therapie,
c. bei mehreren Leberarterien,
d. zur Kontrolle von Schmerzen,
e. zur Kontrolle von Blutungen.
Wir selbst wenden die Chemoembolisation an:
*Primär:*
a. bei primären Lebertumoren (Abb. 9a–d, 10a, b) (Ethibloc +
Adriamycin, Cis-Platin, Mitomycin C),
b. bei Metastasen hormonaktiver Tumoren (Abb. 11a, b) (Ethibloc
+ Adriamycin),

*Tabelle II.* Mögliche Komplikationen nach Chemoembolisation hormonaktiver Tumoren und deren therapeutische Beeinflussung

| Hormon | Komplikation | Antagonisten | |
|---|---|---|---|
| Gastrin | Ulcera ventriculi und duodeni | $H_2$-Rezeptorenblocker Antazida, Diazoxid, Somatostatin | |
| Insulin | Hypoglykämie | Glukoseinfusion – Diazoxid Somatostatin | |
| 5-Hydroxy-tryptamin (Serotonin) | «Flush»-Symptomatik Bronchokonstriktion, Vasokonstriktion | Methysergid Cyproheptadin Parachlorphenylalanin Somatostatin | keine Beeinflussung der «Flush»-Symptome |
| Histamin | Bronchokonstriktion Hypotension, Vasodilatation | Chlorpromazin Cyproheptadin | |
| Kinine | «Flush»-Symptomatik Bronchokonstriktion Tachykardie | Aprotinin β-Blocker Chlorpromazin | |
| Substanz «P» | Hypotension Vasodilatation | α-Mimetika | |

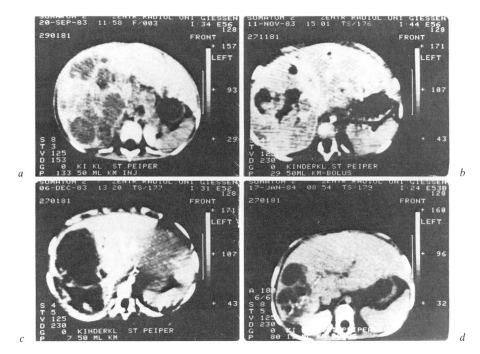

Abb. 9. Computertomographie eines primären Hepatoblastoms; *a* Ausgangscomputer-
tomogramm (der Tumor ist inoperabel); *b* Zustand nach zweimaliger systemischer Chemotherapie, leichte Tumorregression; *c* 14 Tage nach Chemoembolisation (1 ml Ethibloc +
20 mg Epirubicinhydrochlorid); *d* vor Entfernung des Tumors bei zusätzlich zweimaliger
systemischer Chemotherapie nach Chemoembolisation.

c. bei Metastasen maligner Melanome (Abb. 12a, b) (Ethibloc +
CDDP).

*Sekundär:*

beim Nichtansprechen der regionalen Zytostatikatherapie (Abb.
13a, b, 14a, b).

Immer soll jedoch, wie oben erwähnt, wenige Tage nach Chemoembolisation eine zusätzliche Chemotherapie systemisch oder hoch dosiert
regional (= systemisch mit primärer Passage durch den Tumor) durchgeführt werden. Dies geschieht im Hinblick darauf, daß durch die Chemoembolisation nur der arteriell versorgte Tumoranteil therapeutisch beeinflußt werden kann.

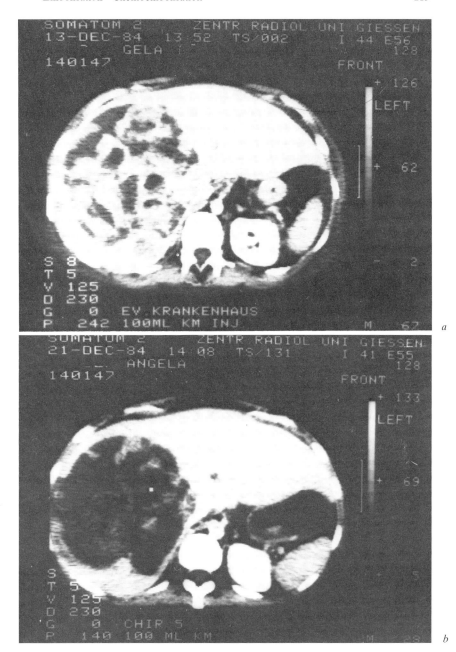

*Abb. 10.* Computertomographische Verlaufskontrolle eines primären Lebertumors;
*a* vor Chemoembolisation; *b* nach Chemoembolisation.

## Kontraindikationen

Als absolute Kontraindikation ist eine portale Stauung anzusehen. In diesen Fällen ist eine ausreichende Durchblutung der von der Pfortader nur unzureichend versorgten Restleber nicht gewährleistet.

Am besten kann eine derartige portale Insuffizienz mit Hilfe einer dynamischen Angio-Computertomographie-Untersuchung durchgeführt werden. Nach intravenöser Injektion von Kontrastmitteln kommt es in einer Frühphase vornehmlich zur Kontrastierung der Metastasen, während eine späte portale Phase die Restleber kontrastiert.

Bei einer Minderperfusion der gesunden Leber, was sich in einer verzögerten portalen Füllungsphase dokumentieren läßt, ist jegliche Embolisation kontraindiziert. Wir haben aus diesem Grunde zwei unserer tumorchemoembolisierten Patienten (n = 35) unter dem Zeichen eines Leberausfallkomas verloren.

## Diskussion

Bei der Behandlung maligner primärer und sekundärer Lebertumoren garantiert nur die Resektionsbehandlung Langzeit-Überlebenszeiten (Tab. III). In den vielen Fällen von Inoperabilität kommen *palliative* Therapieverfahren zum Einsatz.

Minimale Belastung bei geringem Aufwand und Verbesserung der Lebensqualität für den Patienten müssen Kriterien bei der Auswahl derartiger Therapieformen sein.

Die (Chemo-)Embolisation der A. hepatica gewinnt wegen großer Effektivität bei geringem Aufwand zunehmend an Bedeutung (Tab. I) und stellt damit eine wirkungsvollere Alternative zur Arterienligatur dar. Letztere verliert ihre therapeutische Effektivität durch Ausbildung von extrahepatischen Kollateralgefäßen, die sich bereits nach 10 h ausgebildet haben [22]. Derartige Kollateralen können durch eine weit periphere Embolisation verhindert werden [11, 35]. *Burgener* und *Dobman* warnen allerdings vor der peripheren Embolisation [6, 12]. Sie beobachteten am gesunden Leberorgan des Kaninchens und des Rhesusaffen nach Embolisation der arteriellen Gefäße unter einer Größe von 175 µm Lebernekrosen. Auch wir sehen derartige Nekrosen am gesunden Leberorgan des Göttinger Minischweins (Abb. 15a, b). Nach Glukose-Vorinjektion kommt es an der Leber nach Embolisation bzw. Chemoembolisa-

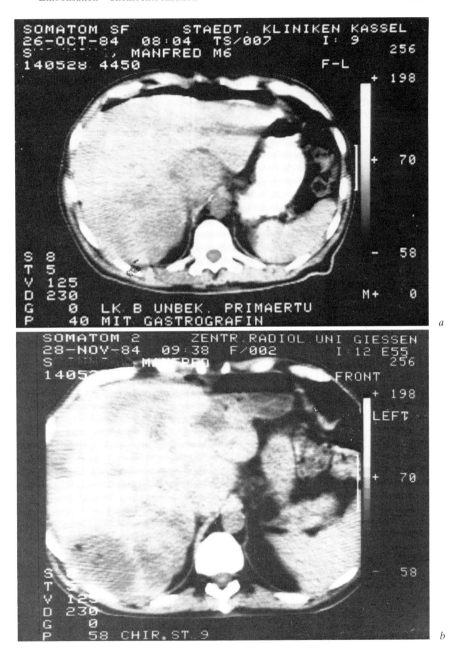

*Abb. 11.* Computertomographische Verlaufskontrolle von Karzinoid-Metastasen; *a* vor Chemoembolisation; *b* nach Chemoembolisation.

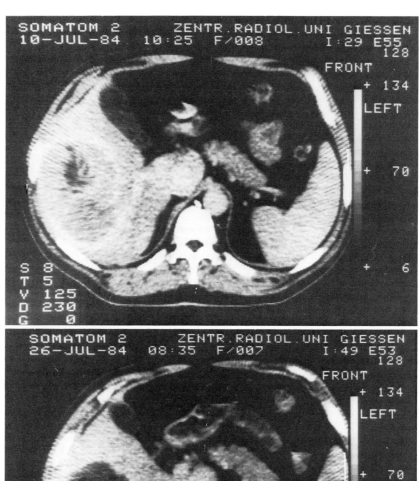

*Abb. 12.* Computertomographische Verlaufskontrolle einer Melanom-Metastase der Leber; *a* vor Chemoembolisation; *b* nach Chemoembolisation.

*Tabelle III.* Überlebenszeit (%) nach Resektion sekundärer Lebertumoren

| Autor | Jahr | n Pat. | Op. Let. (%) | 1 | 2 | 3 | 5 Jahre |
|-------|------|--------|--------------|-----|------|------|---------|
| *Foster* | 1978 | 192 | 11 | | 44 | | 22 |
| *Adson* | 1980 | 34 | 5,9 | 82 | 58 | 41 | |
| *Trede* | 1981 | 25 | 12 | | | | 16 |
| *Bengmark* | 1982 | 39 | 5 | | | 23 | |
| *Iwatzuki* | 1983 | 43 | 0 | 83,3 | 66,7 | 66,7 | 57,2 |
| | | 24 Met. | kolorekt. Tu. | 91,3 | 73,0 | 73,0 | 52,1 |
| *Thompson* | 1983 | 22 | 0 | | | | 31 |
| *Gall* | 1983 | 74 | | | | 37,6 | 29,2 |
| *Funovics* | 1983 | 91 | | | | | 31 |
| *Brölsch* | 1984 | 121* | 9* | 64,1 | 48,3 | | 28,7 |
| *Fortner* | 1984 | 59 | 7 | 89 | 71 | 57 | |

* primäre und sekundäre Lebertumoren

tion mit der von uns benutzten Prolamin-Lösung zu einem Gefäßverschluß im Größenbereich von etwa 50 μm. Interessanterweise kann jedoch bei eingetretener Metastasierung bzw. bei primären Lebertumoren gefahrlos peripher embolisiert werden [10, 11], was auch anhand unserer komplikationslosen Chemoembolisationen (n = 33) (zwei Patienten verstarben an einem Leberausfallkoma bei portaler Hypertension) bewiesen ist. Dies scheint auf der Tatsache zu beruhen, daß von der Metastase oder dem Tumor ein «Sog» auf die Arterie ausgeübt wird [11]. Die gesunde, nicht befallene Leber wird dann vornehmlich von der Pfortader versorgt. Somit hat sich bei Metastasierung oder Tumorbefall der Leber eine physiologische Umstellung eingestellt.

Grundvoraussetzung für eine gefahrlose Chemoembolisation ist deswegen eine intakte Pfortaderversorgung. Portale Hypertension oder Rechtsherzinsuffizienz sind absolute Kontraindikationen für dieses wertvolle Therapieverfahren. Welchen Stellenwert besitzt die Chemoembolisation im großen Feld der palliativen Möglichkeiten?

*Monna* [24] und *Charnsangavej* [7] konnten bei *primären Leberzelltumoren* eine Überlegenheit der Embolisation gegenüber der intraarteriellen Therapie aufzeigen. Beim Vergleich der Chemoembolisationsergebnisse (Tab. V) mit denen der Resektions-Überlebenszeiten (Tab. IV) bei primären Leberzelltumoren fällt auf, daß bei Chemoembolisationen mit dem Zytostatikum Adriamycin eine 1-Jahres-Überlebenszeit erzielt

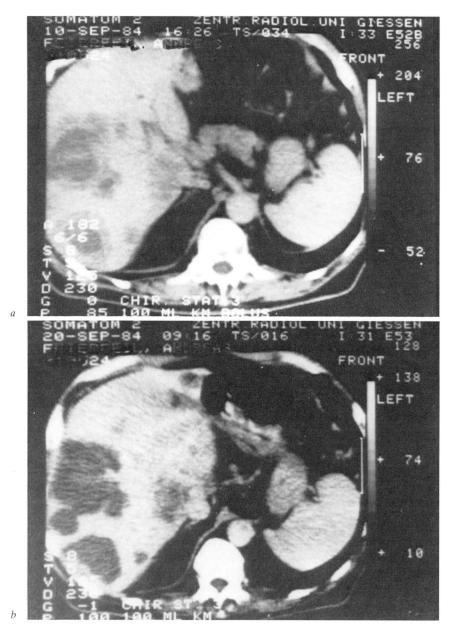

*Abb. 13.* Computertomographische Verlaufskontrolle von Lebermetastasen eines kolorektalen Karzinoms; *a* nach viermaliger intraarterieller Zytostatikatherapie vor Chemoembolisation; *b* nach Chemoembolisation.

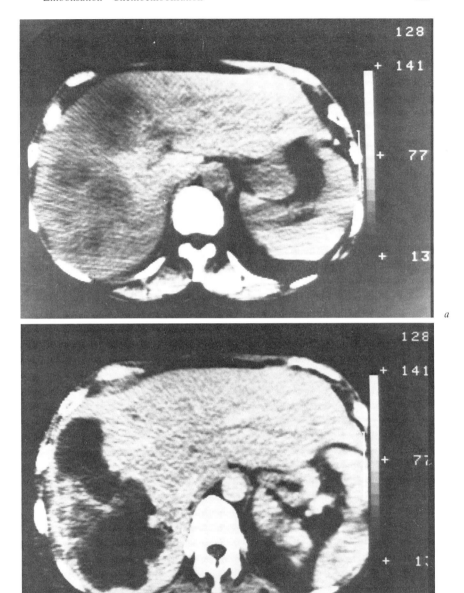

*Abb. 14.* Computertomographische Verlaufskontrolle von Lebermetastasen eines kolorektalen Karzinoms; *a* nach viermaliger Zytostatikatherapie; *b* nach Chemoemboli-sation.

*Tabelle IV.* Überlebenszeit (%) nach Resektion primärer Lebertumoren

| Autor | Jahr | n Pat. | Op.Let. (%) | 1 | 2 | 3 | 5 Jahre |
|---|---|---|---|---|---|---|---|
| *Foster* | 1970 | 296 | 24 | | 33,3 | | 14 |
| | | | Asiaten | | 23 | | 6 |
| | | | andere | | 59 | | 36 |
| *Lin* | 1976 | 118 | 11,8 | 35 | 24,4 | 20 | 19 |
| *Smith* | 1979 | 60 | 6,7 | | 26,7 | | |
| *Wu* | 1980 | 181 | 8,8 | 55,9 | | 38,9 | 16 |
| *Okuda* | 1980 | 222** | | 33,3 | 19,6 | 11,8 | |
| *Fortner* | 1981 | 42 | 16,7 | 85 | | 50 | 37,7 |
| *Adson* | 1981 | 46 | 4,7 | | | 65 | 36 |
| *Lee* | 1982 | 165 | 20 | 45 | 30 | 20 | 20 |
| *Bengmark* | 1982 | 21 | 14,3 | 47,6 | 38,4 | | |
| *Iwatzuki* | 1983 | 43 | 9,3 | 77,7 | 59,5 | 55,7 | 46 |
| *Thompson* | 1983 | 35 | 10,9 | | | 38 | |
| *Funovics* | 1983 | 25 | 24 | 20 | | 9 | |
| *Brölsch* | 1984 | 121* | 9* | 65,3 | 55,2 | | 39,4 |
| *Okamoto* | 1984 | 103 | 12,6 | 64,9 | | 26,7 | 13,3 |
| *Okuda* | 1984 | 98 | | 62 | 43 | 34 | |

\* primäre und sekundäre Lebertumoren
\*\* prim. Hepatoc. Ca.

*Tabelle V.* Überlebenszeit in % nach (Chemo-)Embolisation primärer Lebertumoren

| Autor | Jahr | n Pat. | 3 Mo. | 6 Mo. | 1 | 2 | 3 Jahre |
|---|---|---|---|---|---|---|---|
| *Monna\** | 1982 | 19 | | 67 | 59 | | |
| *Okamura\** | 1982 | 62 | | 69,7 | 56,2 | | |
| *Ichida\** | 1983 | 40 | | 71 | 43 | 30 | |
| *Charnsangavej* | 1983 | 11 | mediane ÜZ 17,4 Mo. | | | | |
| *Lin* | 1983 | 31 | | 50 | | | |
| *Yamada\** | 1983 | 120 | 81 | 61 | 44 | 29 | 15 |
| *Uchida\** | 1983 | 100 | | 67 | 50 | | |
| *Kato\*\** | 1984 | 67 | 64 | 49 | 26 | | |
| *Nakamura\*\*\** | 1984 | 212 | | 75,6 | 52,6 | 20,3 | |
| *Ohnishi\*\** | 1984 | 20 | 75 | 65 | 24 | | |

\* «soaked» in Adriamycin
\*\* Mitomycin C Mikrokapseln
\*\*\* Nach vorheriger Adriamycin-Infusion

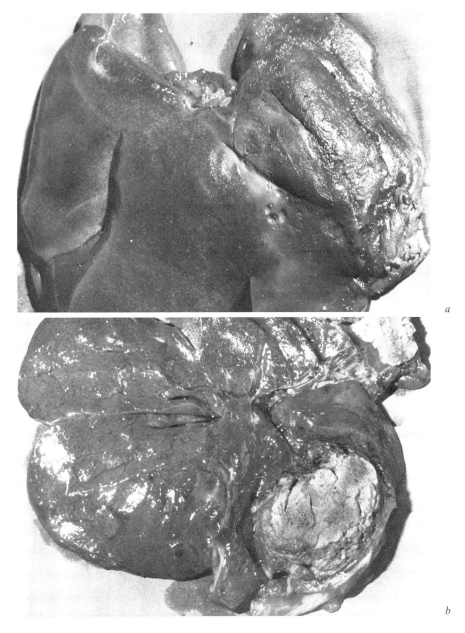

*a*

*b*

*Abb. 15.* Leber eines Göttinger Minischweins; *a* 3 Tage nach (Chemo-)Embolisation der linken A. hepatica (beginnende Demarkierung des linken Leberlappens); *b* 3 Monate nach (Chemo-)Embolisation (1 ml Ethibloc) (organisierte Nekrose des linken Leberlappens).

wird, die vergleichbar ist mit den Überlebenszeiten nach Resektionstherapie. Bei der Mitomycin-Chemoembolisation konnten diese guten Therapieergebnisse nicht erbracht werden. Inwieweit das Zytostatikum oder die Embolisationssubstanz Ursachen dieser unterschiedlichen Ergebnisse sind, kann nur eine prospektiv-randomisierte Studie zeigen.

Langzeitüberlebenszeiten von fünf Jahren werden allerdings nur nach Resektion beschrieben, so daß es Ziel jeder Therapie ist, inoperable Tumoren durch Tumorverkleinerung operabel zu bekommen. Dieses Endziel einer Therapie kann durch die Chemoembolisation erzielt werden, wie es bei drei unserer Patienten mit primär inoperablen Lebertumoren (n = 9) bisher der Fall war.

Die guten Chemoembolisationsergebnisse können bei Lebermetastasen bisher nicht so eindeutig aufgezeigt werden (Tab. VI). Lediglich *Chuang* [9] erzielte mit seinen «reinen Embolisationen» eine mittlere Überlebenszeit von 11,5 Monaten. Dieses Ergebnis entspricht weitgehend der medianen Überlebenszeit von Metastasen kolorektaler Tumoren, die durch intraarterielle Infusionstherapie mit 5-FU und Analogen behandelt wurden (Tab. VII). Bemerkenswert ist jedoch bei der Embolisationstherapie, daß die Langzeitergebnisse trotz Versagens anderer palliativer Therapiemaßnahmen erzielt worden sind. Auch wir beobachteten nach Chemoembolisation von sekundären Lebertumoren eine starke tumorzerstörende Wirkung durch dieses neue Therapieverfahren. Derzeit ist es jedoch noch schwer, den Stellenwert festzulegen, da die Chemoembolisation – beim Ansprechen auf die intraarterielle Therapie – bei unseren Patienten erst als ultima ratio eingesetzt wird. Prospektive Studien müßten den Stellenwert festlegen, wobei allerdings bereits bei *primären Lebertumoren*, bei *Metastasen maligner Melanome* und bei *Metastasen hormonaktiver Tumoren* die Chemoembolisation mit den verschiedensten Zytostatika alleine oder in Kombination wegen des hohen therapeutischen Effektes primär eingesetzt wird. Sekundär kommt bei Versagen der Regionaltherapie das neue Therapieverfahren zur Anwendung.

Die Bedeutung der Embolisation als ein die nutritive Durchblutung des Tumors ausschaltendes Therapiekonzept liegt zum einen in der Hypoxieinduktion, besonders jedoch in der langfristigen Unterbrechung der Zufuhr von für den Tumor lebenswichtigen Substraten, wie z. B. Glukose. Dieses führt zu Retardierung des Wachstums und Ausbildung von Nekrosearealen [34], was in jedem wachsenden Tumor aufgrund der Gefäßrarifizierung und damit Minderversorgung zu beobachten ist. Welchen zusätzlichen Effekt die gleichzeitige lokal hohe Zytostasewirkung hat, kann zum

*Tabelle VI.* Überlebenszeit in % nach (Chemo-)Embolisation sekundärer Lebertumoren

| Autor | Jahr | n Pat. | Ergebnisse |
|---|---|---|---|
| *Chuang* | 1981 | 47 | mediane Überlebenszeit 11,5 Monate |
| *Chuang* | 1982 | 50 | 40 Pat. leben bei Publik. 1–12 Monate |
| *Clouse* | 1983 | 18 | mediane Überlebenszeit 5 Monate |
| *Itoh** | 1983 | 17 | mediane Überlebenszeit bei Mamma-Ca. 11 Mo. |
| *Nakamura*** | 1984 | 23 | 44% überleben 12 Monate |
| *Powell-Tuck* | 1984 | 14 | längste Überlebenszeit 14 Monate |

 \* Mitomycin C Mikrokapseln
\*\* nach vorheriger Adriamycin- oder Mitomycin-C-Infusion

derzeitigen Zeitpunkt nicht bewiesen werden. In *Kato*'s und unseren tier-experimentellen Untersuchungen am gesunden Nierenorgan konnte je-doch ein stärkerer gewebszerstörender Effekt nach Chemoembolisation im Gegensatz zur «reinen Embolisation» aufgezeigt werden. Es fehlen jedoch bisher vergleichende Untersuchungen am tierexperimentellen Tumormodell.

Auffallend war beim klinischen Einsatz, daß bei Patienten mit Leber-metastasen eines kolorektalen Karzinoms, die mit Mitomycin C chemo-embolisiert wurden, in der ersten Phase ein wesentlich höherer CEA-Spiegel-Anstieg als Zeichen des Tumorzellzerfalls zu beobachten war (vgl. [3]) als nach Chemoembolisation mit 5-FU. Langzeit-CEA-Verläufe sind nach Chemoembolisation der Leber bei schon vorhandener Fernmetasta-sierung zum Zeitpunkt der Chemoembolisation nicht zu verwerten.

Den stärkeren tumortoxischen Effekt von Mitomycin C im Gegensatz zu 5-FU auf Tumorzellen kolorektaler Tumoren kann man jedoch auch im Tumorkolonien-Assay-Test beobachten [21].

Weiterhin bieten sich aufgrund von Untersuchungen anderer Autoren Hypothesen für die Wirkungsverstärkung der Chemoembolisation im Ge-gensatz zur «reinen Embolisation» an. Als solche sind anzusehen:

1. Bei in-vitro-Untersuchungen mit Hilfe des Tumorkolonie-Assay-Testes kann eine Wirkungsverstärkung für das Zytostatikum Mitomycin C und Adriamycin durch Hypoxie aufgezeigt werden [19, 26, 33].

2. Durch Chemoembolisation kommt es zur massiven, nicht chirur-gischen Ablation großer Tumorzellmassen durch sofortige Nekrotisierung ausgedehnter Gewebsbezirke. Es ist dann mit einer vermehrten An-

sprechrate durch lokal wirksame Zytostatika zu rechnen.

3. Für die Zytostatika der Anthracyclinreihe [31, 32] und Vinka-Alkaloide [32] wird ein Resistenzmechanismus beschrieben, der durch

*Tabelle VII.* Überlebenszeit in % nach intraarterieller Infusionstherapie von Lebermetastasen kolorektaler Tumoren

| Autor | Jahr | n Pat. | Zytostatikum | Mediane Üz. in Monaten | | | |
|---|---|---|---|---|---|---|---|
| *Watkins* | 1970 | 82 | FUDR | 15 | | | |
| *Freckmann* | 1971 | 271 | 5-FU | 12 | R | 4 | NR |
| *Sullivan* | 1972 | 62 | 5-FU | 9,4 | | | |
| *Tandon* | 1973 | 67 | 5-FU | 8 | R | 2,5 | NR |
| *Stehlin* | 1974 | 51 | 5-FU | 7 | | | |
| *Cady* | 1974 | 51 | FUDR | 16 | R | 5 | NR |
| *Ansfield* | 1975 | 293 | 5-FU | 7,3 | R | 2,3 | NR |
| *Buroker* | 1976 | 21 | FUDR | 8 | R | 1,0 | NR |
| *Ariel* | 1978 | 65 | 5-FU | 13 | | | |
| *Kinami* | 1978 | 7 | Mitomycin C | 11,4 | | | |
| *Petrek* | 1979 | 24 | 5-FU | 13 | R | 2 | NR |
| *Grage* | 1979 | 31 | 5-FU | 16,5 | R | 7,9 | NR |
| *Reed* | 1981 | 88 | FUDR | 13 | R | 2 | NR |
| *Smiley* | 1981 | 110 | 5-FU | 10 | R | 4,5 | NR |
| *Patt* | 1981 | 55 | Mito C+FUDR | 15 | bei Okklusion der A. Hep. | | |
| | | | | 8 | ohne Okklusion der A. Hep. | | |
| *Ensminger* | 1982 | 60 | FUDR | 21 | von Diagnose an | | |
| *Cagol* | 1982 | 23 | 5-FU | 7 | | | |
| *Baron* | 1982 | 18 | FUDR+RADIATO | 8 | | | |
| *Oberfield* | 1983 | 19 | 5-FU-FUDR | 9,1 | mit Okklusion | | |
| | | 29 | 5-FU/FUDR | 4,1 | ohne Okklusion | | |
| *Pettavel* | 1983 | 72 | 5-FU+Mito C | 14,3 | R, | 4,5 | NR |
| *Weiss* | 1983 | 21 | FUDR | 13 | von Diagnose an | | |
| *Balch* | 1984 | 110 | FUDR | | mittlere ÜZ 17 Mo. | | |
| *Brückner* | 1984 | 32 | 5-FU/FUDR | 24 | nur intrahep. Metast. | | |
| *Niederhuber* | 1984 | 50 | FUDR+Mito C | 13 | intra.-extrahep. Metast. | | |
| | | 43 | FUDR+Mito C | 18 | 20% Leberbef. | | |
| | | | | 9 | 6 60% Leberbef. | | |
| *Kemeny* | 1984 | 45 | FUDR | | | | |
| *Fortner* | 1984 | 109 | verschiedene | 13 | | | |
| | | | Kombinationsschema | 11,5 | | | |

R = Responder   NR = Non Responder   12 ± 4,3 R
                                      3,6 ± 1,3 NR

einen energieabhängigen Pumpmechanismus ausgelöst wird. Das Zytostatikum wird gegen ein Konzentrationsgefälle aus der Zelle heraustranspor-
tiert. Dieser Mechanismus muß durch die Embolisation blockiert werden,
da die Tumorzelle von jeglicher Energie- und Substratzufuhr längerfristig
abgeschnitten wird. Gleichzeitig in hoher Konzentration frei werdende
Zytostatika können somit voll zur Wirkung kommen, da der Resistenzmechanismus durchbrochen ist. Inwieweit dies auch für andere Zytostatika
zutrifft, wird zu beweisen sein.

Zum momentanen Zeitpunkt kann gefordert werden, daß beim Entschluß zur Embolisation der Zusatzeffekt der lokalen Zytostase durch
Chemoembolisation ausgenutzt werden sollte. Dieser Trend einer neuen
palliativen Tumortherapie zeichnete sich auch in den letzten Jahren ab
(Tab. V).

*Zur Optimierung des Verfahrens* ist jedoch bei Lebermetastasen und
Lebertumoren eine gleichzeitige unterstützende Chemotherapie notwendig. Die Chemoembolisation kann nur den arteriell versorgten Teil des
Tumors oder der Metastase wirkungsvoll beeinflussen bzw. zerstören. Der
portal-venös versorgte Randsaum [1, 5] und eventuell vorhandene Fern-
(Mikro)metastasen müssen durch die unterstützende Zusatz-Chemothe-
rapie beeinflußt werden. Welche Form der Zusatztherapie durchgeführt
wird, hängt vom Primärtumor ab.

Bei der regionalen Therapie kann der intraperitoneale bzw. intraportale Weg gewählt werden, wobei bei eventuell vorhandenen arterio-porta-
len Shunts [14] bei peripher embolisierten Tumorgefäßen und zentral
offener A. hepatica auch ein liegender Hepatica-Katheter für weitere
Infusionszwecke benutzt werden kann, wie wir es derzeit auch in unserer
Klinik praktizieren.

Wichtig ist jedoch, daß in den Fällen der regionalen Therapie die
Zytostatikakonzentrationen so hoch gewählt werden, daß nach Berücksichtigung der Extraktionsrate der Leber für das entsprechende Zytostatikum systemisch Konzentrationen erzielt werden, die den Serumspiegeln
einer maximal möglichen systemischen Therapie entsprechen (= systemische Therapie mit primärer Passage durch den Tumor). Nur so kann eventuell das Problem der Fernmetastasierung nach regionaler Therapie gelöst
werden. Fernmetastasen treten bei intraarterieller Therapie im Gegensatz
zur systemisch regionalen Therapie zu einem höheren Prozentsatz auf [15,
19], wohingegen die Ansprechrate der primären und sekundären Lebertumoren nach intraarterieller Therapie bekanntermaßen höher ist. Die
Chemoembolisation mit der hohen lokalen und geringen systemischen

Wirkung erlaubt diese adjuvante Zusatztherapie und dürfte somit ein Schritt zur optimalen Behandlungsform bei Lebertumoren und Metastasen sein, da sowohl der arterielle als auch der portal-venöse Teil des Tumors berücksichtigt werden.

Man muß sich jedoch im klaren sein, daß alle diese Therapieverfahren nur palliativen Charakter besitzen, es sei denn, es schließt sich eine «kurative» Resektion an dieses Verfahren an.

## Danksagung

Herrn Prof. Dr. *S. Bayindir*, Leiter des Zentrums für Radiologie der JLU Gießen, sei für das Überlassen des radiologischen Bildmaterials gedankt.

## Literatur

1   Ackerman, N. B.: The blood supply of experimental liver metastases. IV. Changes in vascularity with increasing tumor growth. Surgery *75:* 589–596 (1974).

2   Aigner, K. R.; Link, K. H.; Helling, H. J.; Stemmler, F.: Intraarterielle Infusion, experimentelle und pharmakokinetische Grundlagen-Klinik; in Aigner (ed.), Regionale Chemotherapie der Leber. Beitr. Onkol., vol. 21, pp. 84–107 (Karger, Basel 1985).

3   Aigner, K. R.; Walther, H.; Helling, H. J.; Link, K. H.: Die isolierte Leberperfusion; in Aigner (ed.), Regionale Chemotherapie der Leber. Beitr. Onkol., vol. 21, pp. 43–83 (Karger, Basel 1985).

4   Aronsen, K. F.; Hellekant, C.; Holmberg, J.; Rothman, U.; Teder, H.: Controlled blocking of hepatic artery flow with enzymatically degradable microspheres combined with oncolytic drugs. Eur. surg. Res. *11:* 99–106 (1979).

5   Bassermann, R.: Angiogenese und Vaskularisation in Metastasen. Verh. dt. Ges. Path. *67:* 1–16 (1984).

6   Burgener, F. A.; Göthlin, J. H.: Angiographic, microangiographic and hemodynamic evaluation of hepatic artery embolization in the rabbit. Investve Radiol. *13:* 306–312 (1978).

7   Charnsangavej, C.; Chuang, V. P.; Wallace, S.; Soo, C.-S.; Bowers, Th.: Angiographic classification of hepatic arterial collaterals. Radiology *144:* 485–494 (1982).

8   Charnsangavej, C.; Chuang, V. P.; Wallace, S.; Soo, C.-S.; Bowers, Th.: Work in progress: transcatheter management of primary carcinoma of the liver. Radiology *147:* 51–55 (1983).

9   Chuang, V. P.; Wallace, S.: Hepatic artery embolization in the treatment of hepatic neoplasms. Radiology *140:* 51–58 (1981).

10  Chuang, V. P.; Wallace, S.; Soo, C.-S.; Charnsangavej, C.; Bowers, Th.: Therapeutic ivalon embolization of hepatic tumors. Am. J. Roentg. Ray Soc. *138:* 289–294 (1982).

11  Clouse, M. E.; Lee, R. G. L.; Duszlak, E. J.; Lokich, J. J.; Trey, C.; Alday, M. R.; Yoburn, D. C.; Diamond, J.; Crosson, A. W.; Costello, P.: Peripheral hepatic artery

embolization for primary and secondary hepatic neoplasms. Radiology *147:* 407–411 (1983).

12  Doppman, J. L.; Girton, M.; Kahn, E. R.: Proximal versus peripheral hepatic artery embolization: experimental study in monkeys. Radiology *128:* 577–588 (1978).

13  Doyon, D.; Mouzon, A.; Jourde, A.-M.; Regensberg, C.; Frileux, C.: L'embolisation artérielle hépatique dans les tumeurs malignes du foie. Ann. Radiol. *17:* 593–603 (1974).

14  Geumei, A. M.: Intrahepatic vascular pathways in the isolated perfused normal human liver with special reference to arterioportal shunt. Surgery *66:* 319–324 (1969).

15  Huberman, M. S.: Comparison of systemic chemotherapy with hepatic arterial infusion in metastatic colorectal carcinoma. Semin. Oncol. *10:* 238–248 (1983).

16  Kato, T.; Nemoto, R.: Microencapsulation of Mitomycin C for intraarterial infusion chemotherapy. Proc. Japan. Acad. *54:* 413–417 (1978).

17  Kato, T.; Nemoto, R.; Mori, H.; Takahashi, M.; Tamakawa, Y.; Harada, M.: Arterial chemoembolization with microencapsulated anticancer drug. An approach to selective cancer chemotherapy with sustained effects. J. Am. med. Ass. *245:* 1123–1127 (1981).

18  Kauffmann, G. W.; Wenz, W.; Rohrbach, R.; Richter, R.; Rassweiler, J.; Strecker, E. P.: Renal embolization: Indications and materials. Ann. Radiol. *24:* 386–389 (1981).

19  Kemeny, N.: Randomized study of intrahepatic VS systemic infusion of FUdR in patients with liver metastases from colorectal carcinoma. Proc. intraarterial and intra-cavitary chemotherapy (San Diego, 25–25 Febr. 1984).

20  Kennedy, K. A.; Rockwell, S.; Sartorelli, A. C.: Preferential activation of Mitomycin C to cytotoxic metabolites by hypoxic tumor cells. Cancer Res. *40:* 2356–2360 (1980).

21  Link, K. H.; Aigner, K. R.; Kühn, W.; Roetering, N.: Zytostatika-Sensitivitätstestung perioperativ und im Tumorzell-Kolonien-Test (TKT) in vitro bei hochdosierter intraarterieller Chemotherapie (HDIAC) von Lebermetastasen; in Aigner (ed.), Regionale Chemotherapie der Leber. Beitr. Onkol., vol. 21, pp. 181–200 (Karger, Basel 1985).

22  Mays, E. T.; Wheeler, C. S.: Demonstration of collateral arterial flow after interruption of hepatic arteries in man. New Engl. J. Med. *290:* 993–996 (1979).

23  Michels, N. A.: Newer anatomy of liver – variant blood supply and collateral circulation. J. Am. med. Ass. *172:* 125–132 (1960).

24  Monna, T.; Kanno, T.; Marumo, T.; Harihara, S.; Kuroki, T.; Yamamoto, S.; Kobayashi, N.; Sato, M.; Nakamura, K.; Nakatsuka, H.; Onoyama, Y.; Yamada, R.: A comparison of transcatheter arterial embolization with one shot therapy for the patients with hepatic cell carcinoma. Gastroenterol. jap. *17 (6):* 542–549 (1982).

25  Richter, G.; Rohrbach, R.; Kauffmann, G. W.; Raßweiler, J.: Kapilläre Embolisation. Teil 2: Verschluß des gesamten arteriellen Gefäßsystems experimentell erzeugter Nierentumoren. Fortschr. Röntgenstr. *135:* 85–97 (1981).

26  Rockwell, S.: Cytotoxicities of Mitomycin C and X rays to aerobic and hypoxic cells in vitro. Int. J. Radiat. Oncol. Biol. Phys. *8:* 1035–1039 (1982).

27  Schultheis, K.-H.; Schulz, A.; Schiefer, H.-G.: Schnellhärtende Aminosäurenlösung als mögliche Chemotherapeutika-Trägersubstanz zur Behandlung der chronischen Osteomyelitis. Unfallchirurgie *7:* 324–333 (1981).

28  Schultheis, K.-H.: Chemoembolization: A new treatment for malignant tumors and metastases. Vortrag: Int. Symp. Vascular Perfusion in Cancer Therapy (Giessen, März 1982).

29   Schultheis, K.-H.; Henneking, K.; Rehm, K. E.; Ecke, H.; Schiefer, H. G.; Breithaupt,
     H.: Untersuchungen über die Freisetzungskinetik verschiedener Chemotherapeutika
     aus einer viskösen, im feuchten Milieu schnell aushärtenden Aminosäurelösung und
     ihre mögliche klinische Anwendung. Arch. klin. Chir. (suppl.): 200–205 (1982).
30   Schultheis, K.-H.; Schiefer, H. G.; Pust, R.; Stambolis, Ch.; Wille, K. H.; Harbach, H.:
     Serum- und Gewebespiegelmessungen nach intraarterieller Cytostatikainfusion bzw.
     Chemoembolisation und deren klinische Bedeutung; in Koslowski (ed.), Chirurgisches
     Forum '84 f. experim. u. klinische Forschung (Springer, Berlin, Heidelberg 1984).
31   Seeber, S.: Sensitivität und Resistenz bei der Tumortherapie. Verh. dt. Ges. inn. Med.
     *86:* 367–377 (1980).
32   Skovsgaard, T.; Dano, K.; Nissen, N. J.: Die Wirkung von Chemosensitizern bei er-
     worbener Antracyclin- und Vinca-Alkaloid-Resistenz in vivo; in Seeber, Osieka, Sack,
     Schönenberger (eds.), Das Resistenzproblem bei der Chemo- und Radiotherapie ma-
     ligner Tumoren. Beitr. Onkol., vol. 18, pp. 124–138 (Karger, Basel 1984).
33   Teicher, B. A.; Lazo, J. S.; Sartorelli, A. C.: Classification of antineoplastic agents by
     their selective toxicities toward oxygenated and hypoxic tumor cells. Cancer Res. *41:*
     73–81 (1981).
34   Vaupel, P.; Thews, R.; Wendling, P.: Kritische Sauerstoff- und Glukoseversorgung
     maligner Tumoren. Dt. med. Wschr. *101:* 1810–1816 (1976).
35   Wallace, S.; Charnsangavej, C.; Humberto Carrasco, C.; Bechtel, W.: Infusion – Em-
     bolization. Cancer *54:* 2751-2765 (1984).

Dr. med. K. H. Schultheis, Klinik für Allgemeinchirurgie, Abt. für Unfallchirurgie,
Klinikstr. 29, D-6300 Gießen (BRD)

Beitr. Onkol., vol. 21, pp. 229–245 (Karger, Basel 1985)

# Zytostatikafiltration
# unter regionaler Chemotherapie[1]

*K. R. Aigner, H. J. Helling, K. H. Link, H. Walther, G. Bill*

Chirurgische Klinik der Justus-Liebig-Universität, Gießen, BRD

## Einleitung

Bei der regionalen Chemotherapie solider Tumoren lassen sich optimale Zytostatikaspiegel mit der isolierten Perfusion erzielen. Sobald
Tumor oder Metastasen in ihrem Wachstum isolierbare Körperregionen
überschritten haben, eine Perfusion im geschlossenen Kreislauf also nicht
mehr möglich ist, bleibt als Alternative die intraarterielle Infusions-Che-
motherapie der Tumorregion. Diese kann abhängig von der primären
Zytostatikaextraktion bei der ersten Tumorpassage von unerwünschten
systemischen Nebenwirkungen begleitet sein, und limitiert somit die ap-
plizierbare Gesamtdosis am Tumor. Die Hämofiltration von Zytostatika im
halboffenen System im venösen Abflußgebiet des Tumors ermöglicht die
Einstellung der systemischen Zytostatikaspiegel und damit die Steuerung
von Wirkung und Nebenwirkung. Die Methode wurde von uns erstmals
1982 bei einem malignen Histiozytom des Oberarmes mit regionalen
Lymphknotenmetastasen mit Erfolg eingesetzt [1].

## Material und Methode

### Experimentelle Grundlagen

Die Filtration von Zytostatika geschieht nach dem Prinzip der Ultrafiltration nieder-
molekularer Substanzen mit dialyseüblichen Filtern (Asai, Amicon, Gambro, Sartorius).
In-vitro- und tierexperimentelle Messungen wurden mit Mitomycin C (Mito C), 4-Epi-

---

[1] Diese Arbeit enthält Teile der Dissertation von *G. Bill*

doxorubicin und Adriamycin (ADM) durchgeführt. ADM wurde im Tierexperiment mit und ohne Hämofiltration intraarteriell und auch intravenös infundiert [10]. Nachdem bei Mito C eine direkte Dosis-Wirkungs-Abhängigkeit bei kolorektalen Tumoren nachgewiesen war [2, 3], galt es, die Eliminierbarkeit dieser Substanz durch Hämofiltration im Rahmen der regionalen Hochdosistherapie zu messen.

Im in-vitro-Modell wurde die Abnahme der Mitomycin-C-Serum-Konzentration bei festgelegten Blutfluß- und Filtrationsflußraten gemessen (Abb. 1). In diesem isolierten Kreislauf wurde der Patient durch einen Oxygenator (Bentley BOS 5) ersetzt, so daß ein «Gewebeübertritt» des Zytostatikums ausgeschlossen war und der Konzentrationsabfall fast ausschließlich auf die Hämofiltration bezogen werden konnte. Das durchschnittliche zirkulierende Volumen betrug 2 l, der Filtratfluß 100 ml/min. Aus Abbildung 2 ist ersichtlich, daß nach 20 min (2 l Gesamtfiltrat bei einem Filtratfluß von 100 ml/min) der ursprüngliche Mitomycin C-Spiegel auf 15% der Ausgangskonzentration gesunken war. Demnach und nicht zuletzt der hohen Toxizität wegen, scheint Mitomycin C sehr gut zur regionalen Chemotherapie mit venöser Hämofiltration geeignet. Dies wurde im Anschluß auch tierexperimentell unter Dosierungen von 1 mg Mito C/kg KG bestätigt [8].

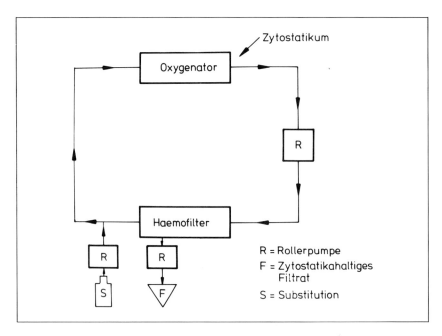

*Abb. 1.* In-vitro-Modell zur Zytostatika-Filtration: Im Endlos-Kreislauf ist anstelle des Patienten ein Oxygenator (Bentley BOS 5) eingesetzt, in welchen das Zytostatikum gespritzt wird. Die Rollerpumpe R betreibt den Kreislauf, die Filtratmenge wird quantitativ substituiert.

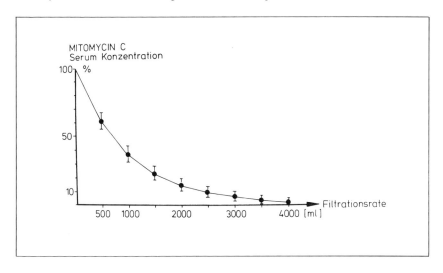

*Abb. 2.* Mitomycin-C-Kinetik im in-vitro-Zytostatika-Filtrationsmodell. Filtrationsfluß 100 ml/min.

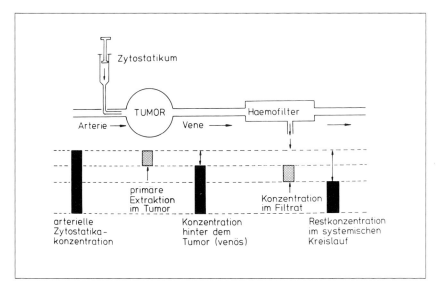

*Abb. 3.* Schematische Darstellung der Zytostatika-Filtration im venösen Abflußgebiet des Tumors: Die systemische Toxizität wird reduziert durch die primäre Zytostatika-Extraktion im Tumor und weitere Senkung der Konzentration nach Passage des Hämofilters.

Prinzip der Filtration von Zytostatika und apparativer Aufbau

Zytostatika haben individuell verschiedene «first-pass-Effekte». Die primäre Extraktion im Tumor ist nicht nur Zytostatika-spezifisch, sondern auch abhängig von der Blutfluß-
geschwindigkeit durch den Tumor und der verabreichten Gesamtdosis [5, 6]. Die hinter dem
Tumor auftretende venöse Zytostatikakonzentration kann wie im Falle des FUDR minimal
sein, kann aber auch – abhängig von der Gesamtdosis – so hoch sein, daß sie schwere
systemische Nebenwirkungen verursacht. Ein nachgeschalteter Hämofilter vermag durch die
individuell steuerbare Filtrationsleistung (Konzentration im Filtrat) die Restkonzentration
im systemischen Kreislauf soweit zu senken, daß überhaupt keine systemischen Nebenwirkungen mehr auftreten oder, sofern gewünscht, voll wirksame systemische Zytostatikakonzentrationen bestehen bleiben (Abb. 3). Eine Filtrationseinheit ist im Blockschema in Abbildung 4 wiedergegeben. Das venöse, zytostatikaangereicherte Blut gelangt über eine Luftfalle und Rollerpumpe zum Hämofilter. Eine Rollerpumpe mit Sogwirkung in der Filtratab-
flußleitung sowie einer Drosselklemme hinter dem Hämofilter ermöglicht eine Steigerung
des Filtratflusses. Die Steuerung der isovolämischen Substitution erfolgt ebenfalls über eine
Rollerpumpe. In die Abflußleitung zwischen Hämofilter und dem Patienten ist eine weitere

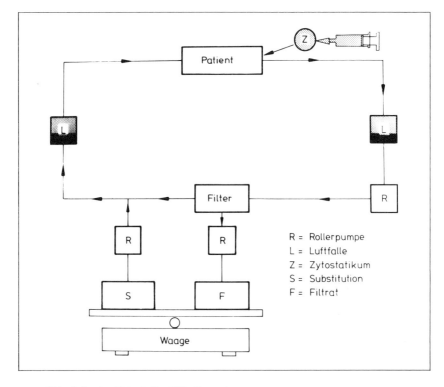

*Abb. 4.* In-vivo-Zytostatika-Filtrationsschema.

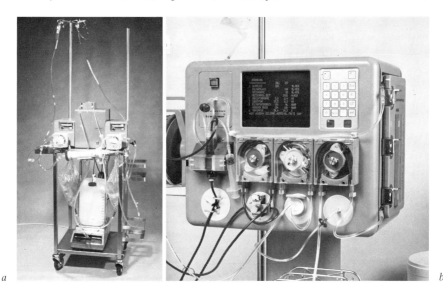

a b

*Abb. 5. a* Filtrationseinheit mit manueller Steuerung: Filtrat und Substitutionslösung stehen auf einer Waage mit Digitalanzeige (Fa. Sartorius, Göttingen). *b* Filtrationseinheit mit Hämoprozessor (Fa. Sartorius, Göttingen).

Luftfalle geschaltet. Die isovolämische Substitution des Filtrats kann im einfachsten Fall durch Volumenmessung in Minutenabständen und entsprechende Regulierung des Substitutionsflusses erfolgen. Diese Methode ist jedoch personalaufwendig und unter Umständen ungenau. Da aber während der einstündigen Filtration EKG und Pulsfrequenz stets am Monitor mitverfolgt werden, lassen sich auch kleine Volumenschwankungen anhand der Pulsfrequenz schnell registrieren und entsprechend ausgleichen.

Wesentlich sicherer und weniger arbeitsintensiv wird das Verfahren durch Plazieren von Substitutionslösung und Filtratbehälter auf einer Waage (Abb. 5a), welche jede Änderung des Gesamtgewichtes (Substitutionslösung + Filtrat) sofort sensibel registriert und digital anzeigt. Die Bilanzierung des Volumengleichgewichts wird durch Beschleunigung oder Verlangsamung der Rollerpumpe in der Substitutionsleitung problemlos. Wegen der nur einstündigen Zytostatikafiltration ist in dem gezeigten Schlauchsystem eine Wärmeaustauschereinheit nicht unbedingt erforderlich. Es genügt, die Beutel mit der Substitutionslösung (HF 23, Fa. Fresenius, Bad Homburg) vorher im Wasserbad auf 44–45°C zu erwärmen. Dies gewährleistet eine problemlose einstündige Substitution ohne Änderung der Körpertemperatur des Patienten.

Der Hämoprozessor (Fa. Sartorius, Göttingen) mit programmiert gesteuerter Volumensubstitution und Wärmeaustauschereinheit stellt das optimale System zur Zytostatikafiltration dar (Abb. 5b). Er bietet für den Patienten die bestmögliche Sicherheit und ist nicht personalaufwendig. Zytostatikafiltrationen können mit diesem Gerät über mehrere Stunden aufrechterhalten werden.

Zu Beginn der Zytostatikafiltration empfiehlt es sich, die Flußraten durch den Hämofilter innerhalb weniger Minuten auf den gewünschten Wert von 500–1000 ml/min zu stei-
gern. Erst wenn ein meßbarer Filtratfluß von wenigstens 70 ml/min erreicht ist, darf mit der
Zytostatikainfusion in den Tumor begonnen werden.

### Operatives Vorgehen

Wird ein Patient zum erstenmal filtriert, so geschieht dies meist während der Implantation eines arteriellen Katheters zum Tumor. Im Falle von Lebermetastasen wird über eine
mediane Laparotomie der arterielle Katheter in die Leberarterie gelegt und in gleicher
Narkose am heparinisierten Patienten (150 i. E./kg) über die V. saphena der doppellumige
Hämofiltrationskatheter in die V. cava vorgeschoben (Abb. 6). Die Spitze kommt dabei in
Höhe des Zwerchfells bzw. knapp darüber zu liegen. Während der arteriellen Zytostatikainfusion wird dadurch vermehrt Lebervenenblut mit hoher Zytostatikakonzentration abge-
saugt und gefiltert. Der Filtrationskatheter (Fa. PfM, Köln/Sürth) besteht aus einem
Schlauch, dessen Lumen durch eine Trennwand gespalten ist. Ein Lumen mündet in Höhe
der Katheterspitze bzw. knapp darunter in multiplen Perforationen, das andere Lumen tritt
knapp darunter ebenfalls über mehrere Perforationen nach außen (Abb. 7 a, b). Letztere
Perforationen werden unter Röntgenkontrolle in Höhe der Lebervenenmündungen plaziert,
und das Mischblut wird angesaugt. Nach Durchlaufen der Filtrationseinheit wird das Zyto-
statika-arme Blut in Höhe der Katheterspitze knapp unterhalb des rechten Vorhofes wieder

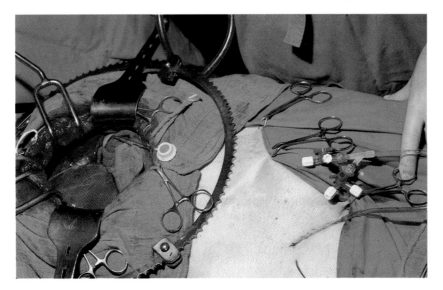

*Abb. 6.* Intraoperativer Situs nach Implantation des Implantofix-Katheters und über
die rechte V. saphena vorgeschobenem Filtrationskatheter in Position.

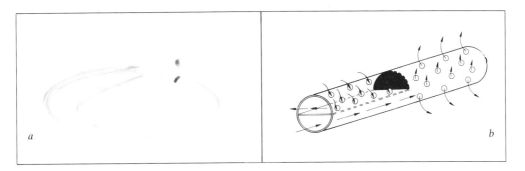

*Abb. 7. a* Doppellumiger Katheter zur Zytostatika-Filtration (Fa. PfM, Köln/Sürth).
*b* Schema der Katheterspitze.

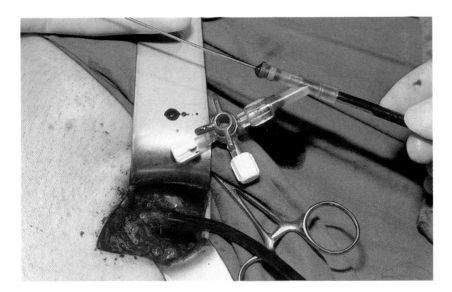

*Abb. 8.* Einführen des Filtrations-Katheters in die V. saphena.

abgegeben. Dies sichert ein konstantes Volumenangebot zum rechten Vorhof. Bei «Zweitfil-
trationen» liegt bereits ein A.-hepatica-Katheter, und es genügt, den Filtrationskatheter in
Lokalanästhesie über die V. saphena vorzuschieben. Die Vene klemmt man distal temporär
mit einer Bulldogklemme ab und fixiert den Doppellumen-Katheter locker mit einem Tourniquet oder einer Prolene-Tabaksbeutelnaht (Abb. 8). Nach der einstündigen Filtration wird
der Katheter entfernt und die Venotomie durch fortlaufende Naht verschlossen.

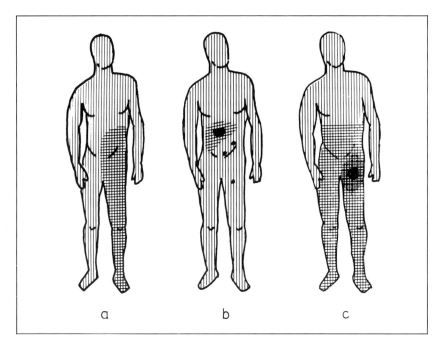

*Abb. 9.* Schematische Darstellung der Zytostatika-Konzentrationsverteilung unter regionaler Chemotherapie mit venöser Filtration: a) Hohe Konzentration an der unteren Extremität mit Leiste und Hüfte, niedrige bis normale systemische Konzentration, b) hohe Konzentration in der Leber und niedrige bzw. normale systemische Konzentration, c) hohe Konzentration an der unteren Körperhälfte, niedrige Konzentration an der oberen Körperhälfte, bzw. systemisch.


Indikation

Die intraarterielle Infusion mit venöser Zytostatikafiltration kann grundsätzlich bei allen Tumoren, deren arterielle Blutversorgung sondierbar ist, angewandt werden. Der Therapieerfolg wird wesentlich durch die Wahl des richtigen Zytostatikums in der optimalen Dosierung und Applikationsdauer mitbestimmt.

Die anatomisch gut abgrenzbare Gefäßversorgung der Leber bietet ideale Voraussetzungen zur Anwendung dieses Verfahrens. Wir sehen die Hauptindikation bei Lebermetastasen des Mammakarzinoms und auch des kolorektalen Karzinoms vor allem im klinischen Stadium III [2].

Bei Tumoren der Extremitäten (Melanom, Sarkom) kommt der intraarteriellen Infusion mit Zytostatikafiltration eine nachgeordnete Rolle als Hochdosiserhaltungstherapie nach der isolierten Perfusion zu. Sie tritt jedoch in den Vordergrund, sobald Extremitätenmelanommetastasen regional isolierbare Grenzen, wie Leiste oder Axilla, überschritten haben (Abb. 9).

Im kleinen Becken läßt sich fast jede Tumorformation superselektiv durch angiographische oder operative Katheterplazierung arteriell infundieren. Die «venöse Filtrationskatheterspitze» wird dann, dem Abflußgebiet entsprechend, oberhalb oder unterhalb der Bifurkation in der distalen V. cava plaziert.

Liegt die Filtrationskatheterspitze am Eingang zum rechten Vorhof, so resultiert funktionell eine Filtration der unteren Körperhälfte.

Kombination mit anderen Verfahren

Die Potenzierung des lokalen zytostatischen Effektes sollte bei unter systemischer Behandlung schlecht ansprechenden Tumoren angestrebt werden. Dazu nutzt man die Steuerbarkeit des «first-pass-Effektes» bzw. der primären Extraktion bei der ersten Tumorpassage des Zytostatikums aus. In der Praxis geschieht dies durch mitunter nur kurzzeitige Unterbrechung bzw. Blockierung des Tumorblutflusses mittels Tourniquet (Tourniquetinfusion) oder passagerer, kapillärer Mikroembolisation (Spherex R, Pharmacia). Die Tourniquetinfusion findet ihre Anwendung bei Extremitätentumoren [9], die Kurzzeitmikroembolisation mit Mikrosphären wird zur Behandlung von Lebertumoren und Metastasen eingesetzt [3, 4]. Eine Unterbrechung des Blutflusses von nur wenigen Minuten führt zu einem verstärkten

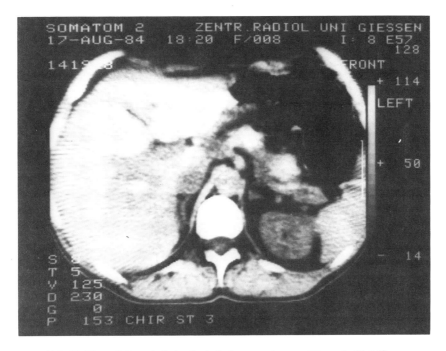

*Abb. 10.* Zentral sitzende kolorektale Lebermetastase vor Therapie (Fall 1).

Übertritt des Chemotherapeutikums ins Gewebe. Das den Tumor passierende Zytostatikum wird zur Minderung der kumulativen Toxizität abgefiltert.

### Klinische Anwendung und Ergebnisse

Die ersten Erfahrungen mit regionaler Chemotherapie und Hämofiltration wurden bei einem chemotherapieresistenten malignen Histiozytom des Oberarms mit Lymphknotenmetastasen in der Fossa deltoido pectoralis und an der Halsseite gemacht [1]. Nach Kombination von hochdosierter lokaler Chemotherapie und Resektion des Resttumors beträgt die Remissionsdauer ab Therapiebeginn zweieinhalb Jahre.

Aufgrund durchwegs guter Ergebnisse bei der regionalen Chemotherapie von Lebermetastasen des Dickdarm- und Mammakarzinoms wurde als Basis für eine zu aktivierende klinische Studie ein Behandlungsprotokoll aufgestellt. Behandlung und klinischer Verlauf von vier Patienten aus der Pilotstudie sind in der Folge aufgeführt.

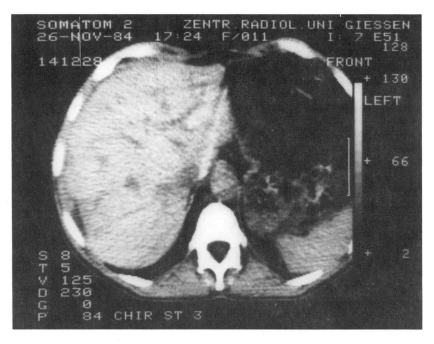

*Abb. 11.* CT-Befund dreieinhalb Monate nach Therapie (Fall 1).

Fall 1

Bei einem 57jährigen Patienten wurde anläßlich einer Rektumresektion eine synchrone Metastase aus dem rechten Leberlappen entfernt. Fünf Monate später wurde bei einer Nachuntersuchung sonographisch eine erneute Lebermetastase diagnostiziert. Drei Monate später erfolgte der erste Zyklus einer A.-hepatica-Infusionstherapie mit 5-Fluorouracil über einen angiographisch plazierten Katheter. Bei der Laparotomie – neun Monate nach der ersten Verdachtsdiagnose – zeigte sich ein zentral gelegener Tumor von 10 cm Durchmesser, welcher die halbe Zirkumferenz der V. cava einschloß und die Lebervenen verdrängte bzw. komprimierte.

Um das erhöhte Resektionsrisiko zu umgehen, wurde in der Absicht der Tumorverkleinerung mit regionaler Chemotherapie zunächst ein Implantofix-Katheter in die A. hepatica eingelegt. Nach abgeschlossener Wundheilung führten wir eine intraarterielle Infusionstherapie mit gleichzeitiger Zytostatikafiltration in Lokalanästhesie durch. Dabei wurden 0,5 mg Mitomycin C/kg KG (Gesamtdosis 30 mg) in 20 min über den Implantofix-Katheter infundiert und simultan die zentralvenöse Filtration während 60 min durchgeführt. Eine Knochenmarksdepression trat postoperativ nicht auf (niedrigste Leukozytenzahl 4700 nach 11 Tagen). Das Verfahren wurde nach vier Wochen wiederholt. Nach weiteren zwei Monaten war das Metastasenkonglomerat im Computertomogramm nicht mehr nachweisbar (Abb. 10, 11). Da der Patient CEA-negativ ist, bleiben bildgebende Verfahren als einzige

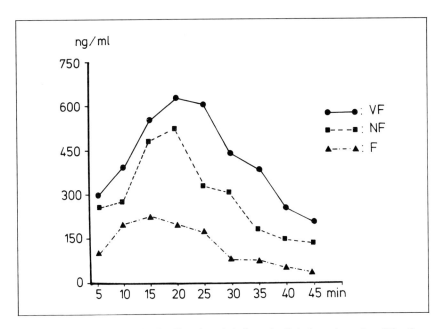

*Abb. 12.* Mitomycin-C-Kinetik während A.-hepatica-Infusion mit venöser Filtration. 30 mg Mitomycin C (0,5 mg/kg), i. a. Infusionsdauer 20 min, Filtrationsdauer 60 min, Filtratfluß 80–110 ml/min.

Verlaufskontrolle. Zur Erhaltungstherapie wurden noch drei Zyklen Mitomycin C/5-FU nach unserem Schema angeschlossen. Der Patient fühlt sich, 8 Monate nach Therapiebeginn, subjektiv sehr gut, ein Hinweis für Rezidiv oder extrahepatische Metastasen besteht derzeit nicht.

Die während der regionalen Chemotherapie mit Zytostatikafiltration gemessene Mitomycin-C-Kinetik ist in Abbildung 12 wiedergegeben.


Fall 2

Ein 53jähriger Patient kommt sechs Monate nach Sigmaresektion wegen diffuser Lebermetastasierung in beiden Lappen zur stationären Aufnahme. Der Ausgangs-CEA-Wert beträgt 67,8 ng/ml, die Leber ist unter dem rechten Rippenbogen leicht vergrößert tastbar, die Leistungsfähigkeit des Patienten nicht wesentlich vermindert. Bei der Laparotomie wird ein Implantofix-Katheter in die A. hepatica eingelegt und in gleicher Sitzung 0,5 mg Mitomycin C/kg KG (Gesamtdosis 40 mg) während 15 min infundiert. Simultan erfolgt eine 60-minütige zentrale Zytostatikafiltration. Am Tag nach dem Eingriff ist der CEA-Wert um etwa das 4fache auf 279,5 ng/ml angestiegen, um innerhalb von fünf Wochen auf 4,2 ng/ml in den Normbereich abzufallen (Abb. 13). Postoperativ wurde an fünf aufeinanderfolgenden Tagen je 1000 mg 5-FU über 1 h durch den A.-hepatica-Katheter infundiert. Wegen des normalen CEA-Wertes wurde keine zweite Filtration mehr durchgeführt, sondern lediglich die Erhaltungstherapie mit Mito C/5-FU nach unserem Schema angeschlossen. Diese wird bis zum 6. Zyklus fortgeführt. In Abbildung 14 ist die Mitomycin-C-Kinetik während der Zytostatikafiltration wiedergegeben.

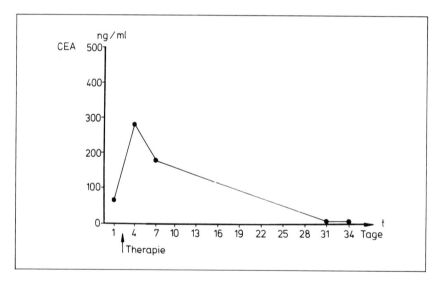

*Abb. 13.* CEA-Verlauf nach A.-hepatica-Infusion (40 mg Mito C/15 min) mit posthepatischer Zytostatikafiltration (Fall 2).

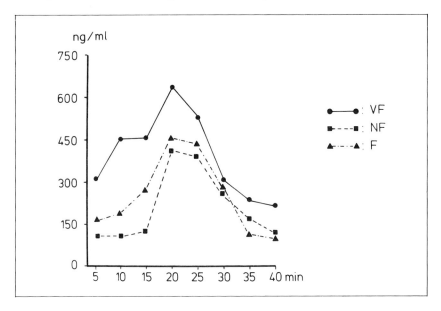

*Abb. 14.* Kinetik bei A.-hepatica-Infusion von 0,5 mg/kg Mitomycin C, Gesamtdosis 40 mg (Fall 2), i. a. Infusionsdauer 15 min, Filtrationsdauer 60 min, Filtratfluß 80–100 ml/min.

Fall 3

Eine 67jährige Patientin kam achteinhalb Jahre nach Ablatio mammae wegen eines multizentrischen, szirrhösen Mammakarzinoms mit diffuser Metastasierung beider Leberlappen und ausgeprägtem Aszites zur stationären Aufnahme. Wegen des schlechten Allgemeinzustandes wurde zunächst über einen angiographisch gelegten Katheter die erste regionale Chemotherapieserie mit Adriamycin, Cyclophosphamid und 5-FU an drei aufeinanderfolgenden Tagen durchgeführt. Sechs Wochen später war die Patientin nicht mehr bettlägerig und klinisch in gutem Allgemeinzustand ohne Aszites. Das CEA war allerdings im Vergleich zum Vorbefund unverändert. Wir laparotomierten und implantierten einen A.-hepatica-Katheter, über welchen intraoperativ im Sinne einer Tourniquetinfusion Farmorubicin R gegeben wurde. Am 7. und 8. postoperativen Tag infundierten wir dann Endoxan und 5-Fluorouracil. Sechs Wochen nach dieser Therapie lag das CEA bei 36 % des Ausgangswertes. Nun wurde im dritten Zyklus die regionale Chemotherapie mit 0,5 mg Mitomycin C/kg KG/ 15 min unter einstündiger Zytostatikafiltration angeschlossen. Daraufhin fiel der CEA-Wert auf 8 % des Ausgangswertes ab. Der vierte Zyklus erfolgte nun entsprechend dem dritten wiederum mit Filtration.

Die Patientin war bei Entlassung in sehr gutem Allgemeinzustand und konnte sich voll selbst versorgen.

Fall 4

Eine 49jährige Patientin kam sechs Jahre nach Ablatio mammae mit Leber- und Peritonealmetastasen, Aszites und Ikterus zur stationären Aufnahme. Das Bilirubin lag bei 6 mg/dl, alkalische Phosphatase 1133 U/l, CHE 2750 U/l. Im CT fand sich eine diffuse Durchsetzung der Leber mit Metastasen. Der erste intraarterielle Zyklus mit Mitomycin wurde über einen angiographisch plazierten A.-hepatica-Katheter durchgeführt. Zum zweiten Zyklus wurde operativ ein Katheter implantiert, Metastasen am Lig. hepatoduodenale disseziert und wegen multipler peritonealer Metastasen von Stecknadelkopf- bis 1-cm-Größe ein weiterer Implantofix-Katheter mit lamellierter Spitze zur peritonealen Infusion eingelegt. Wir infundierten Mitomycin C 0,5 mg/kg/15 min unter gleichzeitiger zentralvenöser posthepatischer Zytostatikafiltration. Diese Therapie wurde auch beim dritten Zyklus wiederholt. Das Bilirubin lag zuletzt bei 1,1 mg/dl, alkalische Phosphatase 211 U/l, CHE 4890 U/l, CEA negativ (Tab. I). Die klinische Situation war insgesamt deutlich gebessert, die Patientin wieder fähig, sich selbst zu versorgen.

## Diskussion

Die Schädigung nicht nur des Tumors, sondern auch des Patienten erweist sich als ein Hauptproblem beim Einsatz jeglicher zytotoxischer Substanzen. Das bedeutet in anderen Worten, daß nicht nur die Dosis-Wirkungskurve steil ist [2, 7], sondern auch die Dosis-Nebenwirkungskurve. Zur Steigerung der Dosis-Wirkungskurve eignen sich Verfahren wie intraarterielle Infusionstherapie, isolierte Perfusion oder hochdosierte systemische Chemotherapie unter Gabe von Antidot (z. B. Methotrexat, Leucovorin) oder gleichzeitiger Knochenmarkstransplantation. Das gemeinsame Ziel all dieser Applikationsformen ist die Steigerung der Zytostatikagesamtdosis. Ein kalkulierbares, erhöhtes Nebenwirkungsrisiko muß dabei in Kauf genommen werden. Geht man davon aus, daß die

*Tabelle I.* Änderung von Laborparametern bei Lebermetastasen eines Mammakarzinoms vor und nach regionaler Chemotherapie mit Mitomycin C und Filtration

|      |        | Vor Therapie | Nach Therapie |
|------|--------|--------------|---------------|
| Bili | (mg/dl) | 6            | 1,1           |
| APH  | (U/l)  | 1133         | 211           |
| CHE  | (U/l)  | 2750         | 4890          |

Erkrankung an einem bösartigen Tumor potentiell ein systemisches Leiden darstellt, so müßte grundsätzlich systemisch behandelt werden. Nachdem die Tumormassen aber in der Regel nicht auf den gesamten Organismus gleichmäßig verteilt sind und die Ansammlung größerer Tumorverbände an gefährdeten Körperregionen, wie Leber oder Lunge, den Patienten unmittelbar bedrohen können, erscheint eine regional stärker betonte Therapie gerechtfertigt. Nicht wenig solide Tumoren verhalten sich aber auch bei arterieller Dauerinfusion noch weitgehend resistent, so daß ein Ansprechen oft erst durch Vervielfachen der lokal applizierten Dosis und Steigerung der lokalen Konzentration durch Verkürzung der Infusionszeit erzielt werden kann. Diese höhere Gesamtdosis führt wiederum zu toxischen Zytostatikaspiegeln im systemischen Kreislauf und somit zu einer unerwünschten Steigerung der Dosis-Nebenwirkungskurve. Dieser Circulus vitiosus kann nur durch lokale Detoxifikation, d. h. Zytostatikafiltration im venösen Abflußgebiet des Tumors, durchbrochen werden.

Im Gegensatz zur isolierten Perfusion, welche nur an Extremitäten oder Leber möglich ist, kann die arterielle Infusion mit Filtration im halboffenen System prinzipiell in jeder Körperregion eingesetzt werden. Die lokal erreichte Fläche unter der Kurve, d. h. der Faktor Zeit × Konzentration, liegt zwar unter den Werten der isolierten Perfusion, jedoch weit über denen der arteriellen Infusion. Der Versuch, den quantitativen Vorteil der arteriellen Applikationsform von Zytostatika mathematisch zu erfassen, wurde schon von mehreren Autoren unternommen [5, 6]. Auch in unserer Arbeitsgruppe konnte anhand experimenteller Daten [10] ein erhöhter therapeutischer Quotient unter intraarterieller Kurzinfusion bewiesen werden. Betont werden muß hier, daß sich gerade bei wenig zytostatikasensiblen, lokal inoperablen Tumoren mit Erhöhung der Zytostatikakonzentration oft noch ein «Dosis-Wirkungseffekt» erzielen läßt [1, 2, 7, 9]. Dies trifft insbesondere zu bei systemisch therapieresistenten Weichteiltumoren [1], aber auch bei systemisch schlecht ansprechenden kolorektalen Metastasen.

Ein besonderer Vorteil der Hochdosistherapie mit Zytostatikafiltration ist die minimale Beeinträchtigung der Lebensqualität. Gefürchtete Nebenwirkungen wie Knochenmarksdepression und erhebliche Störungen des subjektiven Befindens wurden bislang nicht beobachtet.

Im Gegensatz zur isolierten Perfusion, welche zweifellos die höchsten Dosierungen erlaubt, ist die arterielle Infusion mit venöser Zytostatikafiltration trotz der dabei erreichten «kleineren Fläche unter der Kurve» dennoch effektiver als die einfache arterielle Infusion und technisch wesentlich leichter durchführbar und zeitsparender als die isolierte Perfusion. Ein großer Vorteil ist auch die Wiederholbarkeit des Filtrationsvorganges in Lokalanästhesie mit nur geringer Belastung und geringem Risiko für den Patienten. Entsprechend der Knochemarkstransplantationssituation kann ein Mehrfaches der Standarddosis verabreicht werden. Bei Mitomycin wird die zwei- bis viereinhalbfache Normaldosierung ohne systemische Nebenwirkungen toleriert. Die Gesamtmenge des den Tumor verlassenden Zytostatikums abzufiltern, wurde von uns nie angestrebt, denn bei nicht mit Sicherheit auszuschließenden systemischen Mikrometastasen sind systemische Spiegel sogar erwünscht.

Ein Vorteil gegenüber der herkömmlichen arteriellen Infusionstherapie ist weiterhin der beschleunigt eintretende Tumorzerfall nach der Initialbehandlung mit Zytostatikafiltration. Ein schneller Erfolg durch die Initialbehandlung könnte auf die weitere Prognose entscheidenden Einfluß haben [2]. Inwieweit dies zutrifft, muß eine kontrollierte Studie zeigen.

## Literatur

1   Aigner, K. R.; Tonn, J. C.; Hechtel, R.; Seuffer, R.: Die intraarterielle Zytostatikatherapie mit venöser Filtration im halboffenen System. Onkologie 6: 74–76 (2/1983).
2   Aigner, K. R.; Walther, H.; Helling, H. J.; Link, K. H.: Die isolierte Leberperfusion; in Aigner (ed.), Regionale Chemotherapie der Leber. Beitr. Onkol., vol. 21, pp. 43–83 (Karger, Basel 1985).
3   Aigner, K. R.; Link, K. H.; Stemmler, S.; Warthona, M.: Intraarterielle Infusion, experimentelle und pharmakokinetische Grundlagen – Klinik; in Aigner (ed.), Regionale Chemotherapie der Leber. Beitr. Onkol., vol. 21, pp. 84–107 (Karger, Basel 1985).
4   Aronsen, K. F.; Hellekaut, C.; Holmberg, H.; Rothman, U.; Teder, H.: Controlled blocking of hepatic artery flow with enzymatically degradable microspheres combined with oncolytic drugs. Eur. surg. Res. 11: 99–106 (1979).
5   Collins, J. M.; Dedrick, R. L.: Pharmacokinetics of anticancer drugs; in Chabner (ed.), Pharmacologic principles of cancer treatment, pp. 77–99 (W. B. Saunders, Philadelphia 1982).
6   Ensminger W. D.; Gyves, J. W.: Clinical pharmacology of hepatic arterial chemotherapy. Semin. Oncology 10: 176–182 (1983).
7   Frei, E.; Canellos, G. P.: Dose: A critical factor in cancer chemotherapy. Am J. Med. 69: 585–594 (1980).
8   Helling, H. J.; Aigner, K. R.; Bill, G.: Experimentelle Grundlagen zur intraarteriellen Hochdosistherapie mit Mitomycin C unter venöser Zytostatika-Filtration (in Vorbereitung).

9  Karakousis, C. P.; Rao, V.; Holtermann, O. A.; Kanter P. M.; Holyoke, E. D.: Tourniquet infusion chemotherapy in extremities with malignant lesions. Surgery Gynec.
   Obstet. 149: 481–490 (1979).

10 Tonn, J. C.; Aigner, K. R.; Kostaki, A.; Müller, H.; Schwemmle, K.: Intraarterielle
   Infusion von Adriamycin bei regionaler venöser Hämofiltration. Tumor Diagnostik &
   Therapie 5: 216–219 (1984).

PD Dr. med. K. R. Aigner, Chirurgische Klinik der Justus-Liebig-Universität Gießen,
Klinikstr. 29, D-6300 Gießen (BRD)